〔美〕天宝·格兰丁（Temple Grandin） 著
范玮 译

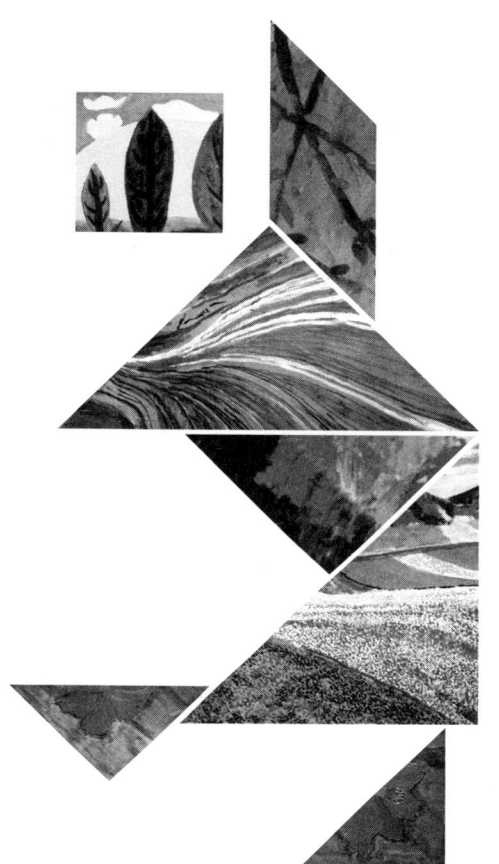

用图像思考
——与孤独症共生

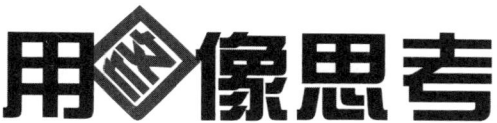

THINKING IN PICTURES: MY LIFE WITH AUTISM

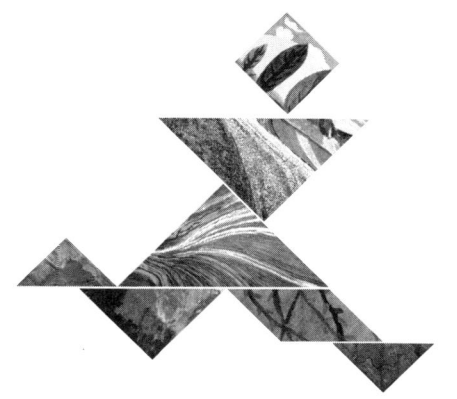

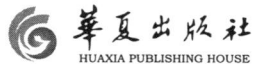

华夏出版社
HUAXIA PUBLISHING HOUSE

谨以此书献给我的母亲。
她的爱,奉献以及洞察力,成就了我。

致　谢

感谢迪德拉·恩赖特（Diedra Enwright）为我打印手稿，罗莎莉·威纳德（Rosalie Winard）为我拍照。感谢编辑贝齐·勒纳（Betsy Lerner），耐心地帮助我将想法组织起来。对于一位视觉思考者而言，想法就是图像，因此，完成排序和组织的任务非常困难。我也特别要感谢奥利弗·萨克斯（Oliver Sacks）博士提供的重要支持。此外，为了完成这一项目，我的代理帕特·布雷宁（Pat Breinin）、双日出版社的助理编辑布兰登·萨尔茨（Brandon Saltz）也付出了心血。我最后要感谢马克·迪斯辛（Mark Deesing）、玛丽·坦纳（Mary Tanner）、朱莉·斯特拉瑟斯（Julie Struthers），他们为我提供了图书馆研究方面的帮助。

推荐语

当一个真正的奇迹出现时，你如何得知？……难以想象，即使奥利弗·萨克斯这样的杰出人士，都被天宝在这本奇书中的经历深深打动，认为其罕见且不可思议。

——《新闻日报》（*Newsday*）

天宝·格兰丁在书中所描述的孤独症人士的主观体验，引领我们走上一条有价值的通道，从而帮助所有希望深入理解人类大脑的人们，探索出应对世界挑战的各种方向。

——《华盛顿时报》（*The Washington Times*）

天宝·格兰丁，来自火星的人类学家，带领我们畅游其心灵世界，通过细致的科学描述，使我们近距离地观察天宝视觉化思考的作品。

——约翰·瑞提（John Ratey）
《分心不是我的错》（*Driven to Distraction*）作者之一

天宝·格兰丁留给我们一份悲天悯人的无价之宝。在这一旅程中，我们看到勇气、决心，当然首当其冲的还是其价值。天宝给我们留下的持久印象，将使世界更美好。

——阿莱士·帕谢科（Alex Pacheco）
美国善待动物组织（PETA）主席

《用图像思考》是一本美轮美奂的书。格兰丁将她的生活、思想以及对动物的一往情深描绘成美丽的图画。虽然古怪，但引人入胜。

——爱乐（Elle）

这是一位不知疲倦的研究者，拥有超强的记忆，受过极好的教育。没人能够匹敌天宝的权威，因为谁都无法像她那样通晓这一切！这是一本引人入胜的书，特殊需要领域的每位家长和专家都渴望一睹为快，普通读者也能够通过这本书，重新评价孤独症人士，不论是其倾向性，还是其强大优势。

——安娜贝儿·斯帖理（Annabel Stehli）

《雨中起舞》（*The Sound of a Miracle*）作者

即便是奥利弗·萨克斯所撰写的关于孤独症的作品，也无法与天宝的书相提并论，因为孤独症是一种神经内部的错乱和失调……格兰丁的目的并非撰写自传，而是向读者传递一些更加贴近其心灵的事物：一份关于其头脑的图解。

——《声音文学增刊》（*Voice Literary Supplement*）

作者的话

从《用图像思考》首次出版至今，十年过去了，我们对于孤独症的认识发生了很大的变化。那时候，阿斯伯格综合征诊断标准在美国很少使用，如今已经推广开来。过去，我们对于药物的理解并不深入，而且能够得到的科学参考也屈指可数。现在，关于孤独症不同的思考类型，我们已经有了大量的研究。为了让《用图像思考》与时俱进，尽可能发挥其作用，我在新版中添加了关于孤独症的最新研究成果、诊断标准以及治疗方法，并且在每章后面都附上最近更新的文字，而此书原文没有改变，更新部分明确地标出。

天宝·格兰丁
2005 年 8 月 4 日

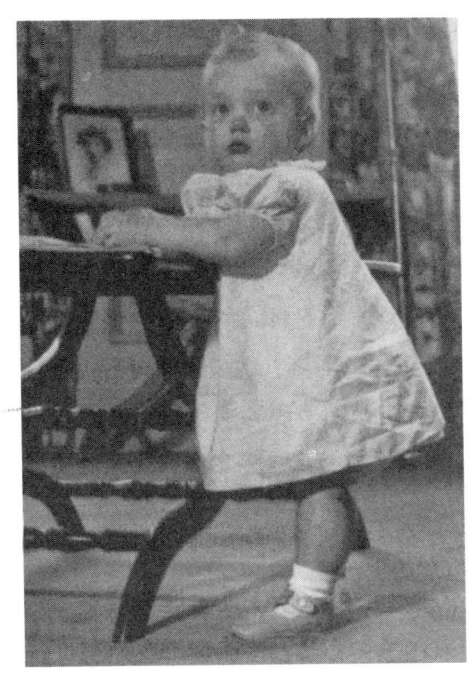

拍这张照片的时候，我正蹒跚学步。那时候，我会躲避别人的触碰，这是当时我唯一明显的孤独症特征。

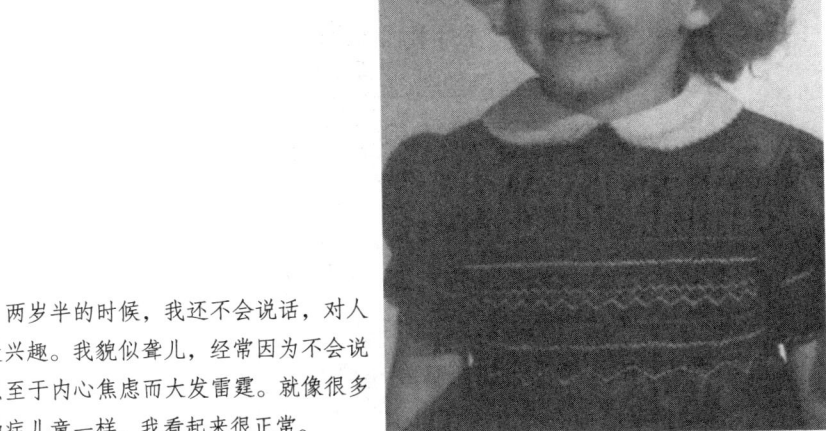

两岁半的时候，我还不会说话，对人也没兴趣。我貌似聋儿，经常因为不会说话以至于内心焦虑而大发雷霆。就像很多孤独症儿童一样，我看起来很正常。

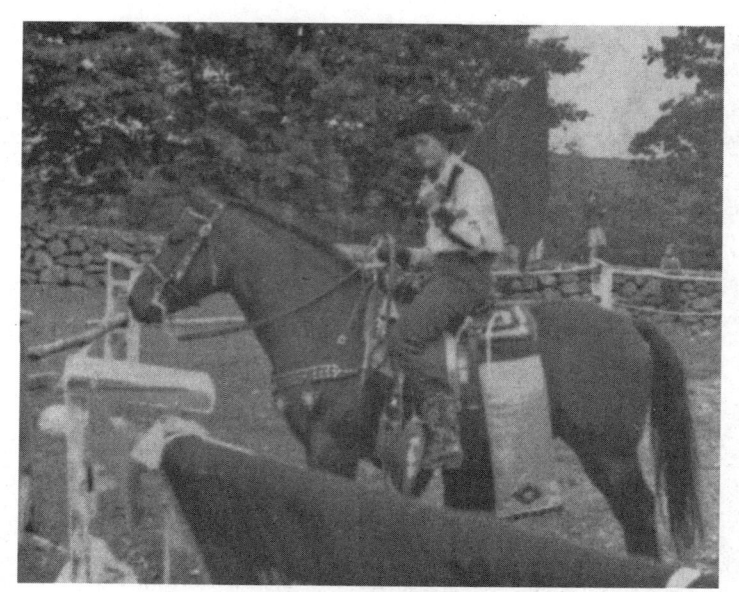

高中时,我的生活就是以 4-H 以及参加评比赛的马为中心。与动物的深入联系一直延续到我日后的生活。

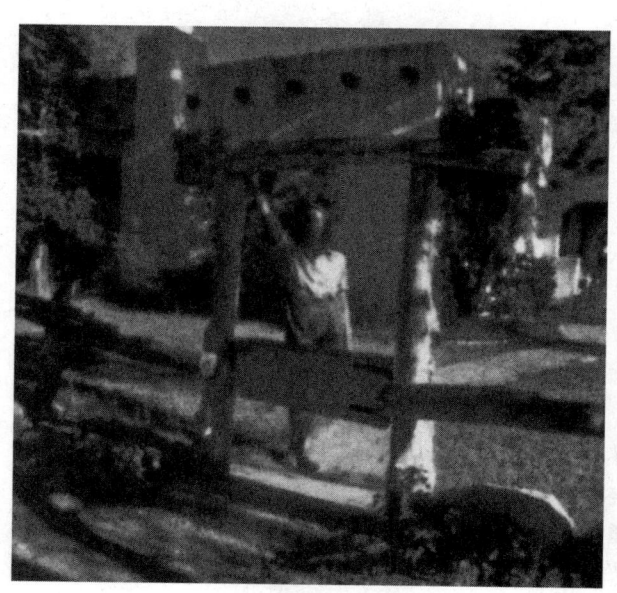

这是我的一位人生导师——布里肯姨妈,是她对我的固恋进行引导。这张照片拍摄于她在亚利桑那州的农场房子前,我就是在那里第一次观察到保定栏,并且将它具有平复压力的作用与我自己过度敏感的神经系统联系起来。

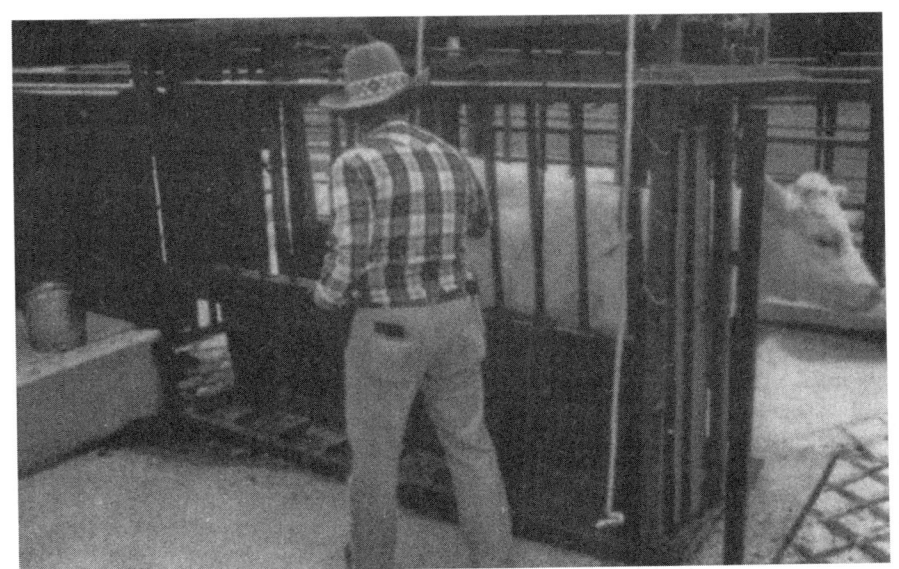

这是一种类型的保定栏,用来在兽医检查程序中控制牲畜。两侧的板子向牲畜的身体施加压力,牛的脑袋被一根绕着其脖子的立柱控制住。

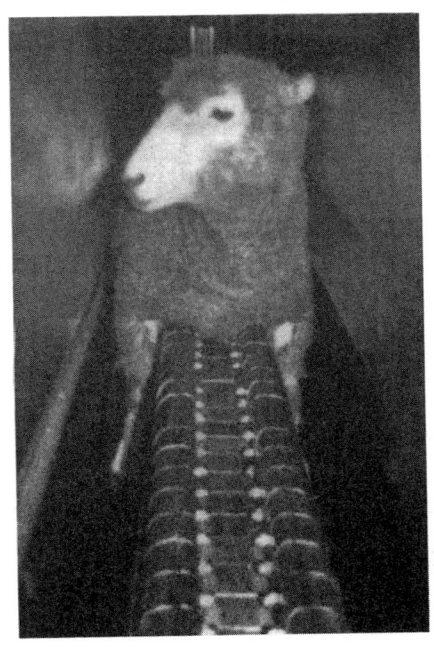

我为绵羊和牛设计了富于人道的控制系统。因为孤独症的身份,我拥有超出一般的感知觉,能够了解到牲畜们穿过这个系统时的感受。

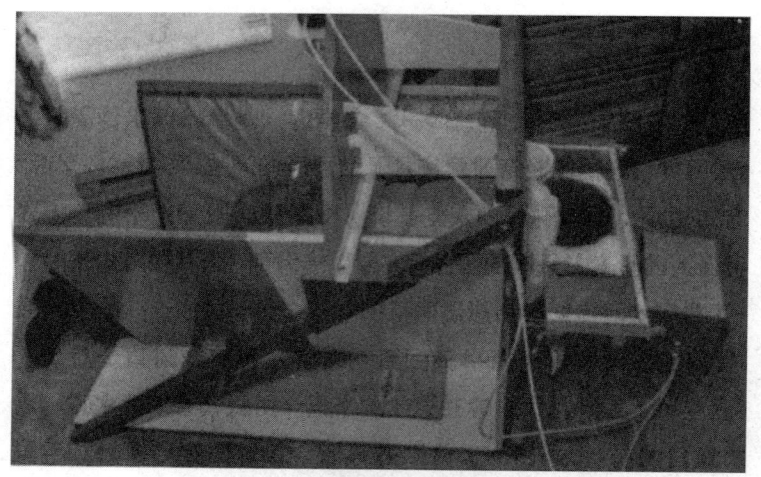

我用旧胶合板做成了第一个可以凑合用的拥抱机。照片里的拥抱机是现在的款式，也是我自己制作的。通过操纵杠杆，我能精确地控制作用于身体的压力大小。(Photograph copyright© Rosalie Winard)

这是一台可以从市面上购买的拥抱机，由特拉芬公司（Therafin Corporation）制造。这种机器参考了我的设计方案，用于孤独症人士的治疗。(Photograph copyright© Rosalie Winard)

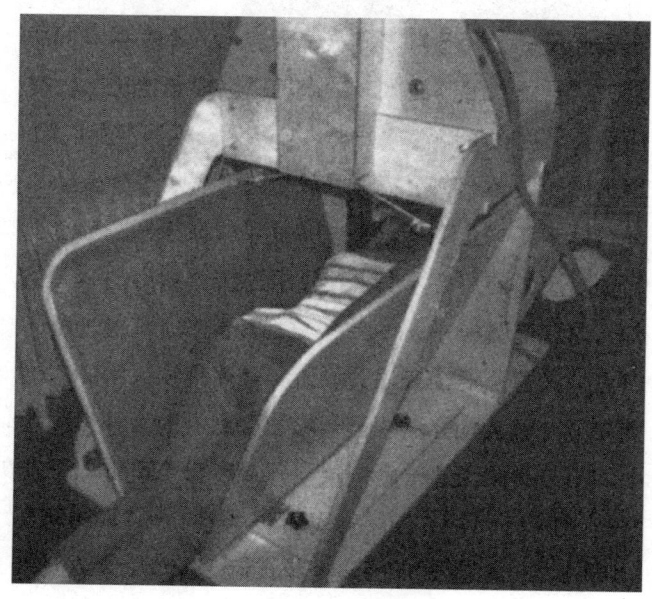

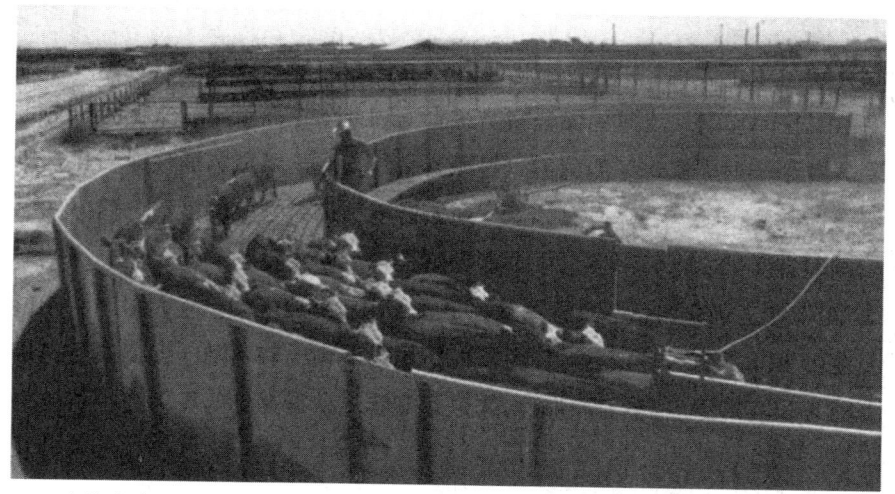

这是我在约翰·韦恩红河饲养场的第一个设计方案。图片上显示了一条通往浸缸的弯曲巷道。因为牛天生就会转圈,所以我认为弯道可以利用牛的这一本能,使它们移动起来更容易。

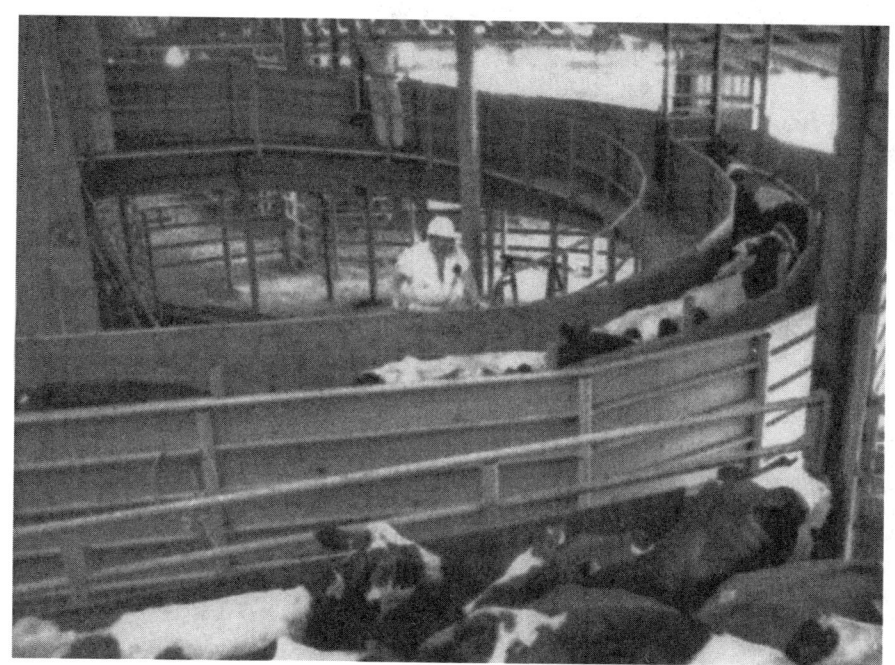

后来,我在为肉类加工厂设计系统时,也采取了弯道方案。在设计这个通道时,我能够想象出整体的布局。

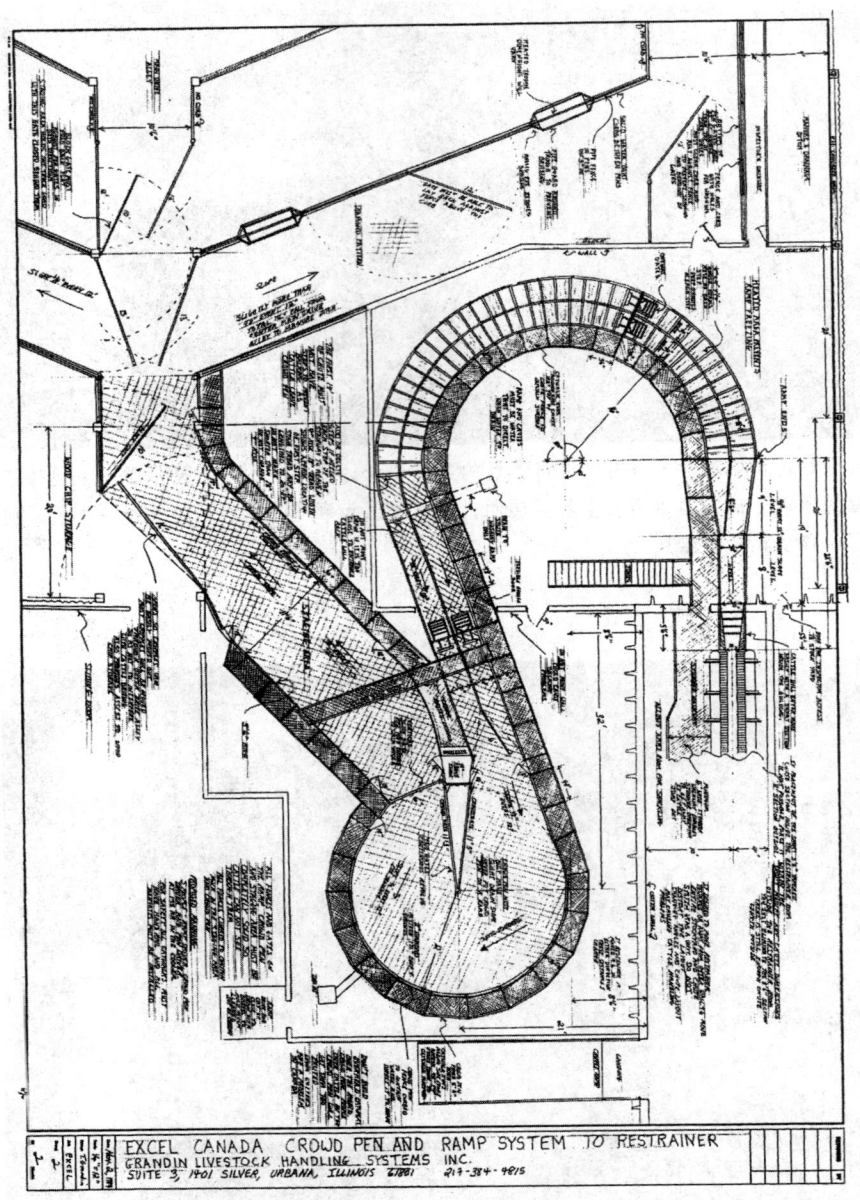

这是一张弯道系统的蓝图。就像我画的一样,我能够从任何一个角度想象每个部分如何操作。很多孤独症人士都拥有这些洞悉一切的视觉化技能。

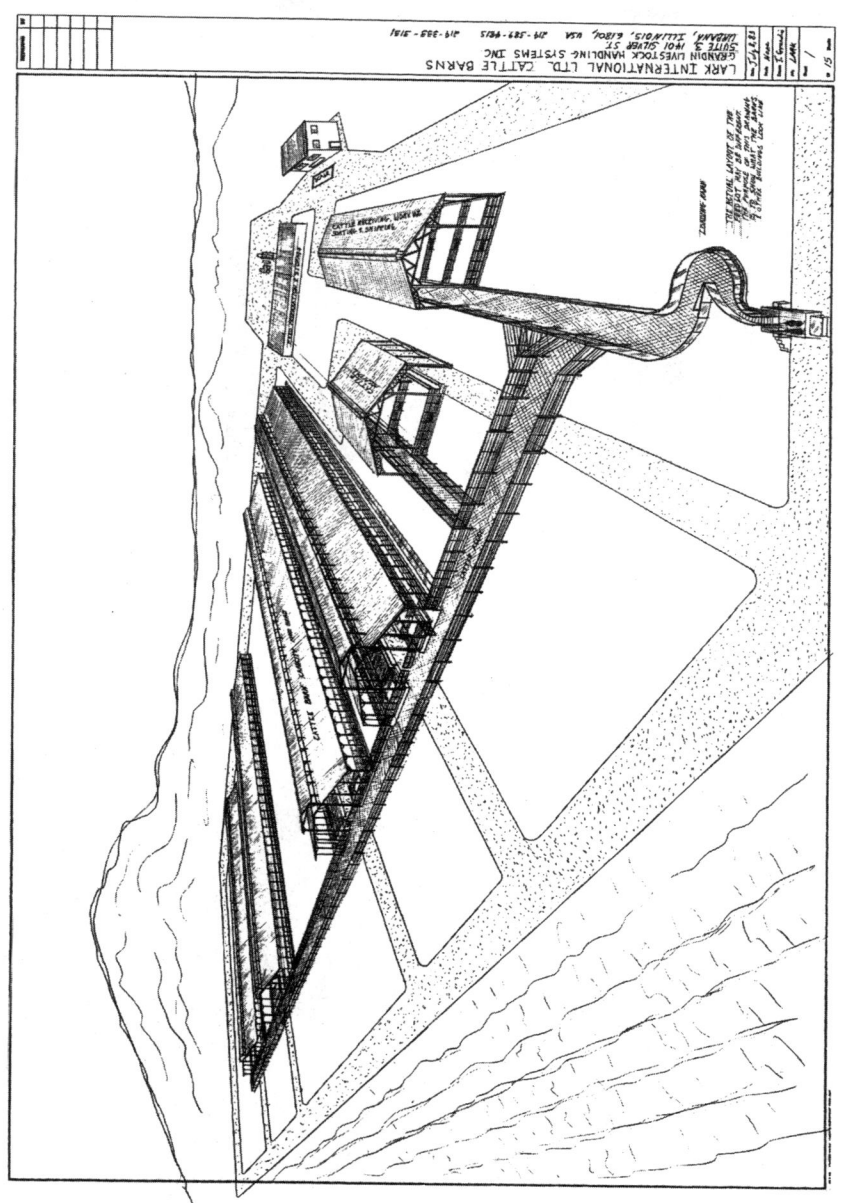

虽然我在绘制透视图方面经验很少,但是能够尝试着画出一张蓝图。年幼的孤独症儿童往往表现出绘画天赋,也许是对其缺乏口语技能的一种补偿。

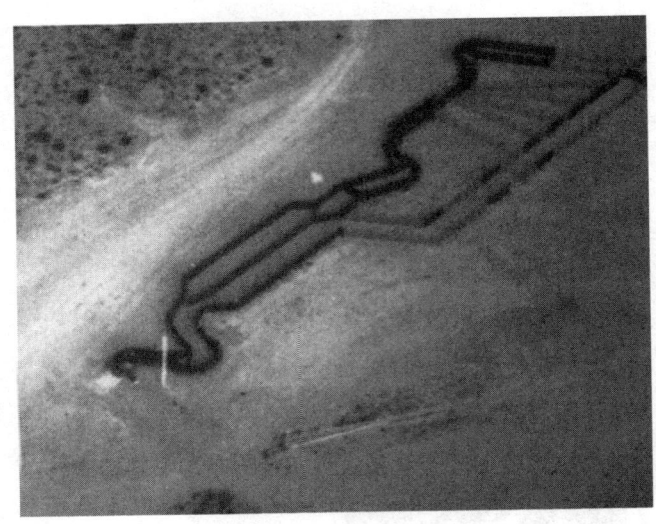

我将此称为地面雕塑。事实上,它是内华达州的卡车装载及分类设备。

对我而言,最大的乐事莫过于看着牲畜们在我设计的工厂里平和安静。美国三分之一的牛所使用的控制设备都是由我设计的。(Photograph copyright© Rosalie Winard)

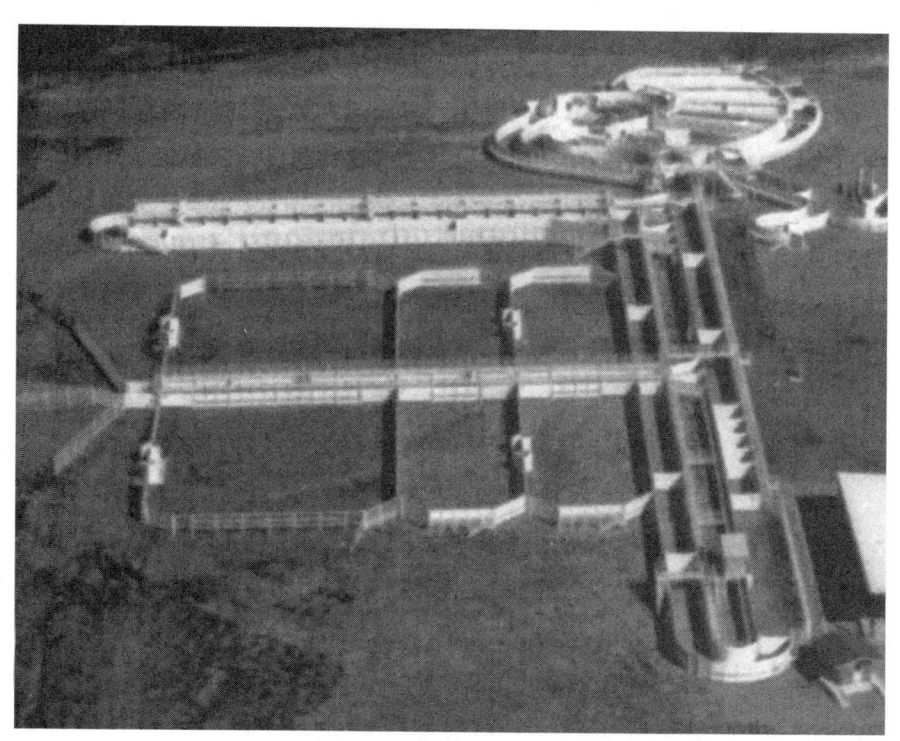

这张俯瞰图是我设计的最复杂的方案之一,是维奇塔山野生动植物保护区(Wichita Mountains Wildlife Refuge)的水牛控制设备。为了完成这个设备,我画了 26 张图纸,由美国鱼类及野生动物服务机构使用。

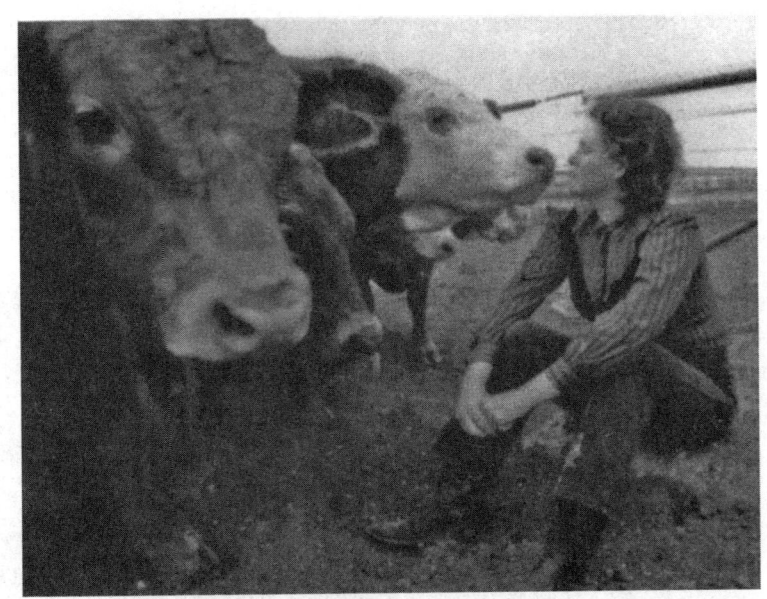

我在科罗拉多州立大学研究牛的行为,有时候我喜欢用牛的视角去看世界。(Photograph copyright© Rosalie Winard)

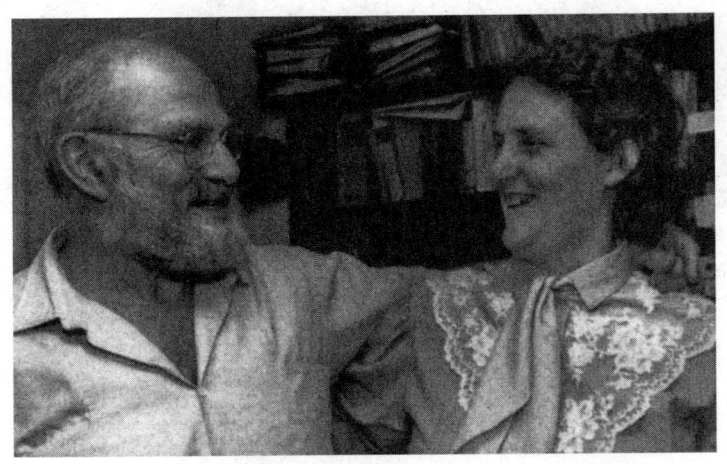

奥利弗·萨克斯博士第一次在《火星上的人类学家》一书中写到我,然后我们相识。这本具有开创意义的书,描述了那些具有各种神经系统障碍的人士,让我们对于人类大脑的高深莫测有了新的认识。(Photograph copyright© Rosalie Winard)

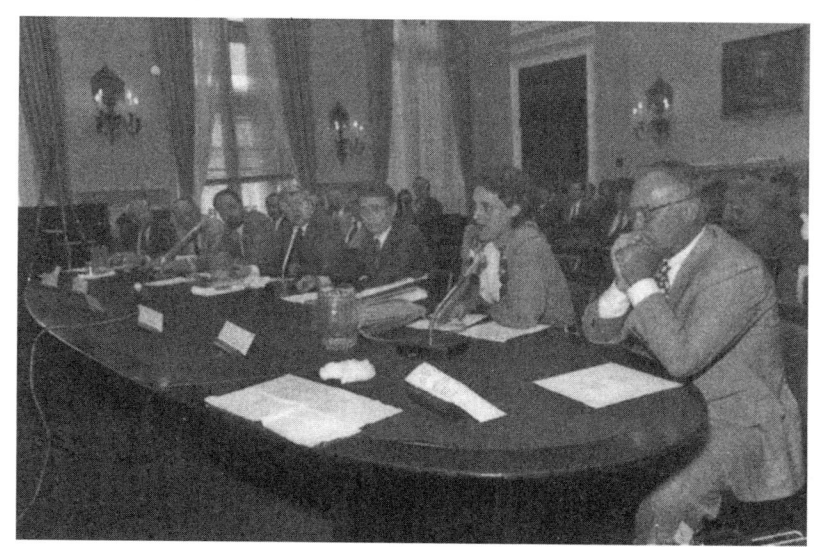

1994年，我在国会听证会上参加关于人道对待残障动物的讨论。（Photograph copyright© Rosalie Winard）

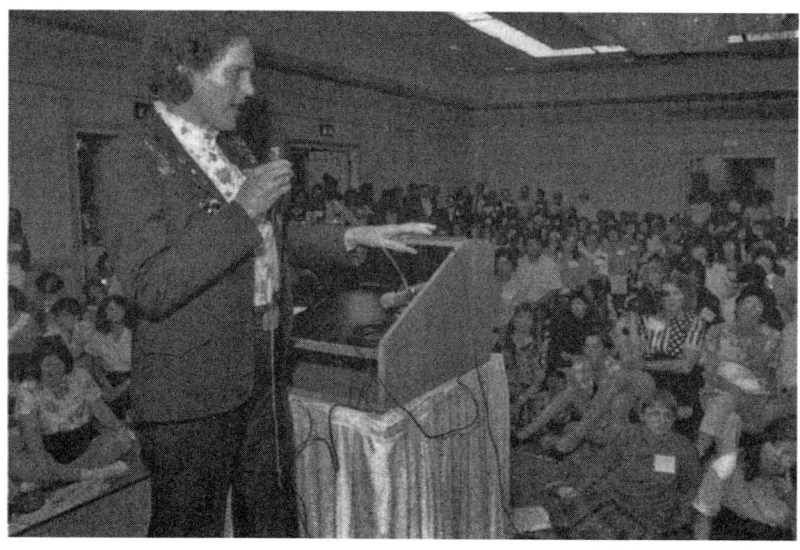

我在美国各地的演讲都是关于牲畜控制以及孤独症的。拍摄这张照片的时候，我正在美国孤独症协会的年会上发言。（Photograph copyright© Rosalie Winard）

中文版序

爱因斯坦直到三岁还不会说话。小时候，他会玩一些奇怪的游戏，比如将玩具排成一行。如果爱因斯坦出生在今天，一定会被诊断为孤独症。具有轻微孤独症特质的儿童，社会化程度要低一些，但是往往聪明过人。创造苹果电脑、iPod 和 iPhone 等产品的史蒂夫·乔布斯，曾经是一个不合群的怪人，在小学时把蛇带到学校。高中时代，他遭到同伴的欺负和凌辱，直到加入当地一家计算机俱乐部之后，才开始了令他辉煌一世的职业生涯。如今，乔布斯也许被诊断为轻度孤独症或者阿斯伯格综合征。我在科学领域获得成功，要归功于科学老师的帮助。他通过许多有趣的项目，激发我对科学的兴趣。他的科学实验室是我的庇护所，让我能够躲开那些因为我与众不同而欺负我的青少年。他已成为我的人生导师。

孤独症谱系的范围十分广泛，既包括没有口语的儿童，也包括无力应对社交情境的智力超群的科学家、工程师或者艺术家。孤独症的少量基因也许会为这个群体带来优势，但更多情况下，会导致大量的障碍。孤独症的基因是复杂的。大脑既可以发展为更加明显的社交类型，也可以发展为更加明显的认知类型。在陷入社交困境的人士与轻度孤独症之间，没有黑白分明的界限。有些最出色的工程师和计算机领域的科学家，就位于孤独症谱系中轻度的一端。

不同的思维类型

孤独症谱系儿童的技能往往发展不均衡，他们也许擅长一门科目，而另外一门科目却表现很差。教师需要帮助他们发展其长项，并发展为令人满意的职业。我的优势体现在艺术方面。在我小时候，妈妈鼓励我画出许多不同的事物。我的艺术能力为后来设计畜牧业设备的职业奠定了基础。我的设计方案在世界各地得以推广。史蒂夫·乔布斯也是一位艺术家，他为苹果公司和 iPod 设计了用户界面。他与那些工程师合作，使自己的设计方案得以实现。不论乔布斯还是我，都是工艺设计师。

工程思维与史蒂夫·乔布斯的艺术思维结合在一起，创造出美轮美奂的产品，就是一个非常好的例子。关于专业的头脑思维，有三种基本类型。

1. 视觉思考者用如同照片一样逼真的图像思考。我和乔布斯都属于这种思维类型。数学往往是视觉思考者的弱项，代数是我学得最差的学科。史蒂夫·乔布斯沉迷于书法，这一点也可以用来解释为何苹果产品拥有优雅的字体。

2. 模式化的数学思维者用抽象的模式思考。工程师和计算机程序师属于这种类型，其弱项是阅读与写作。许多程序师都位于孤独症谱系中轻度的一端。

3. 语言思考者擅长写作，对艺术或者设计没什么兴趣。他们的数学能力往往表现平平，但在科技写作及翻译方面出类拔萃。

孤独症、阿斯伯格综合征、阅读障碍以及注意缺陷多动障碍儿童的技能往往发展不均衡。当不同思维类型的人们一起工作时，他们会彼此欣赏。身为工艺设计师的乔布斯，与苹果公司的工程师一起合作，共同开发了 iPhone。工程师必须清楚，如何设计手机才能让美丽且简单的用户界面成为现实。

打开成功之门的密钥

1. 发展孩子的长项，并且发挥其优势，为未来的职业铺路。

2. 教给孩子所有基本的生活技巧，比如和别人打招呼，与他人交流。既然他们的大脑缺失了某些社交回路，就必须教导他们，就好像指导一位演员在一出戏剧中扮演某个角色。通过示范，教给孩子社交礼仪。这种教导需要清晰、直接。可以用筷子来示范得体的举止。

3. 孩子们必须学会工作技巧，如按时上班，完成自己分内的任务。孤独症谱系青少年需要有一份家庭之外的工作，才能学到工作技巧。十三岁的时候，我做一份缝纫的工作；十六岁的时候，我为当地一家商业机构做设计，照顾马，以及一些木工活。

一言蔽之，要发现孩子所擅长的事物，然后帮助他们充分发展自己的长项。

2013 年 3 月

原　序

　　1986年，一本不同凡响的书出版了。它史无前例，甚至在某种程度上不可思议，这就是天宝·格兰丁的《星星的孩子》(*Emergence: Labeled Autistic*)。之所以说它史无前例，是因为以前从未有过自身为孤独症的作者撰写此类书籍；而它的不可思议，是因为人们对于孤独症的刻板认识存在了四十多年，大家认为孤独症人群没有内在生活以及内心世界，就算有，也永远无法表达或者接近。而此书的不同凡响，在于它非常（以及奇怪）直接的亲身体验以及清晰的思路。天宝的声音响起之处，曾经寂静无声，甚至在这之前，人们不承认这个世界的真实存在——她的声音不仅代表了自己，也代表了我们中间成千上万才华横溢的孤独症成年人。天宝所揭示的真相，让我们对孤独症世界有了初步认识，这样的群体确实存在，他们的人性并不逊色于我们这些常人，他们用一种无法想象的不同方式构建自己的世界，拥有自己的生活。

　　对大多数人而言，"孤独症"仍然传递着一种可怕的刻板含义——提到孤独症，人们能够想到的，就是一个缄默的孩子，摇摆着、尖叫着、无法接近，并与世隔绝。还有，我们几乎总在谈论孤独症儿童，却很少提及孤独症成人，仿佛这样的孩子永远不会长大，或者他们神奇般地脱离这个星球，莫名其妙地脱离这个社会。或者，我们能够想到一位孤独症天才，一个怪人，有着奇特的言谈举止以及刻板行为，与我们的正常生活相脱离。与此同时，他们还拥有令人费解的神秘能力，比如计算、记忆、绘画，或者其他——就像电影《雨人》里所表现的那样。这些画面并非完全错误，但是它们不能反映出孤独症的各种形式（他们的观察与思考可能的确异于常人）。尽管他们的方式各有不同，但是也会拥有充满阅历、成就感、特殊视角和勇气的生活。

　　汉斯·阿斯伯格早在1944年就充分意识到这一点，他对孤独症的高功能形式进行了描述，但是阿斯伯格在德国发表的论文实际上被忽略了四十年。之后，1986年，天宝那本不同寻常的书《星星的孩子》问世。如果将此书看作个体发展史，它对于医学和科学界产生了巨大且有益的影响，让人们能够更加广泛和深入地理解何谓孤独症；如果将此书看作人类发展史上的记录，同样十分引人入胜。

从天宝出版第一本书至今，已经过去了十年。十年间，她孜孜不倦地追求自己的古怪、孤单、顽固以及专注的生活——她将自己定位于双重身份，既是动物行为学教授，也是牲畜设备设计师，她的一切努力都是为了使人们能够更好地理解、人道地对待动物，以及更深入地理解孤独症。同时，她也借助图像和词语，努力理解这个古怪的物种——作为常人的我们，以及确定她在这个非孤独症世界中的自我价值和角色。如今，她的写作登上了一个新的台阶（她已经写了几十篇科学论文以及演讲稿），为我们带来一套全新的，经过深思熟虑的文章集合，即这本《用图像思考》。

在这里，我们能够看见并重温天宝的童年经历——那些令她不知所措的感知觉，那些令她无法摆脱的气味、声音、触摸；她会尖叫或者无休止地摇摆，与其他人脱节；或者，突然大发雷霆，将粪便丢得到处都是；或者连续几个钟头将注意力（如入无人之境般令人费解的注意力）放在一小撮沙粒上，用手指搅出漩涡。我们能够感觉到，天宝可怕的童年充满混乱和恐惧，她也许隐隐约约地感觉到自己可能会被送到社会收容机构，然后禁闭终生。我们仿佛与她一起体验其口语刚刚起步时的经历。对于天宝而言，语感是一种类似奇迹的力量。借助口语，天宝实现了一些自我控制，与他人的一些交流，以及与世界的一些接触。我们重温天宝的学生时代——她与其他同学之间无法互相理解的惨败经历；她对于接触的强烈愿望以及恐惧；她奇特的白日梦——神奇的机器能够给她带来触摸以及她所渴望的紧抱，同时她能够通过某种方式完全控制这台机器；一位卓越的科学教师，能够在天宝的奇怪行为和异常状态的背后，发现她那不同寻常的潜力，并且引导她踏上科学之路。

即使无法完全理解，我们还是能够分享她对于牛的那种超乎寻常的激情和理解，天宝沉迷于此，这也使得她逐渐成为牛心理及行为领域的世界知名专家，同时也是牲畜处理设备和装置的发明者，以及动物人道待遇的热心支持者（此书最早的题目是《一头牛的视角》）。我们也初步认识到，也许这是让人最无法想象的，尽管其他人的思想让她非常困惑，尽管她在解读他人表情和意图方面很吃力，但是她仍然决心对此进行研究，科学系统地研究我们以及我们的怪异行为，用她自己的话形容，她仿佛是一名"火星上的人类学家"。

尽管（也许一定程度上是因为）天宝的书有那种动人的质朴与率真，尽管她缺乏对于谦虚与不谦虚的认识，尽管她在诡计与逃避面前无能为力，我们仍然能够感受到这些。

将《用图像思考》与《星星的孩子》相比较，是一件引人入胜的事情。这十年间，天宝的职业认证以及职业成就感不断获得提升——她旅行、咨询，经常去演讲，她发明的设备装置如今在全世界范围的牲畜管理以及畜栏中使用，她在孤独症领域的权威地位也在不断提高（天宝的演讲和出版物有一半与孤独症相关）。起初，对她而言，写作并非易事，不是因为她缺乏语言能力，而是因为她很难想象其他人的想法，而且，她的听众和她不一样，无法洞悉天宝的体验、联想以及头脑中的背景信息。比方说，演讲过程中出现的一些奇怪的停顿（人们突然听到某段叙事，却没有任何提示），随意地引用某个事件，而听众对此其实一无所知，令人费解地突然转换题目，等等。认知心理学家曾说，孤独症人士缺乏"心理理论"（即对于他人想法或其他思想状态的直接感知和观点），这也是孤独症人士所面临一切困难的核心。天宝的过人之处在于，在《星星的孩子》出版之后的十年里，在她四十多岁的时候，已经培养起一些对于他人情感以及特质和其他思想的真诚欣赏。这样的变化，能够体现在《用图像思考》一书中，因为这本书里的温暖和色彩是之前那本书所不曾拥有的。

实际上，1993年秋天我第一次遇见天宝的时候，觉得她如此"正常"（或者说如此擅长假装正常），以至于我很难意识到她是孤独症人士，但是接下来，在我们相处的那个周末，她的孤独症特质从各个方面显露出来。我们闲逛的时候，她承认自己从来都搞不懂罗密欧和朱丽叶（"我从来都不知道他们到底在干嘛"），对人们各种复杂的情感一筹莫展（一位居心叵测的同事蓄意破坏她的工作："我必须学会猜疑，我必须从认知层面了解这一点……我看不出来他脸上的嫉妒表情"）。

她反复提到《星际迷航》中的机器人达塔，以及她为何觉得达塔是"纯粹的逻辑人"，但是，和达塔一样，人类也让她内心怅惘。在过去十年里，她获得了很多属于人的特性。其中，她的幽默最突出，甚至会耍一些小花招，这些都是我们根本无法想象会在孤独症人士身上出现的。后来，天宝想带我参观自己设计的一家工厂时，她让我戴上一顶安全帽，穿上工装裤（"现在你看上去像一个正经八百的工程师了！"），然后偷偷带着我兴高采烈地通过安检。

让我备受触动的是，她和牛共处时的那种融洽，她对于牛的深刻理解——当她和牛在一起，脸上就会出现那种幸福可爱的表情。相比之下，在很多社交场合中，她会身陷尴尬。让我另外受触动的是，当我们一起走，从表面上看，她无法感受一些简单的情境。"那些山峰很漂亮，"她说道，"但是它们不会激起我一种特殊的情感，你看上去就很享受……你看着小溪、花朵，我能够感觉到你乐在其中，我却不能。"

让我惊叹的是，当我们开车去机场的路上，我意外发现天宝的心灵深度，而之前，我从没想过孤独症人士会拥有这些。天宝开着车，突然支支吾吾地哭起来："我不想让自己的思想跟随自己一起死去。我想做些事情……我想知道自己的生活富有意义……我所谈论的事情就是我存在的核心。"

因此，在我与天宝短暂的（但是非常充实）几天相处中，我意外地发现，虽然在很多方面，她的生活单调而且局限，但是在其他方面，她的生活健康、富有深度，也体现出人类的奋斗精神。

天宝如今四十七岁[①]，她从来没有停止过思考和探索自我本质。她所感觉到的自我本质，是那种非常典型的具体有形而且视觉化的（不论是强大的力量，还是弱点，都与此相伴）。她认为，自己"用图像思考"的模式让她与牛融洽亲近，她那种与牛类似的思考模式虽然处于一种相当高的水平——从某种程度上，她还是用牛的视角去观察世界。因此，虽然天宝经常将自己的头脑与计算机相比较，但最终还是把自己、自己的思考及感觉方式，归为生物原因和器官原因。《用图像思考》一书中大胆创新的章节，比如感觉和孤独症、情感和孤独症、联想和孤独症、天才和孤独症、宗教

---

① 编注：此序言写于本书第一版出版之前（1994年），天宝生于1947年。

和孤独症,与那些"与动物的联系"、"理解动物的想法"相并列,也许看上去很奇怪,但是对于天宝来说,显然这种经验的连续,跨越了从动物到精神世界,从牛科动物到卓越的天才人物。

天宝认为,用图像思考代表了一种理解事物的方式,一种感觉、思考和存在的模式,如果我们愿意的话,也许会称其为"不谙世故",但是并非"病态"。

天宝不曾将孤独症浪漫化,对于孤独症将她与社交、快乐、奖励、友情以及多数人所定义的生活隔离开,也没有轻描淡写。但是,她对于自我存在和自我价值,具有积极强烈的认识,以及令人感觉矛盾的是,孤独症也许对此作出了巨大贡献。在最近一次演讲时,她最后的几句话是:"如果我打个响指,就摆脱掉孤独症,那么我不愿意,因为那样我就不是自己了。孤独症是我的一部分。"如果说,天宝与我们多数人有着深刻的差异,那么她的人性不比任何人少,只是体现在另一方面。《用图像思考》最终实现了对于个性和特质的研究,让我们看到一位最有天赋的孤独症人士"是谁",而非"是什么"。这本发人深省、引人入胜的书,在我们的世界和天宝的世界之间,搭起了一座桥梁,让我们有机会看到一种完全不同的思维方式。

奥利弗·萨克斯[①]

[①] 编注:奥利弗·萨克斯(Oliver Sacks),1933年出生,著名神经学家、作家,有多部作品畅销,并译为多种文字,其中《睡人》(*Awakings*)一书改编成电影《无语问苍天》。

目录 CONTENTS

中文版序 1

原　序 1

第一章　用图像思考——孤独症与视觉化思考 1
  不同的思维方式 7
  处理非视觉化信息 9
  抽象思考 12
  视觉化思考和头脑中的图像 16
  更新：脑科学研究以及不同类型的思维模式 19
  发展特殊大脑的才能 20
  形成概念 21
  变得更正常 23

第二章　另类谱系——孤独症诊断 25
  孤独症的连续性 32
  孤独症谱系 37
  更新：诊断和教育 39
  大脑研究和早期诊断 40
  早期教育 41
  基因和孤独症 42
  孤独症流行 44

第三章　拥抱机——孤独症的感觉问题 46
  听觉问题 49
  视觉问题 54

气味和味道 ······ 55
　　　感觉混合 ······ 56
　　　感觉统合 ······ 59
　　　更新：感觉处理问题 ······ 61
　　　模仿言语 ······ 61
　　　听觉训练 ······ 62
　　　视觉问题 ······ 62
　　　大脑系统碎片 ······ 63
　　　深度压力 ······ 64
　　　为什么有关感觉问题的研究进展缓慢？ ······ 65

第四章　学习共情——情感与孤独症 ······ 66
　　　孤独症和动物行为 ······ 69
　　　孤独症情感 ······ 70
　　　更新：共情和情感 ······ 76
　　　行为后果有时很必要 ······ 77
　　　情感大脑类型与思考大脑类型 ······ 78

第五章　世界的运行——天生我才必有用 ······ 79
　　　大学和研究生院 ······ 83
　　　更新：孤独症/阿斯伯格综合征与职业 ······ 90
　　　多重任务处理问题和学习驾驶 ······ 92
　　　用作品集展示自己的成就 ······ 92
　　　走后门 ······ 93
　　　其他学习资源 ······ 94
　　　让孩子们接触有兴趣的事物 ······ 94
　　　为孤独症/阿斯伯格综合征辩护 ······ 95

第六章　生物化学的信徒——药物与新疗法 ······ 97
　　　发现生物化学 ······ 98
　　　孤独症用药 ······ 102

　　　　类似癫痫的状况 106
　　　　自虐的治疗方法 108
　　　　神经安定药 109
　　　　更新：生物化学的信徒 111
　　　　如何作出药物治疗的决定 112
　　　　新药并非总是更好 113
　　　　非典型抗精神病药 114
　　　　黑框警告 115
　　　　ADHD 与阿斯伯格综合征 115
　　　　无口语成人用药 116
　　　　饮食以及维生素补剂 117
　　　　选择治疗方案 117

第七章　与达塔约会——孤独症与社会关系 119
　　　　更新：学习社交技巧 126
　　　　发展共同兴趣 127
　　　　学习行事方式以及社会生存 128
　　　　社交技能与社会关系 128
　　　　微妙的情感线索 129
　　　　研究结果表明了什么 129

第八章　牛眼看世界——与动物的联系 131
　　　　人们的问题 137
　　　　控制设备的设计 139
　　　　更新：解决具有挑战性的行为问题 141
　　　　处理无口语人士行为问题的指导原则 142
　　　　恐惧联想 143

第九章　艺术家和会计师——动物如何思考 145
　　　　鸟类天才 150
　　　　家畜的情感 151

　　　　解剖和神经系统的测量 ·· 154
　　　　更新：动物行为与孤独症 ·· 157

第十章　爱因斯坦的表妹——孤独症与天才之间的联系 ······· 160
　　　　天才是一种异常 ·· 163
　　　　更新：用潜意识思考 ·· 171
　　　　我通过潜意识思考 ··· 172
　　　　进入特权 ·· 173

第十一章　通往天堂之路——宗教和信仰 ······························ 175
　　　　质疑长生不老和生活的意义 ·· 178
　　　　更新：教会辨别是非 ·· 189
　　　　文明社会的规则 ·· 189
　　　　强调积极的教导 ·· 190

译后记 ·· 193

第一章　用图像思考
——孤独症与视觉化思考

我通过图像思考。文字对我而言，就像另一种语言。不论口语还是书面语，我都会把它们转换成有声彩色电影，然后像录像带一样在大脑中播放。如果有人跟我讲话，他的话语也会立刻被转换成图像。对于这种现象，那些通过语言思考的人们往往疑惑不解，但是作为一名畜牧业设备设计师，视觉化思考却让我受益匪浅。

一直以来，视觉化思考帮助我通过想象完成整个系统的建造。在我的职业生涯中，我设计过各种各样的设备，从农场用于控制牲畜的畜栏，到兽医检查或屠宰过程中控制牲口的设施，无所不有。我曾经为许多一流的畜牧公司工作。事实上，美国三分之一的牛以及肉猪的控制设备，都是由我设计的。我为之效力的那些人，有的根本不知道他们的设备系统出自一位孤独症设计师之手。我珍视自己的视觉化思考能力，永远都不想失去它。

孤独症最深邃的奇妙之处，是绝大多数孤独症人士具备非凡的视觉空间能力，然而在口语表达方面又表现得如此笨拙。在儿童以及青少年时代，我认为大家都是通过图像思考。我完全不知道自己的思考过程与众不同。事实上，直到最近，我才意识到人与人之间的巨大差异。在会议和工作过程中，我开始细致地询问他人，了解他们如何使用来自记忆的信息。通过他们的反馈，我认识到自己的视觉化技能远远超出绝大多数人。

我信赖自己的视觉化能力，它使我能够更好地理解在工作中接触到的动物们。在我的早期职业生涯中，我曾使用过一部相机，为我提供动物们走过坡道去接受兽医治疗时的视角。我曾经跪下来，将相机镜头放在奶牛眼睛高度的位置，然后沿着坡道的方向拍照。借助这些照片，我发现了哪些事物令牛恐惧，比如阴影或者刺眼的阳光亮点。当时，我用的是黑白胶卷，因为二十年前，科学家们认为牲畜缺乏颜色视觉。如今，已经有研究表明，牲畜也能辨别颜色，但是那些老照片拥有独一无二的优势，因为它们反映出一头奶牛看待世界的视角，帮助我弄清楚为什么牛拒绝踏进一个坡道，却乐于进入另一个。

　　我所解决的每一个设计问题，都依赖于这项能力——通过图像想象和观察这个世界。儿时起，我便开始设计各种东西。那时候，我热衷于进行新型风筝以及飞机模型的实验。到了小学，我就地取材，把一架破损的轻质木材飞机改装成一架直升机。当我转动螺旋桨时，直升机腾空而起，一直飞到100公尺那么高。我还做过一只鸟形纸风筝，把它系在自行车上，一边骑车一边放风筝。那只风筝是从一张厚纸板上裁下来的，然后用线穿起来。我进行了许多次实验，采用不同方式将风筝的翅膀弄弯，以改善它的飞行状况。事实证明，风筝的翅膀尖儿朝上弯，可以飞得更高。三十年以后，类似的设计思路才出现在商务飞行器上。

　　如今，当我工作的时候，任何设备动工建造之前，我都要在想象中对其展开试运行。我想象自己的设计方案用于每种可能的情境，还会考虑到不同类型和品种的牲畜，以及各种天气状况。这一环节帮助我在动工之前就提前纠错。如今，人们为电脑系统提供的最新虚拟现实景象兴奋不已，戴上特别的护目镜，用户就能全身心地投入到电子游戏中。可是在我看来，这些系统就像粗糙的卡通片。因为我的想象力运行起来，就仿佛计算机程序能创造出《侏罗纪公园》里那些栩栩如生的恐龙。当我在想象中模拟运行某个设备或者解决一个工程问题时，头脑里就会浮现出那些场景，如同在录像带里看到的一样。我能够从任意角度观察它，比如置身于设备之下或者之上，与此同时，机器还在旋转。我用不着那种需要高度技巧的三维模拟图像程序。与其相比，我的想象力更快更好。

　　我想象自己拥有一个视频图书馆，存储着许多图像的小碎片。我总是把这些小碎片提取出来，拼接在一起，从而创造出新的图片。工作中要用到的各类项目在我的视频记忆库里都占有一席之地——钢铁大门、栅栏、插销、水泥墙等等。为了研发新的设计方案，我要检索记忆库中的全部碎片，然后将其组合成一个全新的整体。当我持续不断地向视频图书馆添加更多的视觉图片时，我的设计能力也在日益提高。这些如同视频一样的图像，有的源于实际经验，有的从书面信息转化而来。我能够想象所有不同类型的畜牧业设备如何运行，比如挤压槽、卡车装载坡道等。与牛的接触以及操作机器的实践经验越多，我的视觉化记忆就会越强。

最初进行畜牧业项目设计时，我首次利用自己的视频图书馆，为亚利桑那州约翰·韦恩（John Wayne）的红河饲料厂研发一个浸缸（dip vat）和牲畜控制设施。浸缸其实就是一个又长又窄的七英尺深的游泳池。牛排成一队，踏进这里。浸缸里盛满了杀虫剂，用来清除牛身上的蜱、虱子以及身体表面的其他寄生虫。1978年时的浸缸设计乏善可陈。动物们经常被驱赶到浸缸旁边，然后惊慌失措地沿着一个又陡又滑的水泥斜道陷入浸缸中。它们会拒绝跳入浸缸，有时候还会蹦蹦跳跳地向后退，甚至沉没在水里。设计坡道的工程师们从来不去考虑为什么此时此刻牛会表现得这么慌乱。

抵达饲养圈之后，我所做的第一件事就是置身于牛的大脑，然后通过它们的眼睛去看外面的世界。因为牛的眼睛长在脑袋两侧，所以它们的视角非常广。当牛通过那些设施的时候，它们目睹的一切无异于广角摄像机所拍摄到的画面。我曾经用了六年的时间去研究世界在牛眼中的模样，在亚利桑那州观察数以千计的牛在不同设施中移动的情况，对于牛为何感到恐惧的原因了然于胸。当这些牛被驱赶着踏进浸缸时，它们的感觉一定很像要从飞机逃生滑道跳进大海。

有两种情况会吓到牛，光影的强烈对比，以及人们或其他物体的突然移动。我曾经亲眼看见，有两个完全相同的牲畜控制设备，牛轻而易举地进入其中一个，而另一个却让牛踟蹰不前。这两座设备之间的唯一区别在于其朝向。牲畜拒绝进入的坡道背对太阳，投下刺眼的阴影。在我得出这个结论之前，饲养工业领域的任何一人都无法解释为什么某个兽医的设备比其他同行的设备使用效果更好。所以，细节决定成败。对我而言，浸缸的问题就更加显而易见了。

为了设计出更好的系统设备，我先搜集了所有已出版的现有浸缸的相关文献。在采取下一步行动之前，我会查阅那些被视为代表科技先进水平的部分。如此一来，我就不必浪费时间重蹈覆辙。然后，我将注意力转向畜牧业杂志，通常它们提供的信息非常有限，而我的视频记忆库也塞满了大量糟糕的设计方案。通过考查其他类型的设备，比如卡车卸货坡道，我意识到牛喜欢沿着那种附带防滑木条的坡道行走，因为这样的坡道为牛提供了安全防滑的立足点。滑动会引起它们的恐慌以及退缩。这项设计的挑战性在于，要为牛提供一个入口，鼓励它们自觉自愿地跳进水池，然后完全浸没水中,以便将所有的虫子,包括耳朵里的那些虫子统统除掉。

我开始在想象中运行三维视觉模拟设计图。我对不同的入口设计进行试验,然后想象着牛穿过那些入口。最终的设计方案由三幅图像合并而来:一个是亚利桑那州尤马的浸缸,另一个是我在杂志上见过的轻便型浸缸,还有一个是我在亚利桑那州托尔森的斯威夫特肉类打包厂见到的一台控制设施的入口坡道。新的浸缸入口坡道是我在那里见过的一个坡道的改进版。以往的设计都不包含我的设计方案的三个特点:一个不会令牲口害怕的入口,一个改进的化学过滤系统,以及应用动物行为原理,防止牛离开浸缸时过于兴奋。

我最先做的就是把金属坡道换成水泥坡道。最终的设计方案有一个25度斜角的水泥坡道。水泥上的深沟能保证牲口安全地行走。坡道貌似逐渐延伸至水中,然而事实上,坡道在水面下突然下陷。牲口们无法看见坡道的下降,因为浸缸里的化学物质将水染得五颜六色。当牲口们一脚踏进水里,会安静地掉下去,因为它们的重心已经超出能够返回的那个点。

动手建造浸缸之前,我在想象中对入口设计方案进行了多次试验。饲养场的很多牛仔对此表示质疑,不相信我的设计方案能够奏效。浸缸建造完工后,他们瞒着我修改了设计方案,因为他们坚信我的想法是错的。他们将一张金属板安装在入口的防滑坡道上,结果悲剧重演。第一天启用这个坡道就淹死了两头牛,因为它们惊慌失措,结果在后退过程中滑倒了。

我发现了那张金属板,于是让牛仔们把它拿走。当他们目睹之后的坡道完美发挥作用时,一个个都目瞪口呆。每头小牛都在陡峭的落差坡道上迈出去,然后扑通一下子平静地跳进水里。后来,提到这个设计方案,我都会深情地称之为"走在水上的牛"。

我发现,在过去的这些年中,许多农场主以及养牛专业户认为引诱牲畜进入控制设备的唯一方法就是强迫。饲养场的主人以及负责人有时难以理解,既然诸如浸缸、约束斜槽之类的装置拥有良好的设计,牲畜们就应该自觉自愿地进去。我能够想象出牲口们的感受。如果我也长着小牛那样的身子和蹄子,我会非常害怕踩到滑溜溜的金属坡道上。

牲口们离开浸缸之后的这个环节,仍然存在必须解决的问题。它们所站立的平台通常被分成两个围栏,如此一来,牛能够在平台一侧晾干身体,而另一侧仍然挤满了牛。没人明白为什么牲口从浸缸里出来时会兴奋，但是我考虑，那是因为它们特别想跟上那些身体更干爽的同伴，就像小孩在操场上与同学们分开时的反应一样。我在两个围栏之间垒起一堵实心围墙，这样就能避免围墙一侧的牛看到对面的同伴。这是一个特别简单的解决方案，让我大为吃惊的是，以前居然没人想到这一点。

在参考一个游泳池过滤系统的基础上，我提出一个设计方案，用来过滤、清洁牛毛以及牛离开浸缸时留在身上的其他粘性物质。我回想曾经操作过的两个游泳池过滤器，其中之一是在亚利桑那州布里肯姨妈的农场，另一个在我们家。为了防止水从浸缸里溅出来，我复制了用于游泳池的那种混凝土边沿。这个创意，如同我的很多最佳设计方案，也是当我朦胧入睡时，清晰地呈现在我的大脑里。

身有孤独症，我天生不能像绝大多数人那样，获取他们认为理所当然的信息。相反，我得在大脑中存储信息，就像把信息刻在一张光盘上一样。当我回忆曾经学过的某些事物，我要在想象中重新播放那段视频。保存在记忆中的视频总是具体明确的。比如，我清楚地记得麦克尔哈尼牲畜公司或者普洛丢斯饲养场的兽医斜槽如何控制牛。我还能确切地回想起动物们在特定情境中的行为表现，以及那些斜槽和其他设备的建造过程。在每个施工实例中，钢铁围栏以及管道轨道的构造也成为我视觉记忆的一部分。我可以在头脑中一遍又一遍地播放以及研究这些图像，然后解决设计问题。

如果我任由思绪飞扬，头脑中的视频就会跳跃到一种自由联想的状态。我能够从围墙建造联想到一家很特别的焊接小铺，就是在那里我见到被切割的桩子，还有制作门的焊工老约翰。如果我继续琢磨着老约翰焊接铁门，画面就会转移到我做过的几个项目的大门建造的一系列短暂场景。每段视频记忆都会沿着这样的联想模式，触发另一段记忆，我的白日梦可能就此漂移到距离设计问题十万八千里远的地方。下一幅图像可能就是那段聆听老约翰和建筑工人讲述战争故事的快乐时光，比如那次铲斗机挖到响尾蛇的巢穴，此后机器被搁置两个星期，因为谁都不敢靠近它。

上述自由联想的过程，很好地证明了我的思绪能如何偏离主题。情况更严重的孤独症群体，很难中断无休止的自由联想。我能够停下来，让思绪重返正轨。一旦意识到思绪已经远离我正在努力解决的某个设计问题，我就告诉自己赶快回来。

　　我采访过一些口语能力很强并且能够明确表达思考过程的孤独症成人，发现他们中的绝大多数也能够通过图像思考。而那些受损情况更严重、具备口语能力但是无法解释自己思考过程的孤独症个体，也拥有高度的联想思维模式。查理斯·哈特（Charles Hart）写过一本关于其孤独症儿子和兄弟的书《无缘由》（Without Reason），他用这样一句话来概括儿子的思考："特德（Ted）的思考过程没有逻辑性，而是富于联想。"这句话可以很好地解释特德的那句描述："我不害怕飞机，这是为什么它们飞得那么高的原因。"在他的头脑中，飞机飞得高，是因为他不害怕飞机。他把飞机飞得高和他不恐高这两个信息片段结合到一起。

　　很多孤独症人士都显示出那种非凡的能力，如完成拼图游戏，在城市中找路，或者一眼就能记住海量信息，即以视觉化思考作为处理信息的主要方法。我个人的思考模式与亚历山大·鲁利亚（A. R. Luria）在《记忆大师的心灵》（The Mind of a Mnemonist）一书中描述的那些情况很类似。书中提及一位男士，他是一家报社的记者，具有令人惊叹的记忆本领。和我一样，这位记忆专家会将自己耳闻目睹的任何事情转换为视觉化图像。鲁利亚这样写道："因为当他听到或读到一个单词时，这个单词会立刻变成一幅视觉化图像，而图像中的事物恰恰对应了那个单词对其本人所包含的意义。"伟大的发明家尼古拉·特斯拉（Nikola Tesla）也是一位视觉化思考者。为发电厂设计汽轮机时，他在头脑中建造了每一部汽轮机。他在想象中操作机器并纠错。他说，检测汽轮机的环节，不论是在他的想象中进行，还是在他的工作间完成，根本无关紧要，因为结果都一样。

　　刚工作的那些年，我会与肉类打包厂的其他工程师争论不休。我无法想象，他们怎么可以愚蠢到如此地步，在安装设备之前居然看不出图纸上的错误。现在我意识到，那不是愚蠢，而是因为缺乏视觉化能力，他们的确无法发现。后来，一家专门生产肉类打包设备的公司解雇了我，因为我和那家公司的工程师们针对一个设计问题发生冲突，而那个设计方案引发架空轨道的坍塌，导致1200磅牛肉无法从传送带末端移动过来。每头肉牛离开传送带时，都要从约3英尺的高处掉下来，然后被架空铁道台车的链条猛然截住。这部机器首次运行时，轨道从天花板上被扯下来。雇员们着手修理，将螺栓拧得更安全，并且装上附加支架。这个方案仅仅暂时解决了问题，因为牛的重量对链条的冲击实在是太大了。加强架空轨道的做法，治标不治本。我试着提醒他们。这就好比把一根曲别针反反复复地弯来弯去，过不了一会儿，它就被折断了。

不同的思维方式

人们的思维方式各有不同，这种说法并不鲜见。弗朗西斯·高尔顿（Francis Galton）在《人类才能及发展研究》（*Inquiries into Human Faculty and Development*）一书中写道，有些人能够看到栩栩如生的意象（mental picture），而对于其他人来讲，"他们感觉到的并不是意象，更确切地讲，是事实的象征符号。对于那些图形表意能力较差的人而言，他们会记住自己的早餐，但是根本看不见。"

直到进入大学，我才意识到，有些人完全通过语言思考，并且只会通过文字思考。我在阅读一本科学杂志上一篇关于史前人类工具使用发展历程的文章时，头一回对此有了新认识。一些著名科学家推测人类的语言发展一定先于工具的发展。我认为这个推论很荒谬，而这篇文章给予我的第一个暗示，即我的思考过程真的与其他很多人大相径庭。当我发明东西时，我不会使用语言。某些人会把事物想象成生动具体的图像，但是在绝大多数人的头脑中，则呈现文字和模糊、概括化的图像。

比如，听到或看到"尖塔"一词，很多人脑海中会浮现出通常意义的教堂，而不是具体的教堂或尖塔。他们的思维模式是从一般概念到具体实例。那些语言思考者不能理解我试图表达的事物，因为他或她无法看见对我而言再清晰不过的画面，我过去常常为此感到沮丧。接下来，我会不断修正调整一般概念，将新信息添加到我的记忆图书馆中。这就类似于给电脑重新安装一个软件版本。我的大脑乐意接受新版本，但是我发现有些人常常排斥新信息。

与绝大多数人不同，我的思维是从像视频一样具体的图像中得到概括，并获得概念。比如，对我而言，狗这种概念和我认识的每一条狗紧密联系，就好像我为自己见过的所有狗制作了一个目录卡片，并附有配套图片。随着我往视频图书馆不断增加新的实例，这个目录也日渐丰富。当我想到大丹狗，闯入脑海的第一幅图像是丹斯克，它的主人是我们高中的校长。我能想到的第二条大丹狗是黑尔佳，它是丹斯克的后继者。第三只狗是我姨妈在亚利桑那州的狗。最后一幅图像来自于菲特威尔（Fitwell）座套广告，大丹狗在其中扮演重要角色。这些记忆严格按照时间顺序出现在图像中，我能够想象到的图像总是明确具体。没有那种概括出来的一般意义上的大丹狗。

但是，并非所有孤独症谱系人士都是高超的视觉思考者，也不是所有人都如此处理信息。全世界的人，就全部的视觉化技巧而言，有的能够看到模糊的概括图像，有的能够看到局部具体的图像，还有像我这样的人，能够看到非常清晰的图像。

当发明新设备或想到新奇有趣的事情时，我总是形成新的视觉图像。我会提取以往的旧图像，然后对其进行重组，从而形成新的图像。比如，我能够想象出浸缸模型在计算机屏幕上所显示的模样，因为我会把它放置在记忆中某位朋友的计算机屏幕上。既然他的电脑没有安装3D旋转图像程序，我就提取以往从电视或电影中见到的计算机图像，然后与自己的记忆相叠加。在我的视觉化想象中，浸缸会呈现为如同电视剧《星际迷航》（Star Trek）里那种高质量的计算机图像。我能从记忆里提取一种具体的浸缸图像，比如红河的那一款，然后在脑海里的电脑屏幕上进行重绘。我甚至能够复制电脑屏幕上像卡通一样的三维图像，或者把浸缸想象成一个实物的录影带。

同理，我通过近距离观察一位在饲料厂建筑公司共事的非常有才华的绘图员，才学会机械设计绘图。大卫能够毫不费力地呈交一份令人难以置信的图纸。离开那家公司之后，我不得不亲手绘图。我花费很多时间研究大卫的图纸，然后把它们深深地印在记忆中，之后居然能够模仿大卫的绘图风格。第一次画图的时候，我把他的一些作品摆在旁边，以便绘图过程中随时可见。接着，我画出了新图纸，复制了大卫的风格。就这样三番四次之后，我再也不需要把大卫的图纸放在手边。那时候，我的视频图书馆已经实现了完全程序化。复制设计是一回事，但是当我画出红河图纸后，简直不敢相信自己居然做到了。那时候，我认为一切都是上天赐予的。而另一个有助于掌握绘图技能的因素则十分简单，就是我使用了和大卫一样的工具。同样牌子的铅笔、尺子、标尺迫使我放慢速度，跟随想象中的视觉图像。

早在小学一二年级时，我的艺术天分便崭露头角。我对颜色有很好的鉴赏力，并且画得出海滩水粉画。四年级的时候，我用粘土做了一个可爱的小马模型。我能自然而然地做到这些，但是我无法复制。在高中和大学，我从来没有尝试过机械绘图，但是在大学艺术课上画画的时候，我了解到放慢速度的重要性。曾经有一项作业，要求学生用两个小时画出自己的一只鞋。任课教师坚持让我们这样做。最后完成画作时，我自己都惊叹不已。虽然我在绘图这件事情上的最初尝试很糟糕，但是当我把自己想象成那位绘图员大卫，速度就会自动慢下来。

处理非视觉化信息

孤独症谱系人士在学习那些无法转化为图像的事物时，会遭遇困难。对于孤独症儿童而言，最容易学的词语是名词。因为它们能够直接与图片建立联系。像我这样口语能力很强的人，有时候能学会通过音标发音。对我而言，书面词语太抽象，根本记不住，但是我能费力地记住大约 50 个语音以及几项语法规则。给那些具体环境中的事物贴上单词标签，往往能够帮助语言能力差的孩子更好地掌握单词。对于一些情况非常严重的孤独症孩子，如果用塑料字母将单词拼出来，他们就能触摸到，因此学得更轻松一些。

对我而言，表示空间概念的词语，诸如"在上面"和"在下面"，始终毫无意义，直到我形成一幅视觉图像，并且将其添加进记忆中。直到现在，当我单独听到"在下面"这个词时，脑海里就会自动呈现一幅画面——我在一次空袭演练中蹲在学校自助餐厅的桌子下面。这种情况在上世纪 50 年代早期的东海岸时有发生。任何一个词语单独出现时，我能够想起的几乎总是一段童年记忆。我能想起老师告诉我们保持安静，然后排成一队，走进自助餐厅，餐厅的每张桌子下面都有六到八个孩子挤作一团。如果我沿着这个轨迹继续回忆，会有更多小学时代的回忆涌现出来。我还能想起自己打了阿尔弗雷德之后被老师批评，因为他把脏东西弄到我的鞋子上。所有的回忆仿佛录像带一样在我的头脑中播放。如果任由思绪继续联想下去，它可能会飘出十万八千里，最后与"在下面"这个词完全不沾边，比如南极地区的潜艇以及甲壳虫乐队的那首《黄色潜艇》（Yellow Submarine）。如果让自己的思绪停留在黄色潜艇这幅画面上，我就会听到那首歌。如果我开始哼唱这首歌，就会联想到登上甲板的人们，之后再转移到自己曾经在澳大利亚见过的那艘船的跳板。

我也能想象出动词。比如，动词"跳"会让我想起上小学时学校模拟奥运会上的跳栏项目。而副词能够激起的回忆总是不恰当的图像，比如"快速地"让我联想到雀巢速溶咖啡，除非那个词旁边伴随着一个动词，才能调整我的视觉图像。比如，看到"跑得很快"这个短语，我想到的就是一年级阅读课本中迪克跑得飞快的栩栩如生的画面，而"慢慢地走"就会让那幅画面慢下来。小时候，我说话时常常不说"是"、"这个、那个"、"它"，因为这些词本身毫无意义。同理，诸如"的"（of）以及"一个"（a/an）之类的词，也没什么意义。最后，我之所以学会正确使用这些词，是因为我的父母讲英语总是很规范，而我会效仿他们。直到今天，某些动词变形，比如"to be"，对我而言仍然完全没有意义。

阅读的时候，我把书面词汇转换成彩色电影，或者将那页写满字的纸存储成一张照片，之后再去阅读。当我重新提取这份资料时，我的想象中会出现那页书的照片。然后，我能够像读稿机一样把那些文字读出来。这种情况与电影《雨人》（Rain Man）中那位孤独症天才雷蒙德（Raymond）很相似，他用同样的方法来记忆电话本、地图以及其他信息。他只是将电话本的每一页影印下来，然后存到记忆里。如果他想找到某个电话，只需把自己脑子里的那本电话册扫描一遍。为了把信息从记忆中提取出来，我需要重播那段视频。快速提取事实有时很难，因为我必须把不同视频的片段播放一遍，直到发现那段正确的视频。这就会花费时间。

当我无法将文章转化成图片时，往往是因为文章没有实际意义。有些关于牲畜期货市场的哲学书籍或文章，我就不能理解，但是那些很容易转换为图片的书面材料，我理解起来就容易多了。举个非常典型的例子，1994年1月21日那期《时代》杂志里，有篇关于冬季奥运会花样滑冰世界冠军的故事，文中有这么一句话："万事皆备——聚光灯、音量逐渐增强的华尔兹和爵士乐，身着亮片装的小精灵们在空中翩翩起舞。"看到这句话，我能够想象出溜冰场以及滑冰选手。但是，如果我在"element"一词上沉思太久，眼前就会出现一幅不搭界的画面——我的高中学校化学教室里贴在墙上的元素周期表。看到"sprite"一词，我的反应是冰箱里的雪碧饮料，而不是一个美丽的年轻滑冰选手①。

　　那些与孤独症儿童打交道的老师，需要理解这类儿童的联想思考模式。一个孤独症儿童常常会以一种不恰当的方式使用一个词语。有时候，这些用法具有逻辑上的联想意义，但有些时候，又不具备这一特点。比如，一个孤独症儿童想出去玩的时候，可能会说"狗"这个词。"狗"与"出去"联系在一起。说到自己的例子，我都能想起那些不恰当词语的逻辑以及非逻辑用法。6岁时，我学会说"起诉"（prosecution）这个词。对于它的意义，我完全没有概念，但是每次说这个词，我都觉得很好听，所以当风筝撞到地上，我就会感叹道："起诉！"此番情景一定让很多听我大喊"起诉"的人深感迷惑，为什么风筝盘旋着一头栽到地上时，我会大叫"起诉"。

　　通过与其他孤独症人士的讨论，我发现他们在思考绝大多数人按顺序完成的任务时，也有类似的视觉化风格。一位有孤独症的作曲家告诉我，他通过将其他音乐的小片段重组成新作品，来制造"声音图像"。一位孤独症计算机程序设计师告诉我，他能够看到程序树的一般模式。想象出程序的框架之后，只需要给每个枝杈写上代码就可以了。当我回忆科学文献或者肉类打包厂的故障检测时，也会用到类似方法。我会提取特定的研究结果或者观察资料，然后将其组合，从而发现新的基本原理和一般原则。

　　我的思考模式总是从细节开始，然后以一种联想而非顺序的方式进行概括。就好像拼图完成了三分之一，当我要努力弄明白这幅拼图到底是什么的时候，就会通过扫描视频图书馆来填充那些缺失的碎片。那些能够进行大量心算的中国数学家，也是采用的同样方式。刚开始，他们需要一个算盘，也就是中国式的计算机。算盘其实就是一个在矩形框架里排列着等数目的算珠组合，通过移动算珠的位置进行计算。当数学家打算盘的技术炉火纯青时，只需要在想象中完成拨打算盘的动作，根本不需要真正的实物算盘。算珠会在他想象出来的那个视频算盘上来回移动。

---

① 译注："element"在此处译为"事情"，也有"元素"的意思；"sprite"既有"精灵"的意思，也是畅销饮料"雪碧"的英文原名。

抽象思考

随着年龄的增长，我学会了将抽象概念转换成图像进行理解：通过为"和平"、"诚实"之类的词语赋予具有象征意义的图像，实现概念的视觉化。我把"和平"看作一只鸽子、印第安人的长杆烟斗，电视或者纪录片中签署和平协议的片段；而代表"诚实"的画面则是法庭里的人们将手放在《圣经》之上，一则关于拾金不昧的新闻报道也为诚实行为提供了一幅画面。

我一直很难理解主祷文，直到我将这个词分解成明确具体的视觉图像，权力和荣誉分别由一段半圆的彩虹和电力塔代表。每当我听到主祷文，童年时代的视觉图像就会浮现在眼前。小时候，"你的旨意"（thy will be done）这个词对我而言毫无意义，直到今天，仍然含糊不清。"旨意"是一个很难视觉化的概念。思考这个词的时候，我就想象着上帝投下一个闪电球。另一位孤独症人士曾经写道，他将"天上的父"（thou art in heaven）想象成上帝手持调色板位于云端之上。"债"用黑色代表，而"免人的债"的标牌则是橙色。主祷文最后的"阿门"一词，就是一个神秘事件：一个男人最后丧失理智。

从青春期到年轻时代，我必须使用具体符号来理解抽象的概念，比如，与别人友好相处，以及进入生活的下一个阶段，两者对我而言一直都很困难。我知道自己和高中同学格格不入，也无法弄明白自己到底哪里做得不对。无论我付出多大努力，仍然遭到他们的嘲笑。他们叫我"驮马"、"录音机"以及"骨头"，因为我瘦得皮包骨头。那时候，我能了解为什么他们称呼我为驮马和骨头，但是"录音机"这个外号让我迷惑不解。现在我明白了，因为我总是咬文嚼字，一遍遍地重复某些事情，听上去就像一台录音机。虽然可以回顾往昔，但我根本无法弄明白为什么自己在社交方面那样无能。我通过做自己擅长的事情来寻找庇护，比如为牛舍翻修屋顶，或者在马术表演比赛前练习骑术。对我而言，人际关系完全没有意义，直到我形成门与窗的视觉象征符号。就是从那时起，我开始理解人际交往中要学会互相迁就之类的概念。我至今仍然纳闷，如果我一直无法将自己的处世之道视觉化，结果会怎样呢？

对我而言，从高中升入大学，这一转折是个真正的大挑战。面对变化，孤独症人士总会困难重重。为了能够应对每一个重大变化，比如高中毕业，我需要进行预演，假装穿过一扇真正的门、窗或大门，将人生中的每一个阶段表演出来。临近高中毕业时，我坐在宿舍的屋顶上，仰望星空，并且思考自己如何面对这次离别。就是在那里，我发现了一扇通往一个更大屋顶的小门，而我的宿舍那时候正在改造。那时我仍然住在那座老式的新英格兰房子里，而一个更大的建筑正在建造之中。有一天，木匠把我房间旁边的老屋顶拆下一块。当我走出去，抬头就能看见已经部分竣工的新建筑。新房子高高的一侧，有一扇通往屋顶的木头门。建筑物在变化，我的生活也要发生变化了。我能够将二者联系起来。那时候，我已经找到了象征意义的关键。

上大学之后，我找到另一扇门作为象征符号，为毕业做准备。那是一面小小的金属天窗，从那里可以抵达宿舍平台。我必须一次又一次地练习穿过那道门。当我最后从富兰克林·皮尔斯学院（Franklin Pierce College）毕业时，我又穿过第三扇非常重要的门，它位于图书馆屋顶上。

我现在已经无需使用真正的实物门或大门来象征生活中的每一次转折。写作这本书的时候，我重读了多年的日记，发现一个清晰的模式：每扇门都在帮我向下一个阶段进军。我的生活就像逐渐升高的一系列台阶。经常有人问我，帮助我适应孤独症的那个突破点是什么？没有什么独一无二的突破点。它只是一系列的逐步提升。我的日记非常清楚地表明，我充分认识到，当我掌控了一扇门时，它也只是整个系列中的一个台阶。

1970 年 4 月 22 日

今天，富兰克林·皮尔斯学院的一切都结束了，从图书馆那扇小门穿过去的时间到了。现在，我反复思考自己应该在图书馆屋顶上留下点儿什么，供后来人发现。

我已经到达一级台阶的顶部，我已经到了研究生院的底部台阶。

这座建筑的顶端是校园的最高点，我正竭尽全力向上攀登。

我已经征服了 FPC[①] 的顶峰，更高的目标仍在等我去挑战。

70 号教室

[①] 译注：此处的 FPC 是富兰克林·皮尔斯学院的简称。

今天晚上，我穿过那扇小门，将徽章放在图书馆屋顶的最高处。这一次我不再紧张不安。过去，我比现在要焦虑得多。现在，我已经能够应对，这扇门和这座山峰已经在我的脚下，而征服这座山峰，只是攀登下一座山峰的开始。

"毕业典礼"一词意味着开始，而图书馆的最高点则是研究生阶段的起点。奋斗是人的本性，这也是人们为何要登山的原因。人们之所以要奋斗，是为了证明自己可以做到。

既然如此，为什么我们要把人送往月球？唯一的真正理由，在于保持奋斗乃人之天性。人类总是不能满足于已经实现的目标。攀爬到图书馆屋顶的真正原因，是我要证明自己能行。

在我的一生中，曾经面对并穿过五六扇重要的大门。1970年，我从一所小小的文理学院——富兰克林·皮尔斯学院毕业，拿到心理学学位，然后搬到亚利桑那州，获得一个博士学位。当我发现自己对心理学的兴趣消退，并且日益钟情于牛与动物科学时，便开始着手生活中的又一次重大变化——从心理学专业转到动物学专业。在1971年5月8日的日记里，我这样写道：

我觉得自己仿佛被一种力量控制，越来越趋向农场的方向。我穿过保定栏的门，但是仍然紧紧抓住门柱不松手。风越吹越猛，我觉得自己就要放开门柱，然后回到农场，至少一会儿。对于许多具有象征意义的门，风的角色很重要。在屋顶上，风在吹动。也许，这个象征符号表明，我正要迈向的下一个台阶并非终点，所以，我必须继续向前。在派对上（心理系的派对）我觉得自己完全格格不入，风似乎要把我抓着门柱的手吹开，这样我就可以自由驰骋在风中。

那时候，我依旧在社交竞技场上挣扎，主要是因为我无法给"相处融洽"的抽象定义创造一个具体的视觉结果。终于有一天，当我清洗自助餐厅（学校要求学生在食堂义务劳动）的窗户时，一幅图像跃入眼帘。起初，我并没有意识到眼前的活计会呈现出象征意义。窗户由三扇玻璃拉门组成，而玻璃拉门靠风雨窗关合。为了把窗户的内侧洗干净，我必须爬着穿过玻璃拉门。擦窗玻璃时，拉门会卡住，我就被困在两扇窗户之间。为了避免出来的时候打破玻璃，我必须小心翼翼地移动。这番经历让我感触颇深，人际关系亦是如此。它们也很脆弱，必须细心呵护。然后，我将小心打开玻璃门的动作与建立最初的人际关系相互联系起来。当我被卡在窗户之间时，几乎不可能穿透玻璃去交流，而孤独症人士有着类似的处境。玻璃窗象征着我与其他人之间的疏离，帮助我应付这种孤立的感觉。在我的一生中，门窗之类的象征符号，帮我不断取得进步并建立对某些孤独症人士而言闻所未闻的人际联系。

对情况更为严重的孤独症个体，那些象征符号更加令人难以理解，因为它们看上去与其所代表的事物毫不相干。帕克（D. Park）与尤德瑞安（P. Youderian）描述过杰茜·帕克（Jessy Park）对于视觉象征符号和数字的使用。杰茜是个 12 岁的孤独症女孩，她使用象征符号和数字来描述抽象概念，比如好或者坏。好的事物，比如摇滚乐，由一幅画有四扇门且无云朵的图画代表。杰茜将大多数古典音乐列为相当好，相应的图画是两扇门和两朵云。而口语被列为非常糟糕，没有门，只有四朵云。她已经形成了一个视觉的分级系统，由门和云的符号来描述这些抽象特性。杰茜还拥有一个与好数字、坏数字相关的复杂系统，但是研究者至今未能彻底破解这个系统的谜底。

许多人对于孤独症人士的象征符号迷惑不解，但是对于孤独症个体而言，它们可能提供了唯一的有形现实，或者对于世界的理解。比如，"法国吐司"可能代表着幸福，如果这个孩子吃吐司的时候感觉快乐的话。当这个孩子想象着一片法国吐司，他会变得开心。一幅视觉化图像或者词语与某段经历相关。杰茜的妈妈，克拉拉·帕克（Clara Park），描述过女儿如何着迷于电热毯以及加热器之类的事物。她根本想不通，为什么这些东西对杰茜如此重要，虽然她确实发现女儿琢磨那些特殊事物的时候最开心，语调都不再呆板生硬。杰西能讲话，但她无法向人们解释为什么那些特别的东西很重要。或许她将电热毯、加热器与温暖、安全联系在一起。"蟋蟀"这个词会让她开心，而"听了一部分的歌曲"则表示"我不知道"。孤独症人士的思维就是依靠这些视觉联想来运行的。在生活中的某些时刻，杰西把"听了一部分的歌曲"和"不知道"联系在一起。

特德·哈特（Ted Hart）是一位严重的孤独症男士，几乎没有泛化能力，行为也很不灵活。他的父亲查尔斯讲述过这样一件事情：有一次，烘干机坏了，特德仍然把湿衣服放进去。他只是按照以往死记硬背的洗衣程序，采取下一步措施。他没有常识。我推测，此类刻板行为以及泛化能力的缺乏，也许要部分归因于缺乏或根本不具备改变或调整视觉记忆的能力。虽然我对事物的记忆都存储为个人的具体回忆，但是我能够调整改变大脑里的图像。比如，我能够想象一座粉刷成不同颜色的教堂，或者把一座教堂的尖顶挪到另一个教堂上，但是当我听到有人说"尖顶"一词，脑海中浮现的第一个教堂几乎总是儿时的那段记忆，而不是经过大脑处理的教堂。这种在想象中修改图像的能力，帮助我学会如何泛化。

如今，我再也不需要把门作为象征符号。这些年来，我已经通过阅读文章和书籍，积累了足够多的真实经验和信息，从而能够通过做出改变和调整，将它们在新情境中呈现出来。另外，我一直对阅读充满热情，总是动力十足地吸收越来越多的信息，并添加到自己的视觉图书馆。一位孤独症症状严重的计算机程序师曾经说过，"阅读就是吸收知识。"对我来讲，阅读就像为电脑设计程序。

视觉化思考和头脑中的图像

近期对脑损伤病人以及大脑成像的研究表明，视觉思考和语言思考也许通过不同的大脑系统来运行。根据大脑血流量的记录可以发现，当一个人想象着步行穿过住宅区之类的事情时，视觉皮层的血流量会大幅度地增加，这说明该区域大脑正在努力运转。关于脑损伤病人的研究表明，大脑左半球后部如果受到损伤，长时记忆中视觉图像的生成会终止，而语言和口语记忆没有受损。这一现象表明，视觉图像思考和语言思考也许依靠不同的神经系统。

在视觉系统中，心象和图像旋转也许还拥有各自的子系统。图像旋转技能看上去与大脑右侧相关联，而视觉图像与大脑左侧后部相联系。在孤独症人群的大脑中，视觉系统可能已经发展到弥补言语和排序缺陷的程度。当神经系统受到损伤时，会产生显著的补偿机能，受损部位会被其他部分的神经占据接管。

美国国家卫生研究院的帕斯夸尔·莱昂内（Pascual–Leone）博士近期开展的研究表明，练习一项视觉技巧能够使大脑运动神经图得到扩展。对音乐家大脑扫描的结果表明，在钢琴上实际演奏与想象中弹奏钢琴，对于运动神经图的影响没有区别。不论真正的钢琴演奏，还是头脑想象，都能够实现运动神经图的扩展，而漫无目的乱弹琴则不会产生任何效果。运动员的情况也是如此，不论在头脑中进行练习，还是真正的训练，都能提高运动技能。针对大脑海马区受损病人的研究表明，有意记忆和运动学习属于不同的神经系统。一位大脑海马区受损伤的病人，能够学会一项运动任务，并且通过练习会日益提高，但是每次练习的时候，他都无法对自己完成的任务进行有意识地记忆。虽然运动神经回路得到训练，但是海马区所受的损伤阻止了新的有意记忆信息。因此，虽然一个人的运动神经回路学会了新任务，比如解决一项简单的机械问题，但是仍无法记住曾经看过或者做过这项难题。随着练习的不断重复，此人会越来越娴熟，但是每次这个难题呈现在眼前时，他都会说自己从未见过。

我是幸运的，因为我能够依赖自己的图像图书馆，并在此基础之上想象出解决问题的方法。但是，绝大多数孤独症人士过着极端局限的生活，部分原因在于他们不能处理任何生活常规的偏差。对我而言，每段经验都依赖于我从先前经历中生成的视觉记忆，而我的世界就以这样的方式不断扩展。

大约两年前，在受雇肉类加工厂对其改造的时候，我实现了一项个人突破。改造之前，肉类加工厂在屠宰过程中使用的方法非常残忍。屠宰前，活生生的牛一条后腿被系在铁链子上，头朝下吊起来。那幅情景可怕之极，让我不忍目睹。牛惊恐万分时发出的撕心裂肺的吼叫，都能传到办公室和停车场。有时，在被吊起的过程中，牛的一条腿会折断。这种残忍的措施完全违背了合法屠杀的人道主义宗旨。我的工作就是彻底改变这个残忍的系统，并以保定栏（Cattle Squeeze Chute）取而代之。保定栏能够将站立姿态的牲畜固定住，同时由拉比①进行屠宰。恰当的做法可以使牲畜保持平静，而不会陷入恐慌。

---

① 译注：拉比（rabbi），希伯来语的意思是"我所敬爱的人"、"我的老师"，此处指神职人员。

新的保定栏是一个窄窄的金属栏，里面能容下一头肉牛。内部装备包括：一个用来套住牛头的轭；一个后部推进门推着牛向前走，进入轭的圈套；一个托起牛腹部的限制支架，升起的时候就像电梯。为了操作这个制动器，操作员必须采取恰当的程序，推动六根水力控制杠杆来移动入口以及闸阀，还有头部和身体位置的固定装置。这个保定栏的基础设计大概已经使用了三十年，但是我增加了压力调节装置，调整了一些关键因素，从而避免动物们在屠宰过程中的过度紧张，使其感觉更加舒服。

在肉类加工厂实际操作新保定栏之前，我先在机器车间里试运行，之后才把它装运走。虽然现场没有牛，我也能够组织自己的视觉以及触觉记忆，来形成操作保定栏的图像。空荡荡的保定栏操作了五分钟之后，我能够精确地想象出这套设备的门以及其他部分如何移动。至于保定栏的杠杆被推动时会如何感觉，我也有了触觉记忆。水力阀门就像乐器，不同品牌的阀门感觉各异，就像不同类型的管乐器带给人们不同的感受。在机器工作间里操作这些控制器，使我能够借助头脑中的图像进行随后的实践。我必须想象保定栏上实际的控制器，想象自己的手在推动那些杠杆。我可以在头脑中感觉不同的速度需要多少力量去推动那些门。我在头脑中对这个程序进行了多次排演，想象着各种类型的牛进入保定栏时该如何操作。

肉类加工厂运行新设备的第一天，我走向保定栏，并且近乎完美地对其进行操作。如同双腿走路一样，当我无意识地操作那些水力杠杆时，机器运行得最成功。如果我琢磨着杠杆的事情，脑子里就会一团糟，推动杠杆时也会出现错误。我必须强迫自己放松，只把制动器想象成身体的一部分，同时完全忘记杠杆这回事。每当一头牲口进入保定栏之后，我会专心致志地放慢动作，轻轻地移动装置设备，从而避免吓到它。我观察它的反应，以便给它一个使其感觉舒适的足够压力，因为过大的压力会带来不适感。如果它的耳朵向后贴着头部或者挣扎不止，我就可以判断出方才对它的挤压力度太大了。动物们对于水力设备非常敏感。即便是控制杠杆最轻微的移动，它们也能够感觉到。

借助这个机器，我仿佛感觉到自己的手臂延伸出去，抓住了那头牛。我抓住它被套在牛轭里的脑袋，并将双手放在它的额头上，托着它的下巴，小心翼翼地引导它进入恰当的位置。身体的界限似乎消失了，我也完全意识不到自己在推动杠杆。后部推进门和牛轭成为我双手的延伸。

孤独症人士有时候会存在身体界限的问题。他们无法通过感觉判断自己的身体与所坐椅子或者手里拿着的事物之间的界限，那种状况就好像一个人断了一条胳膊或者腿，但是仍然感觉那截断肢留在原处。在这个例子中，控制动物设备的组成部分，就好似我的身体的延伸，与幻想性肢体的效应很相似。如果我只是集中注意力想象自己轻轻地抓住牲畜，然后使它保持平静，就能非常娴熟地操作保定栏。

当我精神高度集中的时候，再也听不到工厂车间里传来的噪音，再也感觉不到亚拉巴马州夏季的袭人热浪，身边的一切都变得宁静安详，那简直就像一次虔诚的宗教体验。我的任务就是轻轻地抓住牛，而拉比的工作就是执行最后的行动。我可以看到每头牲畜，轻轻地抓住它，让它在生命的最后一刻尽可能地感觉舒适。我曾经参加过古老的祭祀仪式，此时此刻，两者的感觉差不多。一扇新的门被打开，就像走在水上。

更新：脑科学研究以及不同类型的思维模式

从我写作《用图像思考》之日起，大脑成像研究就已经为孤独症/阿斯伯格谱系个体的大脑如何处理信息，提供了更多的线索。匹兹堡大学的南希·明舒（Nancy Mingshew）发现，正常大脑倾向于忽略细节，孤独症谱系人士则倾向于关注细节，而不是那些更大的概念。为了观察这一现象，她安排普通人、阿斯伯格综合征人士、孤独症人士分别阅读句子，同时对其进行大脑扫描。在孤独症人士的大脑中，处理单词的部分最活跃；普通人大脑中分析整句的区域最活跃；而阿斯伯格综合征人士，两者兼具。

加利福尼亚大学圣地亚哥分校的埃里克·库尔谢纳（Eric Courchesne）声称，孤独症人士的大脑神经回路断裂无序。这种状况影响了他们把来自存储感觉记忆的大脑低级部位的细节信息与前额叶高级信息处理部分加以整合的能力。低级水平的处理系统可能被减弱，也可能得到加强。他发现，在一位孤独症人士的大脑中，只有两个部分属于正常，一个是视觉处理皮质，另一个是负责存储信息的大脑后部区域。这一发现有助于解释我的视觉化思维。针对孤独症人群的大脑扫描已经表明，他们的额叶白质发育过度或异常。库尔谢纳博士解释说，脑白质好比连接大脑不同区域的计算机光缆，而灰质类似于处理信息的集成电路。发育正常的大脑会将不同区域连接起来，但是孤独症人士的大脑额叶发育过度，仿佛丛林般的计算机光缆纠缠在一起。对于正常发育的大脑而言，阅读一个单词和读出一个单词，由大脑不同区域来完成。两个区域之间的连接回路，使大脑能够同时处理来自这两个区域的信息。库尔谢纳和明舒都认为，孤独症谱系人群和阿斯伯格综合征人群一个共同的基本问题是，大脑中的计算机光缆无法在许多不同区域的系统之间成功地建立充分连接。大脑局部区域可能拥有正常的或者加强的内部连接，但是不同区域系统之间的长程连接却少得可怜。

现在，我打算用我称作视觉象征符号图像的东西，来帮助读者理解正常大脑的不同部位如何互相连接。我们把正常大脑视为一家大公司的办公楼。所有的部门，诸如法律、会计、广告、销售以及 CEO 的办公室，都是通过许多交流系统建立联系的，比如电子邮件、电话、传真，以及电子留言。孤独症人士的大脑也好比一栋办公大楼，只不过某些部门之间的连接系统出现故障，明舒博士称其为大脑中的低连接。与低功能的孤独症个体相比，阿斯伯格综合征个体的大脑中会有相对更多的系统连接。孤独症谱系以及阿斯伯格综合征人群症状的多样化表现，可能取决于哪些光缆建立连接，哪些光缆没有建立连接。大脑不同区域之间的贫乏交流，可能是导致能力不均衡的原因。孤独症谱系人群常常擅长于某一领域，而在另一领域却表现得无能。运用计算机电缆类比法可以解释这一现象，数量有限的优质光缆也许连接了某些区域，而缺乏与其他区域的连接。

发展特殊大脑的才能

写作本书时，我认为孤独症谱系内的所有人都和我一样，属于视觉思考者。但是，和数以百计的孤独症、阿斯伯格综合征家庭以及个体交流之后，我发现，这些特殊的大脑其实类型各异。孤独症谱系内所有人都关注细节，但是有三种基本的特殊思维方式，有些个体的思维方式可能结合了其中多种类型。

1. 视觉思考者，像我这样，通过摄影般逼真的具体图像来思考。视觉化思考的具体程度因人而异。我能够在头脑中全动态地想象试运行一台机器，而那些非孤独症的视觉思考者只能想象静止的图像。这些图像的范围包括，从具体地点的图像，到更模糊的概念图像。这类人几乎不可能学好代数，学习外语也非常吃力。具有高度专一性的视觉思考者也许能够跳过代数，学习那些表现形式更加直观的三角、几何。视觉思考类型的儿童往往擅长绘画以及其他艺术领域，或者建造事物，比如乐高积木玩具。很多这类孩子喜欢地图、旗帜、照片。视觉思考者特别适合从事下列工作：绘图、图画设计、动物训练、自动机械、珠宝制造、建造、工厂自动化。

2. 音乐和数学思考者通过结构思考。这类人通常在数学、棋类以及计算机编程领域出类拔萃。有些结构思考者向我解释，他们能够看到结果，以及结构和数字之间的联系，而不是逼真的图像。孩提时代，他们能够通过聆听学会弹琴，并且对音乐感兴趣。音乐和数学思考者常常从事诸如计算机编程、化学、统计、工程、音乐和物理方面的工作。书面语言对于结构思考者而言，根本没必要。没有发明文字的印加人运用一捆捆打结的绳子来记录复杂的税收、工作以及上千人之间的贸易。

3. 语言逻辑思考者依靠词语细节来思考。他们通常喜欢历史、外语、天气统计、证券市场报道。这类儿童往往通晓体育比赛分数。与视觉思考者不同，他们在绘画方面表现不佳。语言发育迟缓的儿童更有可能成为视觉思考者或音乐数学思考者。而很多这样的个体都没有语言发展迟缓现象，后来成了语言专家。语言逻辑思考者通常会在下列领域获得成功，比如翻译、新闻报道、会计、语言治疗、特殊教育、图书馆工作或者金融分析。

既然孤独症谱系人士的大脑很特殊，因此，需要将更多的教育重点放在发展其长项上，而不是一味地与他们的缺陷较劲。谁想教我学代数，纯属白费功夫，因为代数里根本没什么可以让我展开想象的东西。没了图像，我就无法思考。不幸的是，我从来没有机会去尝试几何或者三角学。教师和家长需要帮助孩子把才华发展成为技能，并最终转化为令人满意的工作或兴趣爱好。

形成概念

孤独症谱系内的所有个体都很难形成概念。上文中提到的三种特殊类型思考者，都存在概念思考的问题。负责思考概念的大脑额叶部分，类似一家公司的CEO办公室。研究者认为，额叶受损会导致大脑执行功能出现问题。在正常的大脑中，来自大脑所有区域的"计算机光缆"在额叶会合。额叶将大脑负责思考、情绪、感觉的各个部分所提供的信息整合起来。形成概念的困难程度，可能取决于那些未能连接的"计算机光缆"的数量和类型。既然我的CEO办公室缺乏计算机连接，就必须调动"广告部"的"图像设计师"通过联想那些直观的细节进行分类，从而形成概念。我的观点得到科学研究的支持。具体的视觉记忆以及音乐记忆存在于比较低层的初级视觉和听觉皮质，而更加概念化的思考则归属于联想区域，那里合并了来自大脑不同区域的输入信息。

分类是形成概念的第一步。南希·明舒发现孤独症人士能够完成简单的分类任务，比如区分红色的事物或者蓝色的事物，但是他们很难提出新的分类标准，即便是常见事物。如果我把日常生活中的一些事物放在桌子上，比如订书机、铅笔、书籍、信封、闹钟、帽子、高尔夫球，以及网球拍，然后请一位孤独症人士将其中包含纸的东西挑选出来，他们能做到。但是，如果要求建立新的分类标准，他们通常会觉得很困难。教师在辅导孩子们学习灵活思考的时候，应当通过游戏的方式让孤独症儿童为事物建立新的分类标准，比如，哪些事物含有金属，哪些事物用于运动，并且应该让孩子解释把某个事物列入一个具体分类的原因。

小时候，我最初根据个头大小对猫狗进行分类。但是，当邻居养了一条小腊肠犬的时候，原有的分类标准便无效了。我必须试着找到一种直观特征将狗和猫进行分类，即所有的狗都具备这一特征，而猫完全不具备。所有的狗，不论个头多小，鼻子长得都一样。这便是以感觉为基础的思考，与语言无关。动物也可以根据叫声来分类，吠叫还是喵喵叫。一位低功能孤独症人士也许会通过嗅觉和触觉来进行分类，因为这些感觉为他提供了更加精确的信息。将信息划分成不同类别，是神经系统的主要功能之一。关于蜜蜂、老鼠以及猴子的研究一致表明，信息分类需要具备明显的界限。法国科学家曾经做过一个实验，让猴子盯着电脑屏幕上的图片逐渐由狗变成猫，同时记录猴子大脑额叶发出的信号。当图片类型变为猫的时候，大脑额叶传出的信号也发生了明显变化。额叶里的动物图片要么是狗，要么是猫。当我发现不能根据个头大小将猫狗分类的时候，就必须找到一个新的分类标准，即鼻子的类型。加利福尼亚大学洛杉矶分校伊扎哈克·弗里德（Itzahak Fried）的研究表明，每个神经细胞会对特定类别做出反应。那些做过脑部手术的病人的病历表明，一个神经细胞也许只对食物图片做出反应，另一个神经细胞只对动物图片做出反应，而不会对人或物体图片做出反应。在另一个病人那里，大脑海马区的一个神经细胞会对某位女电影演员的图片做出反应，不论那位演员是否穿着戏服，但是它对其他女人的图片就没有反应。海马区就好像大脑的文件查找器一样，可以定位存储在记忆中的信息。

变得更正常

拥有更多的知识，使我表现得更正常。许多人认为，与十年前相比，我如今的行为举止所表现出的孤独症特征大大减少。2005年曾经听过我一场报告的人这样评价道："1996年我见过天宝，看到她这些年逐渐变得镇定自若以及不断调整表达方式，真的很有趣。"我的大脑就像一个互联网搜索引擎，但是只设定在图片一栏。我在大脑互联网中存储的图片越多，所拥有的能够指导我处理新情境的范本就越多。日益增多的信息被相应增加的类别所收纳，这些类别被归入由总类别和许多子类别构成的类别树里。比如，玩笑分为能逗乐的，以及没什么效果的。然后是一个子类别，即那些只能讲给亲密朋友听的笑话。十几岁的时候，我被别人叫做"录音机"，因为我只会照稿子念台词。随着经验的不断增长，我的谈话就不再那么死板教条，因为我能够利用新方法将新信息结合起来。我建议教师和家长使用一下诸如谷歌图片搜索之类的互联网搜索引擎，帮助语言思考者更好地理解孤独症人士的大脑，理解视觉联想思考模式如何运作。那些音乐数学思考者也拥有自己的搜索引擎，帮助他们发现模式和数字之间的联系。

具有语言逻辑思考模式的阿斯伯格综合征个体使用词语分类的方式。举个例子，明舒博士有一位阿斯伯格综合征病人，服用某种药物之后会出现可怕的副作用。如果向他解释为什么要更换药物的科学知识，完全没用，但是，如果简单地告诉他"粉红色的药片让你觉得恶心，所以，我想让你换这种蓝色药片"，他就会欣然同意，尝试服用新的蓝色药片。

我学到的越多，就越能意识到自己的思考及感觉方式与众不同。我的思考跟普通人不一样，但是也有别于那种非视觉化的语言逻辑型阿斯伯格综合征人士。他们创立词语分类，而不是图片分类。所有孤独症以及阿斯伯格综合征人士的思考过程，都具备一个共同特性——细节与类别相联系，然后形成概念。细节被纳入概念，就像玩拼图玩具，当20%的拼图碎片放到一起，拼图所呈现的整幅画面便可以看见了。

第二章　另类谱系
——孤独症诊断

如果婴儿被搂抱的时候表现得抗拒或者肌肉僵硬，可以判断他可能有孤独症。这类孩子对于触摸可能会极度敏感，产生逃脱或者尖叫的反应。更为明显的孤独症症状通常在一岁到两岁出现。我在家中排行老大，小时候就像一头小野兽，如果有人抱我，我会努力挣脱，但是如果被单独留在婴儿车里，我却没有丝毫抱怨。起初，妈妈察觉到有什么事情特别不对劲儿，是因为我不能像邻家小女孩那样开口说话，貌似是个聋儿。无休止的大发雷霆，以及四处涂抹粪便的嗜好，让两岁的我变成一个可怕的小孩。

那时，我表现出典型的孤独症症状：无口语，贫乏的眼神交流，乱发脾气，聋童一样的表现，对人没兴趣，经常发呆愣神。我被带到神经科医生那里，听力测试证明我的耳朵没问题，于是被贴上"大脑损伤"的标签。四十多年前，所有的医生都没听说过孤独症。几年之后，当更多的医生开始了解孤独症，这个标签才被应用。

我还记得三岁时仍然不能开口说话的那种挫败感。这件事常常让我大发雷霆。我能理解人们对我说的话，但是无法表达自己想说的话。我就像一个大结巴，很难开口说话。我最初学会的几个词特别难以启齿，通常只有一个音节，比如，将"ball"说成"bah"。我还记得自己当时富有逻辑的思考，既然没有别的方式与他人交流，我只能尖叫。当我感觉疲劳或者因太多噪音感觉超负荷时，也会情绪失控，比如生日派对上的喇叭突然响起来时。我的行为就像一个电闸会突然跳闸。一分钟前的我还好端端的，但下一分钟会躺在地板上乱踢狂喊，就像一只疯狂的野猫。

我还记得小时候把老师的腿咬伤的事情。那天很晚了，我感觉越来越累，几乎失去了控制。但是当我恢复理智之后，看到老师流血的腿，才意识到自己刚才把她咬伤了。情绪失控会突然爆发，就像癫痫发作。妈妈认为那种情况就像癫痫，它们只按自己的规矩出牌。一旦我开始大发雷霆，跟我生气只能使事态恶化。她向我的小学老师解释，如果我情绪失控，最佳处理方法不是生气或者激动。妈妈知道当我疲劳时容易情绪失控，所以带我离开那个闹哄哄的教室，那才是明智之举。有时候，如果我在学校表现很差，就会被取消观看电视节目"豪迪·杜迪"（Howdy Doody）的特权。她甚至能够识破有时候我的大发雷霆是为了逃避上学。

如果被留下独自待着，我会经常痴迷于某些事情，并且陷入昏昏沉沉的状态。我会在沙滩上坐几个小时，看着流沙从指缝间淌过。当沙子穿过我的指缝，我甚至会研究每一颗沙粒。每粒沙都各有差异，我就像一位科学家那样，在显微镜下研究那些沙粒。当我仔细观察它们的形状和结构时，就会进入一种与世隔绝的昏睡状态。

如果周围太多的噪音把我压得透不过气，摇摆和旋转也是摆脱这个世界的方法。摇摆让我感到平静。那种感觉就好像服用上瘾药物。越那样做，我就越想那样做。妈妈和老师会阻止我，让我重返现实，接触这个世界。我也喜欢旋转，并且不会头晕目眩。当我停下来的时候，眼中的房间仍在继续旋转，那种感觉让我十分享受。

如今，孤独症被定义为一种早期的儿童疾病，患病男孩的数量通常是女孩的三倍。为了能够做出诊断，孤独症症状必须在三岁前出现。孤独症儿童最常见的特征是无口语或者非正常言语，缺乏眼神交流，频繁的情绪失控，对于触摸过度敏感，耳聋的表现，倾向于独处，喜欢摇摆或其他富有节奏的刻板行为，冷漠，与父母及兄弟姐妹缺乏社会交往。另一个标志是对于玩具的不恰当玩法。比如，一个孩子玩玩具车的时候，不是把它放在地板上行驶，而是花费大量时间去旋转玩具汽车的轮子。

孤独症的诊断之所以复杂，是因为其行为标准一直在不断变化。这些标准被列入由美国精神病学会（American Psychiatric Association）出版的《精神疾病诊断和统计手册》（*Diagnostic and Statistical Manual*, DSM）中。如果参照该书第三版[①]的标准，91%具有上述症状的孩子，都被贴上了孤独症的标签。但是，如果采用该书最新版本中更严苛的标准，只有59%的案例符合这个标签。许多孤独症儿童的家长会遍访各类专家，寻求精确的诊断。不幸的是，诊断孤独症不像诊断麻疹或某种明确的染色体缺陷，比如

[①] 编注：《精神疾病诊断与统计手册》最早出版于1952年，至今已修订5次。2013年出版的 DSM-V 是最新版本。

唐氏综合征。即便孤独症是一种神经疾病，依然得通过观察一个儿童的行为来判断，尽管在未来大脑扫描也许能够部分地代替观察，但血液检查或者大脑扫描无法给出一个绝对的诊断。

新的诊断分类包括孤独症、广泛性发展障碍（Pervasive Developmental Disorder，简称 PDD）、阿斯伯格综合征、儿童期瓦解性障碍（disintegrative disorder），专家对此有很多争论。一些专家认为这些分类区分明确，而另一些专家相信这些分类建立在孤独症谱系基础之上，彼此之间没有明确的区别。

一个三岁的孩子如果同时缺乏社交联系以及社会语言，或者语言表达异常，就会被贴上孤独症的标签。这一诊断也可以被称为典型凯纳综合征。利奥·凯纳（Leo Kanner）是一名内科医生，1943 年他首次描述了孤独症的症状表现。这些人通常都学会了说话，但是因为极端的刻板思考，贫乏的泛化能力，以及缺乏常识，表现出非常严重的残障。有些凯纳综合征个体拥有学者能力[①]，比如日历推算。在确诊为孤独症的儿童与成年人中，有 10% 属于学者症候群。

典型凯纳综合征儿童，在思考及行为方面缺乏甚至完全不具备灵活性。查理斯·哈特（Charles Howter）在描述其孤独症兄弟萨姆纳（Sumner）那些刻板行为时曾经提到，他必须不断得到妈妈的指导，甚至脱衣服、上床这些事情，也要妈妈事无巨细地告诉他每一个步骤。哈特还描述了他的孤独症儿子特德的行为。在一个生日派对上，当蛋卷冰激凌端上来之后，其他孩子立刻开始舔冰激凌，但特德只是盯着自己的那份，看上去很害怕。他不知道该做什么，因为以前他要用勺子吃冰激凌。

凯纳综合征人士的另一个严重问题是缺乏常识。他们能够轻松学会如何坐上公交车，然后去学校，但是如果有什么事情打乱了这个常规，他们就会不知所措。任何常规的中断都会导致他们产生恐慌、焦虑或者逃跑反应，除非有人教给他们如何应对事情的变化。刻板思考使凯纳综合征人士在学习细微的得体社交行为时非常困难。比如，在一场孤独症会议上，一

[①] 编注：根据精神病学家达罗德·崔佛特（Darold Treffert）的观点，有学者技能（savant skills）的人在某一方面，如艺术、日历推算、音乐、数学等方面拥有超常的能力，但同时也有严重的智力下降。此类人也被称为"学者症候群患者"或"白痴学者"。

位年轻的凯纳综合征男士走到每个人面前，问道："你的耳环在哪儿？"凯纳综合征人士需要有人以简单明了的方式告诉他们，何为正确的社交行为，何为不恰当的社交行为。

伦敦医学研究理事会（Medical Research Council）认知发展部的乌塔·弗里斯（Uta Frith）发现，某些凯纳综合征人士无法想象其他人在想什么。她开发了一套心理理论（Theory of Mind）测试，来确定这个问题的核心。比如，阿乔、迪克以及一位孤独症人士坐在桌旁。阿乔在盒子里放了一块糖，然后盖上盒盖。电话响了，迪克离开房间去接电话。迪克走了之后，阿乔吃掉了糖，把一只钢笔放进去。作为旁观者的孤独症人士被问道："迪克认为盒子里的东西是什么？"许多孤独症个体都会给出错误答案："一只钢笔。"他们无法想到正置身房间外的迪克会认为盒子里仍然有一块糖。

与凯纳综合征人士相比，阿斯伯格综合征人士的缺陷程度相对要小很多，他们通常能够通过心理理论测试，并且在那些有关灵活处理问题的测试中，往往表现得比前者更出色。事实上，许多阿斯伯格综合征个体都没有被正式诊断，他们通常能够独立地工作以及生活。阿斯伯格综合征儿童的语言发展更加正常，而且认知能力比典型的凯纳综合征个体要强很多。阿斯伯格综合征还有一个标签，便是"高功能孤独症"。凯纳综合征和阿斯伯格综合征之间，存在一个非常显著的差别，即阿斯伯格综合征儿童常常表现得笨手笨脚。阿斯伯格综合征诊断经常与广泛性发育障碍混淆，而后者适用于那些症状轻微的儿童，他们的症状并不那么严重，而且与其他标签也不匹配。

被诊断为儿童期瓦解性障碍的儿童，起初会发展正常的语言和社交行为，但是两岁以后开始退化，失去语言能力。许多这类孩子再也无法获得语言能力，就连学习简单的家务活都会很困难。这些个体也被称为有"低功能孤独症"，在整个生活中他们都需要别人的指导与安排。有些感觉统合失调的儿童会不断进步，变成高功能孤独症。但是总体而言，这类孩子只能原地踏步。有相当一部分被贴上孤独症标签的孩子，最初发展正常，然后出现退化，两岁之前丧失语言能力。这些早期的退化表现比晚期的更容易诊断。那些从来没有学会说话的孩子通常有严重的神经损伤，而这些损伤可以通过常规测试表现出来。他们比凯纳综合征或者阿斯伯格综合征儿童更容易出现癫痫。那些低功能孤独症个体理解口语的能力通常很差。凯纳综合征、阿斯伯格综合征、广泛性发育障碍儿童和成人，通常能够更好地理解语言。

不论被诊断为哪种类型，孩子们都能够从一个优质的教育方案中受益。如果三岁前能够开始接受密集型教育，那么预后水平就会提升。三岁半的时候，我最终学会了说话。在那之前，我接受了一年的密集语言治疗。那些从18个月到24个月开始出现语言能力退化的孩子，及时的密集型教育方案会让他们获得进步。但是随着年龄的增长，他们可能需要更加平和安静的教学方法来防止感觉超负荷。一个成功的教育方案会减轻许多孤独症症状。

判断一位成人是否有孤独症的唯一精确方法，就是对其进行访谈，了解他或她的童年经历，以及从父母及老师那里获得其行为描述。其他的孤独症失调症状，比如失语症、感觉统合失调，以及拉—科综合征（Landau-Kleffner Syndrome）①，都在年龄较大时发生。一个孩子可能最初具备正常或接近正常的语言能力，但是在两岁到七岁之间就丧失了语言能力。在某些例子中，感觉统合失调和拉—科综合征拥有相似的潜在大脑异常情况。拉—科综合征是一种癫痫疾病，常常导致儿童失去语言能力。轻微的癫痫会损伤听力，使孩子很难或不可能理解口语。一个正确的诊断需要非常复杂的测试，而癫痫很难检测。它们不会在一项简单的脑波测试（EEG）中显现出来。这类疾病通常能够通过抗惊厥药（癫痫药物）或者诸如波尼松（prednisone）之类的类固醇等药物得到成功治疗。抗惊厥药也许对那些存在异常脑波或感觉混乱的孤独症儿童有帮助。其他具有孤独症症状的神经失调类型包括脆性X综合征（Fragile X Syndrome）、雷特综合征（Rett's Syndrome）、结节性硬化症（tuberous sclerosis）。那些对孤独症儿童有益的教育及治疗方案，对于上述儿童通常也有帮助。

在孤独症和精神分裂症的诊断上也存在混淆。一些专家宣称，孤独症儿童到了成年之后会出现精神分裂症的特征。如同孤独症一样，虽然同属于精神系统方面的缺陷与失调，精神分裂症的现有诊断标准也是单纯的行

---

① 译注：拉—科综合征也叫婴儿获得性失语症，是一种罕见的与年龄相关的功能性癫痫，常伴有失语和脑电图上癫痫样放电。

为描述。未来，大脑扫描将发展至足够复杂的程度，提供一个精确的诊断。迄今为止，大脑研究表明，上述神经发展异常类型的模式各有差异。根据定义，孤独症始于儿童早期，而精神分裂症的最初症状通常出现在青春期或者成年初期。精神分裂症有两种主要症状，阳性症状包括幻觉以及伴随不连贯思考的妄想症，而阴性症状则表现为思维混乱以及单调的语言。这些阴性症状与孤独症成人缺乏情感的状况很相似。

在《英国精神病学杂志》（*British Journal of Psychiatry*）中，利德尔博士（P. Liddle）和巴恩斯博士（T. Barnes）的文章提到，精神分裂症状也许只有两三种独立的症状。虽然阳性症状和孤独症症状完全不同，但是阴性症状部分地与孤独症症状一致。由于两种状况的混淆，一些医生试图用氟哌啶醇（Haloperidol，商品名 Haldol）和硫利达嗪（Thioridazine，商品名 Mellaril）之类的精神药物来治疗孤独症。但是精神药物不应该作为治疗孤独症的第一选择，因为其他更安全的药物往往更有效。精神药物的副作用非常严重，甚至会伤害神经系统。

十多年前，加州大学洛杉矶分校的彼得·坦圭（Peter Tanguay）博士和萝丝·玛丽·爱德华（Rose Mary Edwards）提出一种假设，即在童年早期的一个发展关键阶段出现的听觉输入信息扭曲，也许是导致语言和思考能力残障的原因之一。感觉处理问题在哪个阶段出现，也许决定了一个孩子究竟发展为凯纳综合征还是无口语低功能孤独症。我的假设是，两岁前出现的触觉过度敏感以及听觉混乱问题，导致了凯纳综合征的刻板思维以及情感发展的缺乏。这些孩子在两岁到三岁半之间，能够恢复部分言语理解的能力。儿童期瓦解性障碍儿童在两岁前发展正常，也许其情感发展更加正常，因为大脑情感中心在感觉处理问题显现之前还有机会发展。也许正是感觉处理问题发生阶段的简单差异，决定了个体会发展成为哪种类型的孤独症。早期的感觉发展问题也许会妨碍凯纳综合征大脑情感中心的发展，当稍后发生感觉处理困难时，语言发展更加受到扰乱。

研究已经清楚表明，孤独症就是一种神经失调，孤独症人士的大脑存在明显的异常状况。玛格丽特·鲍曼（Margaret Bauman）博士所做的大脑解剖研究显示，那些兼有孤独症和感觉统合失调的人士，其小脑和边缘系统发育都不成熟。大脑发育滞后的迹象，在孤独症儿童的大脑波中也可以看见。马里兰大学的大卫·坎特（David Canter）博士及其助手通过脑电图的检查结果发现，4~12岁低功能孤独症儿童的波形与2岁普通儿童的波形很相似。问题在于，究竟是什么导致这些异常情况的出现。许多研究表明，也许是一组基因使一个人身处危险之地，撞上诸如孤独症、抑郁症、焦虑症、阅读障碍、注意力缺失紊乱等其他问题。

单独的孤独症基因并不存在，虽然多数孤独症案例有强大的基因基础。如果一个人有孤独症，他或她生下一个孤独症孩子的概率就会大大提高。还有一种趋势，孤独症儿童的兄弟姐妹比其他孩子更容易出现学习问题。伦敦的苏珊·弗尔斯腾（Susan Folstein）和马克·拉特（Mark Rutter）开展的研究表明，42%接受调查的孤独症家庭，不论是某个兄弟姐妹，或者父母其中一方，都存在语言滞后或学习问题。

但是，遗传无法完全控制大脑发展。弗尔斯腾和拉特关于同卵双生双胞胎的研究表明，有时候，双胞胎中一个属于严重的孤独症，另一个只具备几项孤独症特质。核磁共振成像大脑扫描结果证明，在同卵双生双胞胎精神分裂症患者中，受折磨更严重的一位大脑异常情况更加突出。大脑实在过于复杂，遗传无法确切地辨别每个细小的发展神经应该在哪里建立连接。而那些不受基因控制的大脑结构，存在10%的差别。达特茅斯医学院的迈克尔·加扎尼加（Michael Gazzaniga）为正常发展的双胞胎进行大脑扫描，显示出大脑结构中存在一个易于观察到的差异，但是双胞胎的大脑比起其他彼此无联系的人相比，更为相似。同理，同卵双胞胎的个性也很相似。明尼苏达州立大学的托马斯·布沙尔（Thomas Bouchard）与其同事所做的成长于不同家庭的双胞胎研究表明，诸如数理能力、运动能力以及性情气质等基本特征，是高度遗传的。这些研究得出的结论概要是，一个人会成为什么样子，遗传决定一半，另一半则由环境和教育决定。

其他理论表明，如果一个胎儿没有避开某种毒素或者病菌，后者也许会和基因发生相互作用，从而导致典型孤独症的大脑发育异常。如果父母一方暴露于化学毒素之中，而化学毒素轻微地损伤了他或她的基因物质，就会提高孩子出现孤独症症状或其他发展障碍的概率。有些家长认为，儿童早期疫苗接种的过敏反应引起了孤独症。如果这一观点确凿无疑，那么疫苗可能与遗传因素互相作用。另一种可能是，免疫系统异常干扰了大脑发育。然而，未知事物实在太多，父母中的任何一方都无法成为导致孩子孤独症的原因。科学研究和那些对孤独症儿童父母的访谈都表明，不论父亲还是母亲，他们都对孤独症孩子产生了遗传影响。

孤独症的连续性

无数研究者试图发现，究竟是什么因素决定了高功能与低功能孤独症之间的差异。具有凯纳综合征或阿斯伯格综合征的高功能儿童，通常语言发展良好，并且在学业方面表现出色。低功能孤独症儿童往往不会说话，或者只能说几个词。他们在学习简单技能时也存在困难，比如系衬衫扣子。三岁的时候，这两种类型的孩子有相似的行为，但是随着年龄的增长，差异日渐明显。

当语言治疗师抓住我的下巴，让我面向她并四目相对时，这个动作会把我从自己的小世界中猛拉回来，但是对于其他人而言，强制性的眼神接触却适得其反，会导致我大脑负担过重或者感觉通道封闭。比如，《无人无处》（*Nobody Nowhere*）的作者唐娜·威廉姆斯（Donna Williams）曾经说过，她一次只能运用一种感觉通道。如果一位老师捏住她的下巴，强迫眼神接触，她会顿时关上耳朵。唐娜对于感觉混乱的描述，为理解高功能与低功能孤独症之间的差异提供了重要的桥梁，我将这种差异称作感觉处理的连续体。在这个连续体的一端，是阿斯伯格综合征或者凯纳综合征，他们感觉超负荷问题比较轻微，而另一端则是低功能孤独症人士，不论通过视觉还是听觉，他们得到的信息都混乱失真。

我之所以学会说话，是因为我能够理解语言，但是低功能孤独症人士不可能学会说话，因为他们的大脑无法区别语音。这类人很多都有智力障碍，但是少数人的大脑可能会接近正常，却被抑制在无法发挥作用的某个感觉系统之内。那些逃脱低功能孤独症牢狱的人们，可能只是因为能够获得足够的不失真信息。他们不会与周围世界完全失去联系。

二十年前，为孤独症儿童服务的一位治疗师卡尔·德拉卡托（Carl Delacato）推测，低功能孤独症个体的感觉通道中可能有"白噪声"（white noise）①。在《最后的陌生人》(*The Ultimate Stranger*)一书中，他描述了三种感觉处理问题：过高、过低和白噪声。"过高"的意思是过度敏感，"过低"意指迟钝，而"白噪声"则是内部干扰。

在询问许多孤独症人士时，我很快发现感觉异常问题也是症状之一，这为进入孤独症无口语人士的世界提供了方向。我想象他们所体验到的感觉混乱程度是唐娜感觉问题的十倍。我很幸运，因为妈妈、老师以及家庭教师在坚持鼓励我进行社会互动和游戏时，我能积极做出回应。我很少被允许遁入那个由摇摆或旋转物体产生的舒适世界。一旦陷入白日梦，老师就会把我拉回现实世界。

在所有低龄孤独症儿童中，几乎一半的孩子都会对温柔的干预治疗方案反应良好。在这样的活动中，他们不断被鼓励注视着老师，并且与其互动。颜色明亮的彩色墙饰让我觉得学习很有趣，但对于一个感觉混乱的孩子而言，它们可能会导致他心神不定。由加州大学洛杉矶分校发展而来的广为人知的洛瓦斯方案大获成功，它帮助将近一半的低龄孤独症儿童融入主流人群，进入普通幼儿园或者小学一年级。洛瓦斯方案将单词和事物进行配对，孩子们如果将单词和物体正确匹配，就会得到表扬和食物。有些孩子在这个项目中表现出色，但是对于那些具有严重感觉混乱问题的孩子而言，这些活动会令其痛苦不堪。

这些孩子需要一种不同的方法。对他们而言，触觉通常最可靠。如果教师能够调动他们的触觉系统，学习效果最好。一位妈妈教无口语女儿画圆的时候，抓着孩子的手，引导她画出一个圈圈。可以触摸的塑料字母在语言教学中也会有帮助。面对分散注意力的光与声音时，孩子们得到的保护越多，他们异常的神经系统能够准确理解语言的可能性就越大。为了帮助孩子们听得更清楚，教师必须保护他们避开视觉刺激，否则会导致感觉超负荷。这类孩子在光线昏暗的安静房间里听讲效果最好，房间里不能有荧光灯以及明亮的墙面装饰。有时候，如果教师用耳语般的音量讲话或者轻声唱歌，孩子们的听力会得到加强。教师需要放慢语速，从而为那些处理信息缓慢的神经系统提供方便。同时，教师应该避免突然移动，因为那

---

① 译注：白噪声指用固定频率宽度测量时，频谱连续且均匀的噪声。白噪声的功率谱密度不随频率改变。

样也会导致孩子们的感觉混乱。

会模仿言语（echolalia）的孩子总是重复自己听到的内容，他们在有感觉处理问题的人群中也许居于中间位置。理解足够可识别的语言，是能够重复那些词汇的前提。纽约阿尔伯特·爱因斯坦医院的多丽丝·艾伦（Doris Allen）博士强调，不应该阻止孩子模仿言语，否则会抑制语言发展。孩子重复之前听到的话，来核实自己是否听得准确。伊利诺伊州立大学的劳拉·伯克（Laura Berk）开展的研究表明，普通儿童也会自言自语，以帮助自己控制行为，学习新技能。既然孤独症是因大脑发育不成熟而导致的，那么，发生于年龄较大的孤独症儿童的鹦鹉学舌式语言和自言自语，可能是不成熟的语言模式的结果。

普通儿童天生就能以非凡的速度将语言和生活中的事物联系起来，与前者不同，孤独症儿童必须认识到事物有名字。他们还必须认识到语言的交流功能。所有孤独症儿童在捕捉一连串的口语信息方面都存在问题。即便高功能孤独症人士，也很难跟上口头指令，因为他们无法记住信息的顺序，但是，书面说明对其而言就容易得多。上大学时，数学老师曾经评论我的笔记过多。他告诉我应该集中注意力，理解那些概念。可问题在于，如果没有那些笔记，我无法记住解题顺序。我学会用声音基础教学法阅读并发出声音，是因为我三岁的时候能够理解语言。那些听觉处理问题更加严重的孩子，经常在开口说话之前学会阅读。如果一个书面词汇对应一个事物，他们会学得最好，因为许多这类孩子对于口语的理解能力都非常差。

作为一名成年人，我学习外语的方法也许和一个情况更加严重的孤独症儿童学习理解语言有些相似。如果不能首先目睹其书面形式，我就无法从外语对话中挑出那些词汇。

孤独症症状的两种基本模式有助于确认温和的密集型干预教学对哪些孩子特别有效，对哪些孩子无济于事。第一类孩子两岁时也许表现得像个聋儿，但是到了三岁，他或她能够理解语言。我就符合这种情况。当成人直接跟我讲话时，我能够理解其话语，但是成人之间的对话，在我听来就像胡言乱语。第二类孩子直到一岁半或两岁之前，看上去都很正常，然后丧失语言。随着综合征症状的不断加重，其语言理解能力会退化，孤独症症状会继续恶化。随着感觉系统越来越混乱，原本性情温柔的孩子会退缩到孤独症症状中。最终，因为大脑无法处理和理解周围的景象与声音，他会失去对周围环境的意识。有的孩子还会同时兼具这两种孤独症症状。

对于密集型的结构化教育方案，第一类孩子反应良好，这些活动能够把他们从孤独症的世界中拽出来，因为其感觉系统提供了一个或多或少的对周围事物的精确陈述。尽管可能会存在声音或触觉敏感的问题，但是他们仍然拥有一些对于周围环境的现实意识。第二类孩子可能不会做出回应，因为感觉混乱使其无法理解这个世界。如果在其感觉彻底混乱之前抢先开展温和的干预式教学法，能够对某些两岁前丧失语言的孩子奏效。凯瑟琳·莫里斯（Catherine Maurice）在其著作《让我听见你的声音》①中，描述她如何将洛瓦斯方案成功运用于自己的两个孩子。这两个孩子中的一个在 15 个月时丧失语言，另一个在 18 个月时丧失语言。她的教学始于症状出现之日的六个月之内，那时，她的孩子仍然存有意识，还没有完全朝着孤独症的方向退化。如果等到孩子四五岁之后再采取洛瓦斯方法，很有可能就会导致混乱以及感觉超负荷。

我自己以及他人的经验表明，一种需要日积月累的有效教学方法应该可以发挥作用。绝望的家长经常满世界寻找那种要求每天 10 小时密集治疗的神奇方法。为了实现效果，教育方案必须每天实施，但是不必时间过久。我的妈妈连续几个月，每周 5 天，每天 30 分钟教我阅读。莫里斯太太聘请一位教师采用洛瓦斯方法，每周 20 小时对她的孩子们进行辅导。除了参与正规的教育方案，年幼的孤独症儿童需要一种结构化的生活，不论在家还是在学校。几项研究表明，每周 20~25 小时的密集型辅导最有效，孩子需要持续不断地与老师互动。一位神经学家为我妈妈提供了一些非常好的建议：听从自己的直觉。如果一个孩子因为某个教育方案的帮助而有所提高，就应该继续下去，但是如果没有任何进展，就得试试其他方案。我的妈妈有一个本事，她会辨别什么人能够帮助我，什么人不能。她为我挑选最好的老师和学校，在那个年代，几乎所有的孤独症儿童都被送进社会收容机构。她下定决心，让我远离那些地方。

辅助沟通训练（facilitate communication）是一种充满争议的方法，如

---

① 译注：原书名为 *Let Me Hear Your Voice: A Family's Triumph over Autism*，中文简体版 2014 年由华夏出版社出版。

今应用于辅导无口语孤独症人士。在训练过程中，教师扶持受训人的手，帮助他或她在打字机键盘上敲击出信息。有些重度残疾的人士，在启动以及停止手部动作方面存在问题，同时还有无法自控的动作，使打字很困难。训练者扶持住受训者的手，帮助他们启动手部朝着键盘运动。当受训者在键盘上敲出一个键时，训练者将其手指从键盘上拉开，来阻止其持续重复的动作，或者多次敲击某一个键。仅仅是触碰一个人的肩膀，就能帮他启动手部动作。

几年前，辅助沟通训练备受赞誉，被称作一项重要突破。那时候，人们疯狂地宣称，情况最严重的孤独症人士也具有完全正常的智商和情感。如今，50项科学研究已显示，在数量庞大的案例中，教师移动那位孤独症人士的手，就像是通灵板①上的占卜板。进行交流的是教师，而不是受训者。《孤独症研究评论》(*Autism Research Review*)中对于43项研究的综述显示，5%的无口语重度残疾人士能够通过简单的单字反应来进行交流。在少数几个案例中，辅助沟通训练获得成功，有人花费很长时间教孤独症人士首先学会阅读。

关于辅助沟通训练的真实情况，可能介于有意的推手动作和真正的交流之间。在俄勒冈州尤金市新突破（New Breakthroughs）的卡萝尔·伯杰（Carol Berger）发现，低功能孤独症人士在敲击只需一个词回答的测试中，正确率为33%~75%。控制组研究中出现的某些不尽人意的分数，也许源于陌生人在场所导致的感觉超负荷。来自父母的报告表示，少数成人和儿童起初需要腕部支持，然后逐渐学会独立敲击键盘。但是此人必须知道如何阅读，辅助措施的影响无法完全被排除，除非腕部或者臂部支持被移开。

那些无望进入孤独症孩子内心世界的家长，一直在寻找奇迹的出现。在理解孤独症方面，至今没有几项真正的突破，因此，很难预测未来的前景如何。

---

① 译注：通灵板（Ouija board）上有26个字母和数字0~9及"Yes"和"No"等简单单词，附件是一块木制的心形占卜板（planchet）。二者合在一起使用，参与者移动占卜板，由字母拼出单词或句子。

孤独症谱系

看上去，孤独症谱系的一端主要是认知失调，而另一端主要是感觉处理失调。在情况特别严重的感觉处理失调一端，许多孩子可能被诊断为感觉统合失调。而该谱系的中间位置，孤独症症状似乎由同等数量的认知及感觉问题所导致。在谱系的任何一处，都可能有轻微的或严重的案例。不论症状严重性还是比例，两种情况都不一样，每位孤独症个体都是不同的。当孤独症个体在接受教育干预或医疗干预取得进步之后，认知或者感觉问题的严重性会降低，但是两者之间的比例似乎保持不变。高功能孤独症人群的刻板思考模式以及缺乏情感，仍然令人费解。提及孤独症，还有一件事令人困惑，那就是几乎不可能预言哪个蹒跚学步的孩子会发展为高功能孤独症。两三岁孩子的症状严重性常常与诊断没有相关。

无口语孤独症人士感受到的世界是嘈杂混乱的。一位仍然不能控制大小便的低功能孤独症成人也许生活在一个感觉完全混乱的世界。可能他对自己的身体界限毫无感觉，景象、声音以及触摸都混杂在一起。那种感觉一定很像通过万花筒观察这个世界，与此同时，还要想方设法收听充斥静电干扰噪音的电台广播。此外，还要加上一个失灵的音量控制，导致音量在巨大的轰鸣声和无声状态之间莫名其妙地上蹿下跳。在这样的情况下，此人的问题会进一步加重恶化，因为与凯纳综合征相比，前者的神经系统往往处于更加严重的恐惧和恐慌状态。想象你自己置身完全嘈杂的环境，并且被一个危险的袭击者追踪，那种过度警觉反应会是怎样的状态。因此，新环境会让低功能孤独症人群担惊受怕，一点儿都不奇怪。

青春期时这个问题会加重。比格尔·塞林（Birger Sellin）在其著作《我要走出我自己》（*I Don't Want to Be Inside Me Anymore*）中，描述他那彬彬有礼的儿子进入青春期之后出现无法预测的尖叫以及大发雷霆的问题。青春期的激素会使原本过度警觉的神经系统变得更加敏感。哈佛大学的约翰·瑞迪（John Ratey）博士运用神经系统中的噪音概念，描述了此类过度警觉的反应以及感觉混乱的问题。诸如 β 受体阻滞药品以及可乐定之类的药物通常能够有效地使过度警觉的神经系统平静下来。

具有严重感觉问题的孤独症人士，有时候会出现自伤行为，比如咬自己或者撞头。他们的感知觉如此混乱，以至于可能意识不到在伤害自己。虽然里德·埃利奥特（Reed Elliot）最近在《孤独症与发展障碍杂志》（*Journal of Autism and Development Disabilities*）上发表的一项研究表明，对于一般的智力发育迟缓的孤独症成人，朝气蓬勃的有氧运动能够减少退化行为和自伤行为，而教育和行为训练能够帮助几乎所有的孤独症人士习得更好的行为。及早开展一个好的训练项目，能够使50%的孤独症儿童顺利升入小学一年级。虽然绝大多数孤独症人士无法达到我的水平，但是他们的能力将得到提升，从而改善生活质量。药物能够帮助许多低功能的高龄儿童控制自己的行为。许多无口语孤独症人士能够做一些简单的工作，比如擦洗窗户，或者普通的体力劳动。很少有无口语孤独症人士能够阅读以及完成一般的学校作业。

许多家长和老师曾经询问我，我处在整个谱系中的哪个位置。我现在还有无法对不能预知的社会情景快速做出回应的问题。当我处理公务时，能够应对新情景，但是每次情况不对劲时，都会恐慌一阵子。我已经学会如何应对旅行中的恐惧感，即采取备选方案，比如飞机晚点的时候该怎么办。如果我在心里对每一个情节进行排演，就不会有问题，但是如果不能提前做准备，我就会惶惶不安，尤其是身处国外，语言不通，无法交流的时候。因为我不会那种语言，所以无法依赖社交线索的视觉图书馆，所以会感到非常无助。每每遇到这种情况，我就会退缩不前。

如果我现在是两岁小孩，会被诊断为典型的凯纳综合征，因为正常的语言发展有延迟。但是，作为成人，我可能被诊断为阿斯伯格综合征，因为我能通过一项简单的心理理论测试，而且，我的认知灵活性远远超过一个典型的凯纳孤独症人士。我所有的思考都是通过图像进行的，虽然看上去也许不那么刻板以致不像典型的凯纳综合征。我的感觉过度敏感问题比一些情况较轻微的凯纳综合征个体要严重，但是我没有感觉混合或者感觉混乱的问题。和绝大多数孤独症个体一样，我很难体会到人际关系的感觉。我的视觉世界如实不夸张，我通过找到视觉符号来超越典型凯纳综合征人士固定刻板的世界，从而获得进步。

奥利弗·萨克斯在《纽约客》发表的一篇文章中，引用了我的一句话："如果我打个响指，就能摆脱掉孤独症，那么我不愿意，因为那样我就不是自己了。孤独症是我的一部分。"对比之下，唐娜·威廉姆斯则说，"孤独症不是我，孤独症只是信息处理出了问题，导致我成为现在的我。"谁是对的？我认为各有道理，因为我们处于孤独症谱系的不同位置。我不想失去自己用图像思考的能力。我已经找到了自己在谱系中的位置。

更新：诊断和教育

不论家长还是老师，都会错误地认为，孤独症、广泛性发育障碍、注意力缺陷多动障碍（Attention Deficit Hyperactivity Disorder，以下简称ADHD）或者阿斯伯格综合征的诊断都是精确的。其实它无法像诊断麻疹或脑膜炎那样精确。诊断通过一套行为评估来进行，不同的医生和心理学家会给出不同的诊断结果，因为他们对孩子行为的解释各有不同。写这篇文章的同时，针对孤独症的诊断，还没有明确的大脑成像或者实验测试。

自从《用图像思考》出版之后，轻微的阿斯伯格综合征诊断标准日益得到应用。在我参加的许多孤独症会议上，我发现被诊断为阿斯伯格综合征的孩子越来越多。他们非常聪明，其中有些孩子应该在天才班级中学习，而不是被送去接受特殊教育。还有一些阿斯伯格综合征个体，也许在其弱项上需要特殊教育，但是在其强项领域，应该接受更高水平的教育方案。令我担忧的是，那些将来能够在科学、机械或者计算机领域有所建树的学生，也许已经被转移到特殊教育环境中。公平地讲，特殊教育老师的工作需要跨越从无口语低功能孤独症到天才的孤独症谱系，实在是困难。

《注意力缺陷多动障碍与孤独症的关系》（*ADHD Autism Connection*）的作者黛安娜·肯尼迪（Diane Kennedy），是最早撰写阿斯伯格综合征和注意力缺失问题之间混淆关系的作者之一。在与家长交流的过程中，我发现，那些诊断结果一直在阿斯伯格综合征和ADHD之间摇摆不定的孩子越来越多。许多家长告诉我，兴奋类ADHD药物，比如哌醋甲酯（Methylphenidate，商品名Ritalin，利他林）、苯丙胺（Adderal，四种不同类别的苯丙胺的混合体）对孩子帮助极大。有些高功能的孤独症个体与ADHD特征类似。对于那些孤独症症状更加典型或者无口语的成人或儿童，兴奋剂常常使他们心烦意乱乃至症状恶化。若想确定兴奋剂究竟有益还是糟糕，只需要尝试一两粒药片就知道了。

大脑研究和早期诊断

过去十年间，人们对于孤独症大脑异常的认识日益增多。普通儿童的大脑发育速度是稳定的。埃里克·库尔谢纳博士的实验室对孤独症儿童进行了精细的大脑扫描，结果显示，在其出生第一年，大脑发育过早，接下来便是发育停滞。通常，大脑过度发育越异常，孤独症症状便越严重。研究还表明，孤独症儿童大脑中的 5-羟色胺（serotonin）也高度异常。这也是要低剂量使用选择性 5-羟色胺再摄取抑制剂（Selective Serotonin Reuptake Inhibitor，SSRI）等抗抑郁药物以帮助减少这种异常的原因。不同儿童大脑异常发育的程度和模式，差异非常显著。加利福尼亚大学的大卫·阿马雷尔（David Amarel）发现，低功能孤独症人群大脑过度发展的差异最显著。他还发现，孤独症人士的免疫系统通常也不正常，而且可能影响到大脑。

大脑过度发育导致 1~2 岁的婴儿头围大得不正常。再到后来，头围会恢复正常，因为大脑后期的发育速度过慢。用卷尺测量一个婴儿的头围，可以作为一种简单的筛查手段，检测出那些可能发展成孤独症的宝宝。

其他正在发展的早期筛查工具可以测试共同注意的问题。普通儿童能够定向并跟随成年人的注视，即共同注意。当成人玩一个小游戏，让那个宝宝去看可爱的小鸟，后者会盯着成年人目光所指方向。但是有潜在发展障碍的婴儿，就不会跟随成年人的目光。华盛顿大学的帕翠莎·科尔（Patricia Kohl）正在研发另一种筛查工具。这种筛查工具将检测出那些有潜在发展障碍的孩子，他们不能对正常的语言声音进行定向。之所以出现这种状况，是因为他们无法听到持续不断的声音。正常发育的宝宝喜欢听到"妈妈式语言"——妈妈富有表情并且放慢速度，清晰地说出每一个词。孤独症宝宝则倾向于经过计算机处理的柔和颤音，而且不是语音。这个测试通过观察婴儿决定朝向哪种声音，来确定结果。

早期教育

不论科学研究还是实际经验，都充分证实孤独症儿童需要成人提供每周至少 20 小时的一对一密集型教学。所有专家都认为，对待 2~5 岁的孤独症儿童，最糟糕的事情就是让他一天到晚看电视。关于什么才是最好的早期教育方案，存在很多争论。我已经观察到，不论项目的理论基础是什么，最好的教师倾向于使用同样的方法。加州大学戴维斯分校的萨莉·罗杰斯（Sally Rogers）对教学方法进行了综述，指出回合式（discrete trial）或者应用行为分析（ABA）教学法是促进语言发展的最有效方法。这种结构化的方式强调用重复的方法推动 2~5 岁的孩子语言发展。如今使用的这种回合式教学项目，通常比老式的洛瓦斯方法更加自然，不再那么刻板。在教给孩子们社会化以及游戏技巧方面，诸如格林斯潘（Greenspan）的"地板时光"（Floortime）① 以及琳恩·克恩·凯格尔（Lynn Kern Koegel）博士的项目所提供的方法更为有效。凯格尔博士的著作《孩子，你并不孤独》(*Overcoming Autism*) 中，有很多实操性很强的教学方法。在地板时光方法中，教师引导学生参与许多互动游戏，鼓励社交游戏。

孤独症和广泛性发育障碍非常多样化，对每个儿童有效的方法都应该利用。凯格尔博士发现，一些儿童在高度结构化的洛瓦斯项目中反应很好，而其他类型的孤独症儿童，比如那些更容易参与社交活动的儿童，也许能够从结构化较弱的项目中受益。不必在一棵树上吊死，应该使用那些能够奏效的方法，减少那些无效的方法。有时候，多种方法的结合才是最佳选择。对于大龄的高功能孤独症儿童，重复性很强的训练项目会使其无聊，他们需要那种能够激发其大脑的课程。在小学，可以利用孩子所痴迷的事物推动其学业发展。如果一个孩子喜爱火车，那么就阅读一本关于火车的书，或者完成一道解决火车问题的数学题。

如果在我小时候便出现射击类型的电子游戏，我会成为一个不折不扣的游戏沉迷者，也许不会发展与职业关系更加密切的兴趣，比如建造事物、放风筝和飞机。电子游戏之所以容易上瘾，是因为里面有大量的快速运动。

---

① 编注：格林斯潘阐述地板时光的著作《地板时光：如何帮助孤独症及相关障碍儿童沟通与思考》一书简体中文版 2013 年由华夏出版社出版。

对我而言，快速运动的电子游戏是另一种让我"兴奋"以及"走神"的方式。我更愿意鼓励年龄较大的孩子在电脑上进行科学研究或者学习程序设计。有些免费软件能够将一个儿童计算机变成一台超级计算机的一部分，用来处理一个真正科学项目中的数据。2005年5月6日出版的《科学》杂志详细介绍了这些令人着迷的项目。登录美国宇航局网址，然后跟随一个空间探测之旅，是利用计算机的极佳方法。不论父母还是教师，都向我反映，电子游戏的问题在于有些孩子上瘾之后，对其他事物便兴趣皆无。计算机屏保画面令我痴迷，因为它在快速移动状态中改变模式。我无法克制自己不去看它们，如果需要做什么事情，就必须关掉屏保。但是移动速度很慢的电子游戏或者屏保画面，就不会产生这样的效果。

完全禁止射击类型电子游戏，也许是个很糟糕的想法，但的确应该严格控制游戏时间。尤其是对于像我这样的小孩，更为重要。电子游戏为孤独症儿童提供了在学校与其他同伴的讨论话题，有助于提高其社会化程度。但是，我希望能够引导孤独症儿童将兴趣发展成为更加具有建设性的活动。

基因和孤独症

过去十年间的研究证实，孤独症、广泛性发育障碍以及阿斯伯格综合征都有非常强大的遗传基础。根据约翰斯·霍普金斯医学院的克雷奇·纽斯沙费尔（Craig Newschaffer）估计，60%~90%的孤独症案例都是因遗传导致。阿尔伯特·爱因斯坦医学院的伊莎贝尔·拉潘（Isabel Rapin）博士及其同事对1961年至2003年期间发表的论文进行了回顾。他们得出的结论是，多种基因之间的互动可以解释孤独症具有多样化的特点。针对许多孤独症家庭的基因组扫描结果显示，至少十个基因参与其中。他们也发现，生下第二个孤独症孩子的可能性是2%~8%。研究者证实，以前的研究也表明，孤独症人士的亲属往往表现出一些类似孤独症的轻微症状。我已经观察到，如果父母双方及他们的原生家庭有许多孤独症特征，那么生下一个低功能孤独症孩子的可能性就会提高。

许多计算机程序设计师表现出孤独症的特征。史蒂夫·西尔贝曼（Steve Silberman）在《连线》（*Wired*）杂志上发表了一篇题为《天才怪人综合征》（The Geek Syndrome）的文章，作者在文章中提出一个问题——要责怪数学和技术人员的基因吗？计算机和科技工业，离不开这些关注细节的人们。真正有社会性的人对计算机没兴趣。加利福尼亚奥克兰儿童医院的赫伯特·施赖（Herbert Schreir）相信，"技术人"（techies）的近亲联姻，正说明了为何斯坦福和麻省理工学院周围的孤独症发现率高。

2004年至2005年，我的畜牧业网站（www.grandin.com）网管开始向我每个月提供一份清单，上面列出网页点击数量最高的城市。一个月又一个月过去，雷德蒙德（Redmond）、华盛顿、微软公司所在地、圣马特奥（San Mateo）、距离斯坦福大学很近的加利福尼亚，位居这个榜单的前五位。这个榜单上的城市数量总数为一百。下载次数最多的页面是《用图像思考》的第一章。即使我的网站归类为畜牧业，有关孤独症的书与篇章却最热门。难道是因为这些地区的人们对于大脑如何运行特别感兴趣吗？还是孤独症更直接地影响了他们？

在孤独症领域，对于孤独症和阿斯伯格综合征之间的关系，有很多不同看法。它们真的是不同的综合征吗？英国开展的家庭及基因研究显示，孤独症和阿斯伯格综合征是同一谱系的不同部分。耶鲁大学的弗雷德·沃尔克默（Fred Volkmar）所做的研究表明，没有出现语言发展滞后现象的阿斯伯格综合征个体，在完成视觉化思考任务时表现很差，比如《韦氏儿童智力量表》（Wechsler Intelligence Scale for Children, WISC）的积木设计实验，而高功能的孤独症个体在该测试中的表现可能更出色。积木设计实验要求被试按照书中的图示将彩色积木集装起来。两者之间的差异可以归因为"计算机电缆"连接地点的差别。连接缺失问题造成的潜在大脑异常，也许仍然类似。

在阿斯伯格综合征群体中有一种担心，担心遗传试验会消除其存在。若真如此，将得不偿失。许多天才将销声匿迹。一点儿孤独症基因可能造就巨大优势，然而太多的孤独症基因却制造出一个低功能的无口语个体。孤独症基因测试的发展，将成为特别有争议的话题。

孤独症流行

许多研究者一致认为，阿斯伯格综合征人群数量的增长，是因为检查标准不断提升。过去被称作科学怪人或者计算机书呆子的人们，如今被诊断为阿斯伯格综合征。瑞典的克里斯托弗·吉尔伯格（Christopher Gillberg）所做的研究表明，过去被诊断为智力落后的严重案例，如今被贴上孤独症的标签。孤独症人数增加的另一个原因，或许是由于1994年美国精神病学会出版的《精神疾病诊断和统计手册（第四版）》扩展了诊断标准，将阿斯伯格综合征、广泛性发育障碍包括在内。美国疾病控制中心估测，每1000个儿童中会有3~4个孤独症[①]。美国疾病控制中心的一项研究指出，整个孤独症谱系内的孩子，40%只是在学校被确诊，而接受特殊教育的孩子们，41%在孤独症谱系之内。一个具有轻微阿斯伯格综合征、口语发展正常的孩子通常不会出现任何问题，直到进入学校。不幸的是，有一些情况特别严重的孤独症儿童，直到上学之前，不曾得到任何服务。根据我的观察，有一类孤独症儿童的数量确实在增长，即退化型孤独症，孩子18~24个月之间开始丧失语言能力。大卫·盖尔（David Geier）和马克·盖尔（Mark Geier）是两位孤独症咨询师，他们声称汞会导致退化型孤独症。很多疫苗已经撤走了汞成分，但是鱼类和发电厂放射物也是汞的其他来源。其他科学家也在质疑汞对孤独症发病率的影响。

人们越来越关注怀孕期间环境对于胎儿的影响。如果这些因素影响到孤独症发病率，它们可能与那些容易受到感染的基因相互作用。来自外部环境的损害，比如毒物暴露，会把一个聪明的阿斯伯格综合征宝宝变为无口语孤独症小孩。这纯属推测。新研究支持这样的观点——遗传敏感性与环境损害互相作用。科学家以老鼠作为实验对象，培养其对于汞毒素高度敏感的基因排列。当老鼠被注射类似疫苗的针剂之后，正常老鼠没有出现任何生病反应，但是易受感染的老鼠就出现了类似孤独症的症状，比如咬尾巴，重复行为。可能会有一些孩子也容易被汞感染。哥伦比亚大学公共健康学院的马迪·霍宁（Mady Horning）提出一个三振出局的模式。三种

[①] 译注：根据美国疾病控制中心2012年发布的数据，每88个儿童有1个有孤独症谱系障碍。

互相作用的因素共同导致一个发展缺陷：遗传的易感染性；毒素暴露原因；毒物暴露发生时，正好撞上发展关键期。一种毒素也许对于某个发展阶段没有影响，但是对于另一个阶段就会造成恶劣后果。

双胞胎研究进一步证明环境和遗传之间的关系。马迪·霍宁宣称，孤独症在同卵双生子中的同病率是90%，这也就是说，这样的双胞胎两人同时患病的可能性是90%。而遗传相异的异卵双胞胎的和合率为35%，兄弟姐妹为孤独症的概率是4%。关于汞的争论，加利福尼亚圣地亚哥孤独症研究所（Autism Research Institute）提供了更多的信息。此外，在大卫·柯比（David Kirby）撰写的《伤害的证据》（*Evidence of Harm*）一书中对此也有所涉及。

第三章　拥抱机
——孤独症的感觉问题

从能够记事起，我总是痛恨被拥抱。我想体验被拥抱时的愉快感觉，但是那种感觉太强烈了。那种刺激仿佛一场巨大的潮汐海浪，要将一切全部吞没，而我的反应就像一只野生动物。触摸会引发我的逃遁，仿佛那种感觉轻轻敲击了我的电路保护器。当感觉超负荷时，我就必须逃走，通常的反应是猛地一下挣脱。

虽然很多孤独症儿童无法忍受被触摸，但他们迫切需要压力刺激。对于孤独症个体而言，如果那种触摸是他或她自己启动的，那么就容易忍受。如果出其不意地被触摸，我们通常会退缩，因为我们的神经系统根本来不及处理那些感知觉。一位孤独症女士告诉我，她喜欢触摸，但是需要她自己首先发起，从而有时间来感觉。家长们曾经反映他们的孤独症孩子喜欢在桌子下面爬，把自己紧紧裹在一个毯子里，或者钻进一个特别挤的地方，其他人很久都无法理解这种奇怪的行为。

我也是这些压力寻找者之一。六岁的时候，我会把自己裹在毯子里，然后钻到沙发坐垫下面，因为那种压力让我放松。上小学的时候，我经常花费几个钟头去做白日梦，想象着建造一台机器设备，它能够把压力施加在我的身体上。我想象自己躺在一个盒子里，盒子里面有充气的衬里。那种感觉就好像整个人被充气夹板完全裹住。

参观了姨妈在亚利桑那州的农场之后，我头一次见到保定栏，之后便产生了参考其模式建造这种压力设备的念头。当我观察牛被放进保定栏准备打疫苗时，发现有些牛被挤进旁边夹板里的状态很放松。我猜想，那是我第一次在这些牛和自己之间建立起联系，因为几天之后，当我产生巨大的恐惧感时，便跑进农场的保定栏。从青春期开始，我便不断地体验着恐惧和焦虑，同时伴随严重的惊恐发作，有时候几周发作一次，有时候是几个月。我的生活重点便是设法避开导致惊恐发作的情景。

我让安妮姨妈将保定栏的两侧挤压着我，然后将头部保护装置横杆绕在我的脖子上。我希望它能平复我的焦虑。刚开始那会儿，我感到极其恐惧，全身僵硬，拼命摆脱压力，但是我根本无法逃脱，因为脑袋被锁在里面。五秒钟以后，放松的感觉像波浪一样袭来，三十分钟以后，我让安妮姨妈把我放出来。接下来的一个小时，我感觉非常平静安详。那种持续不断的焦虑减轻了。那是我的皮肤第一次感觉真的很舒服。对于我要进入保定栏的古怪要求，安妮姨妈毫不犹豫。她承认我的思维运作离不开视觉符号，她也能够料想到，保定栏是我在视觉符号世界之旅中的重要组成部分。我认为她那时候并不清楚，真正让我感到放松的，其实是保定栏的压力。

我参考了保定栏的设计思路，回到学校之后，用胶合板制作了第一台作用于人的拥抱机。我四肢着地，爬进拥抱机，将压力施加在身体的两侧。当时的校长和心理咨询师认为这台机器很怪异，想把它拿走。那个年代的专业人士根本不理解孤独症的感觉问题，他们始终相信孤独症是由心理因素导致。他们把要扔掉那台机器的事告诉了妈妈，结果她很担心。和专业人士一样，我妈妈那时候也不清楚压力对于我的吸引是源于生理因素。

年复一年，我不断改善拥抱机的设计方案。最先进的版本包括两个柔软的泡沫垫夹板，将压力施与身体两侧，还有一个软垫开口可以围绕我的脖子。通过推动一个空气阀门杠杆，我能够控制压力的大小，而杠杆能够拉动两片夹板，使其紧紧地挤压我的身体。我能精确地控制身体所受压力的大小。轻缓地加压以及减压，最让我放松。每天用一次拥抱机，能够平复我的焦虑，帮我放松心情。

小时候，我需要非常强烈的压力，几近痛感。这种拥抱机让我获得巨大的解脱。最初的拥抱机两侧都是硬硬的木头，它所产生的压力远远超出后来那种有软垫的拥抱机。随着逐渐学会忍受压力，我调整了拥抱机，让它变得更轻柔。既然药物能够减轻神经系统的过度警觉反应，我当然更喜欢压力变小一点儿。

由于很多人设法说服我放弃拥抱机，所以提到这件事，我就百味陈杂。我夹在两种对立的力量中间，左右为难：如果想取悦妈妈和学校，就得丢掉拥抱机；但是我的生物规律又迫切需要拥抱机的平复效果。更糟糕的是，那时候我根本不知道自己的感觉体验与他人不同。后来，我才了解，其他孤独症人士也渴望压力，而且他们自己想方设法将压力施加在身体之上。

汤姆·麦基恩（Tom McKean）在其著作《光明即将来临》（*Soon Will Come The Light*）中写道，当他的身体从压力中得到解脱时，会感觉到一种低强度的疼痛。他发现，特别大的压力效果最好。一个人所渴望的压力数量，也许取决于他或她的神经激活水平。

汤姆的整体感觉处理问题比我要严重很多。对于存在这类问题的人士而言，接近疼痛感的压力能够起到减轻感觉不适的作用。汤姆的两只手腕都系着紧紧的表带。他尽可能地将表带勒紧，只要不会切断血液循环就行。他还为自己做了一件压力外套，外层是一件液体外套，里面那层是一件充气救生衣。通过救生衣的阀门向里面充气，他能够调整外套的压力。其他孤独症成人也通过调节压力来达到解脱的目的。有位男士穿着非常紧的腰带和鞋子，还有一位女士声称，为身体的某些部位施压能够让自己感觉更好。

虽然触觉常常被过度敏感所连累，但有时候它能够为孤独症人士提供最可靠的关于环境的信息。来自英国的一位孤独症女士特蕾泽·若利夫（Therese Joliffe），倾向于通过触摸来了解其所在的环境，因为运用手指来理解事物对她而言更容易。她的视觉和听觉都是扭曲的，所提供的信息不可靠，但是触摸为她带来相对准确的反映这个世界的信息。她学习摆放桌子之类的事情，也是依靠触摸来实现。她无法学会将鞋子放到正确的脚边，直到有人抓着她的双手，然后帮她将手指沿着腿、双脚的两侧以及鞋子一路摸下去。这样的做法能够使她了解左鞋和右鞋看上去像什么。她必须先触摸事物，然后才能看清。她的学习方法与一位成年后恢复视觉的盲人很类似。在其文章《看与不看之间》（*To See and Not To See*）中，奥利弗·萨克斯博士描述了一位男士为了用眼睛看清事物，必须先去触摸。对于那些太大的事物，比如房子，既然无法触及全部，他就得触摸一个模型，这样才能看清真正的事物。

触摸还可以用来教词语。特蕾泽·若利夫讲述自己通过触摸字母学会阅读。玛格丽特·伊斯门（Margaret Eastham）在其著作《无声的词》（*Silent Words*）中，描述了自己如何教无口语的儿子通过触摸砂纸字母来学会阅读。许多完全无口语的孤独症孩子喜欢触摸和嗅闻事物。有些孩子常常敲打每件东西。他们之所以这样做，也许想借此理解环境中各种事物的界限，就像一个盲人用手杖四处敲击。他们的耳朵和眼睛功能正常，但是无法处理输入的视觉和听觉信息。

我一向能够确定自己的身体止于何处，外部世界始于何处，但是有些孤独症人士存在严重的身体界限问题。如果他们无法看见自己的双腿，就不知道自己身处何方。吉姆·辛克莱（Jim Sinclair）是一位年轻的孤独症男士，曾经述说他无法找到自己的身体。唐娜·威廉姆斯描述过她对自己身体碎片般的感知，每次只能感觉到身体的一部分。当她注视周围事物时，也会出现同样的断裂感。她每次只能看到事物的一小部分。唐娜有节奏地敲击，有时候还要扇自己耳光来明确自己的身体界限在哪里。当痛苦的刺激使她感觉超负荷时，她会咬自己，但是她意识不到在咬自己的身体。

皮肤过度敏感也是一个很严重的问题。小时候，我最痛恨两件事，一件是洗头发，另一件是穿戴整齐去教堂。很多小孩讨厌穿礼服和洗澡。洗头确实会伤及我的头皮。当手指抓挠我的脑袋时，就好像它们戴着缝纫顶针。沙沙作响的衬裙，就像砂纸摩擦着我那破了皮的神经末梢。事实上，我无法忍受衣服从里到外统统换掉。当我习惯了穿裤子，就无法忍受光着腿穿裙子的感觉。当我适应了夏天穿短装之后，就不能忍受长裤。绝大多数人不到几分钟就适应了，但是对我而言，至少需要两个星期才能习惯。沙沙作响的新内衣让我感觉恐怖。我的胸衣总是穿得快散架子才换掉，新胸衣至少要洗十次才能穿。即便到今天，我还是喜欢把胸衣内外反穿，因为针脚总是像大头针一样扎着我的皮肤。家长只需要给孩子们穿上将身体全部包裹的柔软衣服，就能避免很多因为感觉问题产生的情绪失控。

听觉问题

在我小时候，音量很大的噪音也是一个问题，就像牙医的钻头撞到我的神经，它们确实会引发痛苦。我害怕听到气球爆炸，因为那种声音就像在我的耳朵里炸开一样。绝大多数人对于微弱噪音能够置之不理，但是它们却会让我注意力涣散。上大学的时候，我舍友的电吹风就像一架起飞的喷气式飞机。对孤独症儿童而言，最让人烦躁不安的声音是电钻、搅拌器、锯和吸尘器发出的刺耳的尖声噪音。学校体育馆和浴室里的回声，也让孤独症人士难以忍受。那些令人烦躁的声音类别，因人而异。同一种声音，对我来说也许是痛苦，但对另一个孩子而言，也许就是愉悦。一个孤独症孩子也许喜爱吸尘器，另一个孩子就会害怕。有些孩子被那种水流动以及喷溅的声音所吸引，会花上几个小时冲洗洗手间，而有的孩子也许弄湿裤子都会惶恐，因为冲水的声音听上去就像尼亚加拉大瀑布的咆哮。

　　孤独症儿童常常看上去像聋人一样。他们会对某些声音有反应，而对某些声音没反应。简·泰勒·麦克唐奈（Jane Taylor McDonnell）在其著作《边缘之声》（News from the Border）中，叙述了其孤独症儿子对于特定音调和音频的反应，不由得让人怀疑他是聋人。当某种乐器演奏时，他会产生反应，而其他乐器却让他无动于衷。我的问题在于，当那些让我走神的声音出现时，我会失去思路。在我演讲时，如果一个传呼器响起来，它会把我的注意力全部抓走，我便彻底忘了自己到底在说什么。断断续续的高声调噪音，最让我分心。几秒钟之后，我才能回过神来。几项研究表明，对于孤独症人士而言，在两种不同刺激之间快速转移注意力，非常困难。圣地亚哥医学院的埃里克·库尔谢纳及其同事发现，孤独症人士无法在视觉和听觉任务之间快速转移注意力。加拿大的安·温赖特·夏普（Ann Wainwright Sharp）和苏珊·布赖森（Susan Bryson）提出，在这些人群中，其大脑快速处理输入信息的能力存在根本的损伤。

　　如果两个人同时说话，我很难屏蔽一个声音，然后听另一个声音。我的耳朵就像麦克风，以同等的强度收录所有声音。而绝大多数人的耳朵像高度定向的麦克风，只会收进他们所定向的那种声音。在一个嘈杂的环境中，我无法理解语言，因为我无法屏蔽那些背景噪音。小时候，亲戚们聚在一起时形成的大量噪音简直能把我吞没，于是我便情绪失控，大发雷霆。当所有的噪音制造者开始炸锅，生日派对就成了一种折磨。我妈妈意识到我很难置身于嘈杂的人群之中，但是她不清楚原因何在。幸运的是，我所就读的小学有着安静的教室，所有学生都要完成同样的学习任务。如果我在一个开放的教室里学习，三十个学生做十个不同的项目，乱哄哄的声音可能会让我发疯。

　　最近，我参加了一项高度复杂的听力测试。该测试由科罗拉多州立大学电子工程系的琼·伯利（Joan Burleigh）编制。她利用自己在语言病理学方面的专业知识，结合当地工程师的电子技术，研发出这项测试，以确定与孤独症相关的听力问题的程度。如果参加标准听力测试,即针对微弱纯音的听力测试,孤独症人士通常会得到正常的听力测试结果,我也是如此。但是在处理诸如口语的复杂声音时,问题就会显现出来。

参加琼·伯利测试时,我表现很差的两个部分,都是关于测量倾听两段同时进行的对话的能力。在第一个测试中,我一个耳朵听到一个男人讲一句话,另一个耳朵听到另一个女人说一句话。主试指导我忽略其中一句,然后重复另一句。这个任务太难了,我只能正确复述 50% 的句子。而一个普通人可以做到百分百无误。在第二个测试中,我的一只耳朵听到两个不同的声音同时说着不同的句子。我被指导忽略一个声音,然后辨认另一个声音在说什么。我的左耳跟右耳相比,情况非常糟糕。我的左耳成绩仅仅是普通人的 25%,而右耳成绩则是普通人的 66%。这些测试结果非常清楚地表明,在屏蔽另一个声音背景的同时,处理以及专注某个声音方面,我的能力严重不足。在听取某些句子时,我只能分辨出一两个单词,而且往往只能在句子中间位置找到它们。

琼·伯利的第三项测试,被称作双耳融合试验(binaural fusion test)。结果显示,我在双耳定时声音输入信息方面存在明显缺陷。在这项测试中,一个单词经过电子手段被分解,如此一来,高频声音进入一个耳朵,低频声音进入另一个耳朵。当单词的低频部分进入右耳,我能够听到 50% 正确的单词。当低频进入左耳,我几乎丧失了听力,听到的单词正确率只有 5%。我把"土拨鼠"听成"工作间",把"门垫"听成"地灯",把"挂锁"听成"打瞌睡",把"所以"听成"空军",把"救生艇"听成"灯泡"。测试过程中,我知道"打瞌睡"和"地灯"是错误的,但我认为"工作间"和"灯泡"是正确的①。我通常借助上下文来揣测单词。如果我做的题目正好关于机械设计项目,就知道一个工程师可能在谈论一个工作间而不是土拨鼠。

伯利博士也对其他孤独症人士进行了测试,结果显示出其听力缺陷与我的模式相同。她已经能够提高某些具有听觉处理问题人士的听力,其做法是把塞子塞进耳朵里,将损伤最严重的那只耳朵里的特定音频过滤掉。

---

① 译注:这些词在英语当中发音比较相似,容易引起误会。

她向我解释说，我在处理语言方面的种种问题，表明我的脑干、胼胝体以及大脑左右半球进行交流的神经束，都有缺陷。脑干是大脑中继站之一，将来自耳朵的信息传送到大脑的思维部分。

这些测试中使用的某些技术，早在二十多年前便出现了，但是没有人将它们应用于孤独症人群，主要是因为大量的陈旧想法。与电子工程师的共事，帮助伯利博士从一个新视角看待感觉处理问题。孤独症儿童教育领域的专家们大多忽略感觉问题，而注重行为理论。加利福尼亚大学洛杉矶分校的爱德华·奥尼茨（Edward Ornitz）和彼得·坦圭（Peter Tanguay）在十多年前，就证明了孤独症儿童脑干的异常。奥尼茨博士1985年曾经在《儿童精神病学会杂志》（Journal of American Academy of Child Psychiatry）撰写一篇重要综述，就是关于孤独症感觉处理问题的。他提到，孤独症人士对于不同的刺激要么反应过度，要么反应迟钝，并指出他们的某些缺陷可能是因为扭曲的感觉输入信息所导致。但是教育家们忽略了这篇重要的论文，而他们在那个年代完全信奉行为矫正方法，对感觉问题的影响不屑一顾。

与那些孤独症症状非常严重的人士相比，我的听觉问题还算轻微。有些人已经失去或者几乎失去了理解语言的所有能力。有些人的听力非常敏锐，就连普通噪音都无法忍受。有人曾说，雨声听着就像炮火；有人声称自己能够听到血液在静脉中流动时发出的汩汩声，或者能够听到整座学校建筑里的每一个声音。他们的世界充斥着大量的噪音。一位女士说她无法忍受婴儿的哭声，即便同时戴着耳塞以及工业用的抗噪音耳罩。这些症状与那些因事故而脑干受损的人出现的反应很相似，比如，有些人连最微弱的噪音或者光线都无法忍受。某种类型的脑部受损所产生的症状，其中有一部分与孤独症听觉问题极其相似。有个女孩曾经在狂欢活动中撞到头部，她向我描述的听觉问题与我的情况很相似，从此她再也无法忽略分散注意力的背景噪音。有时候，当我关上耳朵开始做白日梦时，会有轻微的听觉失灵（tuneout）。如果我努力集中精神，就能阻止这些失误，但是当我感觉疲劳时，就会更倾向于失灵。如今，我能够控制这一点，但是对于一位有严重听觉处理困难的人，也许就无法做到。

达伦·怀特（Darren White）是一位年轻的孤独症男士，曾描述他的听觉时有时无，有时候声音很吵，有时候声音很轻。在《医学假说》(*Medical Hypothesis*)杂志中，他撰文描述自己的感知觉，"我的耳朵玩的另一个花招是改变周围声音的音量。有时候，其他孩子跟我说话，我根本听不见，而有时候，他们的声音听起来就像子弹。"其他听力问题，还包括耳朵里嗡嗡作响。有时候，我的耳边会响起自己的心跳声，或者听到一种很像电视信号测试发出的电子噪音。

一些孤独症儿童不会关注口语。简·泰勒·麦克唐奈曾经写过，她两岁的儿子对于简单的口头指令没有反应。他必须通过注视对方的手势和房间里的事物，才能领会他人的意图。具有模仿言语能力的孤独症儿童通过不断地重复，来帮助自己理解那些话语的含义。唐娜·威廉姆斯说过，如果她不去重复那些词语，就只能理解5%~10%的内容。有模仿言语能力的儿童语言感知问题非常严重。在《某人某地》(*Somebody Somewhere*)一书中，唐娜·威廉姆斯写道："小时候，我一直在鹦鹉学舌，但很难认识到语言的目的和意义。"唐娜无法同时感知语言词汇及语调或者音调，无法将其作为一个天衣无缝的整体。小时候，唐娜认为一个声音的音调就是词汇。如果她听到音调，就无法听到词语。

特蕾泽·若利夫也运用模仿言语来帮助自己学习语言。在英国孤独症协会(National Autistic Society)出版的1992年12月刊《沟通》(*Communication*)杂志中，她解释自己经常会错过最前面的几个词。如果有人跟她说话，她总得愣一会儿，才能意识到有人已经开口了。等她弄清楚别人说话的目的，又要花费相当长的时间。年轻时，对她而言，语音比起其他声音并没有更多的意义。为了认识到语音的意义，她必须看到写在纸上的单词。亲眼见到单词之后，她开始辨认出口语中的词汇。

和前者一样，吉姆·辛克莱也不得不认识到口语有其意义。他在《高功能孤独症》(*High-Function Individual with Autism*)一书中描述了自己所体验到的困难，他解释说，"语言治疗简直就是无意义的海量训练，为了无法理解的原因，重复无意义的声音。我根本不知道，口语可以作为与他人交换想法的一种途径。"

对于某些无口语孤独症人士，可能因为没有足够的语音抵达他们异常的听觉系统，所以导致语言发展的失败。不论是琼·伯利的测试，还是德岛大学（University of Tokushima）医学院日本科学家近期的研究，都已经表明，大脑脑干功能异常至少是一些语言理解问题的起因。桥本（Hashimoto）博士及其同事发现，比起普通人，无口语孤独症人士的脑干部分体积更小，而北爱尔兰贝尔法斯特皇后学院的麦克莱兰（D.G. McClelland）及其同事，也发现那些所谓的无法开口说话的低功能个体的脑干功能也存在异常，而这项结果是在一项确定大脑脑干传送神经冲动能力的测验中得出的。

治疗师已经凭借经验发现，有时候，在无口语儿童开口说话之前，可以先教他们唱歌。比起负责语音的大脑回路，某些人负责唱歌的大脑回路也许更正常。也许歌曲节奏有助于稳定听觉处理过程，并将那些入侵声音拒之门外。这一点可以解释为什么有些孤独症儿童会试图使用广告曲进行交流。视觉线索附加上一句唱出来的标语，便形成一个有节奏的视觉印象。特蕾泽·若利夫的父母告诉她，在她小时候，当特定的音乐响起，她就会开口说话。过去，我为了屏蔽讨厌的噪音，常常独自哼曲子。

视觉问题

有些人的视觉处理问题非常严重，对他们而言，视觉或许是最不可靠的感觉。有些无口语孤独症人士身处陌生之地，行为举止就像是盲人，还有一些孤独症人士存在视觉失灵和临时性失明，此时他们的视觉通道就完全关闭。看到雪的时候，他们会出现临时性失明，仿佛被转向一个空白的电视频道。有几位视力正常的孤独症人士曾经告诉我，他们存在深度感知问题，下楼梯时非常困难。他们的眼睛和视网膜功能往往是正常的，而且眼科检查也没什么问题，但涉及到大脑处理视觉信息时，麻烦就出现了。

小时候，我被明亮的颜色和移动的物体所吸引，比如风筝以及飞翔状态中的模型飞机，它们可以刺激我的视觉。我喜欢条纹衬衫以及幻彩荧光漆颜料，我还喜欢盯着超市的滑动门一开一关。当我观察滑动门边缘穿过我的视野，后背会窜过一种带点儿愉悦的寒意。轻微的感觉处理问题增强了特定刺激物对我的吸引，然而情况更为严重的感觉处理缺陷，也许会导致另一个孩子害怕并躲开同样的刺激物。有些孤独症人士存在眼神接触问题，可是与无法忍受他人眼睛的移动相比，前者不算什么。一位孤独症人士曾经说过,盯着别人的眼睛,是一件很困难的事情,因为对方的眼睛无法静止不动。面部辨认也反映出很多孤独症人士的某些问题。

因为记不住面孔,我经常陷入尴尬境地,除非我曾经见过此人很多次,或者对方的面部特征非常独特,比如大胡子、厚厚的眼镜或者奇怪的发型。芭芭拉·琼斯(Barbara Jones)是一位孤独症女士,她曾经告诉我,为了记住一张面孔,她必须见过此人十五次。芭芭拉在一家实验室工作,通过显微镜确认癌细胞。她在辨认模式方面的能力,使其成为实验室里最优秀的技术人员之一。视觉能力使她一眼就能辨认出那些异常细胞,因为癌细胞几乎是跃入她的视野。但是有一些证据表明,面部辨认所关联的神经系统,与那些负责辨认事物(比如建筑物)的神经系统,有所不同。爱荷华大学医学院的安东尼奥·达马西奥(Antonio Damasio)在报告中提到,腹侧枕叶、颞叶联合皮质受损的病人,也许无法辨认一个人的面孔,但是能够听出对方的声音。这些病人也能借助其他视觉符号,比如步态或姿势,来准确地辨认出一个人,即便他们无法辨认面孔。幸运的是,那些难以辨认特定面孔的人们,在区别人脸与狗脸的时候没有问题。

对很多孤独症人士而言,荧光灯会导致严重问题,因为他们能看见60频次闪烁。有些孤独症人士能够看见家里的荧光灯每秒钟闪烁60次。闪烁问题所产生的后果包括从过度眼睛疲劳,到看见房间有规律地上下跳动。对唐娜·威廉姆斯而言,教室里的荧光灯也是一个严重问题。映像扭曲一切事物,房间看上去就像卡通片。在黄色墙壁的厨房里,荧光灯会让她失明。在一些情境中,其间的事物会消失,并失去其含义。唐娜这样描述在大厅中快速移动的感觉:"感觉大厅不存在了。我眼里尽是快速闪过的形状和颜色。"当她的视觉系统被刺激得彻底超负荷时,视觉感知的所有意义都消失了。

扭曲的视觉图像也许能够解释为什么有些孤独症儿童喜欢周边视觉。也许从眼角看事物,他们才能得到更可靠的信息。一位孤独症人士描述,他斜眼看事物会更清楚,但是如果直视就无法看见。

气味和味道

许多孤独症儿童喜欢嗅闻东西。相对视觉和听觉,嗅觉也许能够提供更可靠的有关周围环境的信息。多伦多日内瓦中心的尼尔·沃克（Neil Walker）和玛格丽特·惠兰（Margaret Whelan）对三十位成人和儿童进行了一项感觉问题调查。报告显示，80%~87% 的受访者对于触摸或声音过度敏感，86% 的受访者存在视觉过度敏感问题，但只有 30% 的受访者在味觉或嗅觉方面过度敏感。

许多孤独症儿童挑食，只吃特定食物。他们的饮食问题通常有一个感觉基础。他们的口腔无法忍受某些食物的结构、气味、味道或声音。我痛恨一切黏滑的食物，比如吉露果冻或没煮熟的鸡蛋清。许多孤独症儿童讨厌松脆的食物，因为咀嚼时会发出很大的声音。肖恩·巴伦（Sean Barron）在《这里有一个男孩》[①] 中写道，他对于食物的口感非常敏感，只吃清淡的食物——白色冰淇淋是他最爱的食物之一，因为"它非常清淡"。对一些孤独症人士而言，气味或味道浓烈的食物，会让过于敏感的神经系统难以忍受。尼尔·沃克曾经讲述某个人拒绝走在草地上，因为他无法忍受草坪的味道。几位孤独症人士曾经告诉我，他们通过嗅觉来记住别人，有个人喜欢象征安全的味道，比如瓶瓶罐罐，因为它们会让他联想到自己的家。

感觉混合

对于那些存在严重感觉处理问题的孤独症人士，视觉、听觉和其他感觉会混合在一起，尤其是当他们疲劳失落的时候。加拿大安大略教育研究所的劳拉·切萨罗尼（Laura Cesaroni）和马尔科姆·加伯（Malcolm Garber），采访了一位 27 岁的孤独症男研究生。他说，当自己的感觉通道混杂在一起，很难耳眼同时并用。声音听起来像颜色，而触摸他的脸，又会产生声音的感觉。唐娜·威廉姆斯把自己描述成单一感觉通道。换言之，她无法同时看和听。当她听别人说话的时候，视觉输入的信息就会失去其意义。倾听朋友说话的同时，她就感觉不到一只猫跳到大腿上。对她而言，电话交流比面谈的难度要小得多，因为让人分神的视觉信息会减少。其他孤独症人士也反映，打电话是他们所喜爱的社交方法。

感觉问题严重的孤独症人士，在试图理解现实为何物的过程中，经历

[①] 编注：《这里有一个男孩》(*There's a Boy in Here*) 中文简体版 2014 年由华夏出版社出版。

了很多痛苦。特蕾泽·若利夫这样简单概括孤独症感觉问题所引发的混乱局面：

> 对一位孤独症人士而言，现实就是由事件、人群、地点、声音和景象交互作用而形成的一团糟。任何事物似乎都没有清晰的界限、顺序或意义。我人生的很大一部分，就是努力寻找每个事物背后的模式。设定规则、时间、特定路线和仪式，都有助于按部就班进入这个难以忍受的混乱世界。

吉姆·辛克莱也提到自己的感觉混合问题。视觉是他最弱的感觉，有时候当电话铃声响起，他必须停下来，想想到底是什么在响。吉姆借助计算机语言解释自己的问题："我的问题属于接口问题，而不是核心处理问题。"

唐娜·威廉姆斯认为这个世界不可理解，她必须不断奋战，通过自己的感觉来获得意义。当她放弃这一努力时，会让自己的注意力随意游逛到碎片模式，那种体验很有趣，而且富有催眠作用，也很安全。在《某人某处》中，她写道："这就是孤独症圣殿的一面，也是牢狱的一面。"当感觉处理问题严重的孤独症人士感觉超负荷时，也会进入完全孤独的状态。

许多治疗师和医生将孤独症持续出现的问题与精神分裂症的错觉和妄想混淆起来，但是真正的精神分裂妄想与错觉遵循另一种不同的模式。孤独症幻想可能与幻觉混淆，但是孤独症个体很清楚那是幻想，然而精神分裂症认为它们就是现实。孤独症人士不会像精神分裂症患者那样讲述典型的妄想，比如，认为 FBI 在其大脑中植入了无线电传输器，或者认为自己是亨利八世。绝大多数孤独症人士的问题在于，他们意识不到自己的感觉处理过程与众不同。当我无法忍受沙沙作响的衣服或者音量很大的噪音时，会认为其他人比自己优秀、强壮。自从开始服用抗抑郁药丙咪嗪（imipramine，商品名 Tofranil）之后，我的感觉敏感问题就大大缓解。虽然我的感知觉仍然很容易超负荷，但是药物平复了我对刺激的反应。

在《雨中起舞》[1]一书中，作者描述了自己的女儿乔琪·斯帖理（Georgie Stehli）参与一项由贝拉尔（Berard）医生所开发的听觉训练[2]，大大减轻了乔琪难以置信的听觉敏感问题，从而使生活发生巨大的变化。对乔琪而言，她再也不会被那种仿佛海浪般的声音吓倒，实在是一种解脱。这一听力训练项目包括连续10天，每天间隔随机收听两次电子设备处理过的音乐，每次30分钟。此外，这个机器还包括过滤装置，屏蔽那些使听力超级敏感的频率。接受该训练项目的人，大约一半减轻了听力敏感问题，而一些人的耳鸣和耳朵中的其他噪音也减少了。虽然这种方法无法治愈孤独症，但产生了积极影响。

自从配戴伊尔伦有色眼镜[3]之后，唐娜·威廉姆斯获益颇多。这种眼镜将刺激的颜色频率过滤掉，使唐娜有缺陷的视觉系统能够处理颜色之间的高对比度。这种眼镜防止了碎片般的视觉感知。如今，她已经能够看到整个花园，而不是一片片的花朵碎瓣。汤姆·麦基恩的视觉处理问题没那么严重，但是他发现，戴上掺杂一些紫色的赭色眼镜，能够防止高对比度的颜色区域看上去像是在震动。还有一位视觉问题比较轻微的女士，也明显受益于玫瑰色眼镜；她的深度知觉得到提高，如今她能够在夜间驾驶车辆。常见的棕色眼镜对某些人也有帮助。

对于所有孤独症人士而言，视觉和听觉问题可能涉及的范围非常广，在谱系的这一端，某些人眼中的图像支离破碎，而另一端，只是微乎其微的异常现象。一个轻微的视觉处理异常问题，可能会使一个孩子喜欢那种颜色对比显著的明亮物体，而更严重的异常问题将导致一个孩子逃避上述情况。有色眼镜和听觉训练并不会对所有人奏效。虽然这些感觉训练方法确实有价值，但是都无法治愈孤独症。

当我得知自己的感觉问题并非因自己的脆弱和性格缺陷而起，简直大吃一惊，而且如释重负。十多岁时，我意识到自己在人群中格格不入，但

---

[1] 译注：《雨中起舞——一个孤独症患儿母亲的经历》原书名为 *Sound of Miracle: A Child's Triumph Over Autism*，中文简体版1995年由北京出版社出版，是大陆地区第一本以孤独症为主题的翻译作品。

[2] 译注：即听觉治疗法（auditory training），也称"听觉统合训练"。

[3] 译注：伊尔伦有色眼镜（Irlen tinted glasses）采用有色的滤片作为镜片，可减少印刷品上黑白色的对比，降低白色背景对视觉的影响。也译为"爱伦有色眼镜"。

是不曾意识到我之所以与其他人交流互动有困难，是因为自己的视觉思考方法以及过分敏感的感知觉。许多孤独症人士知道自己的某些地方与众不同，但是他们不清楚到底是什么。通过阅读大量书籍，以及认真询问许多人的思考及感觉处理问题，我才充分认识到自己的与众不同。我希望，随着越来越多的教育工作者和医生理解这些差异，将有越来越多的孩子在年幼时能够得到帮助，去面对可怕的疏离感。

感觉统合

琼·艾尔斯（Jean Ayres）是加利福尼亚州的一位作业治疗师，发展了一项感觉统合训练方案，对绝大多数孤独症孩子都有帮助。不论是完全无口语的儿童，还是那些口语能力很差或者完全无口语的孩子，这种方法都有帮助。对于减轻触觉敏感以及平复神经系统，这种方法尤其有效。这种治疗方案有两个主要组成部分，包括深度压力的应用，以及通过每分钟1~12次的振动对前庭进行缓慢刺激。这种振动必须始终让人觉得有趣，操作起来就像游戏一样，而且在孩子振动的同时，治疗师必须积极地鼓励其语言和社会互动。这个练习，任何时候都不能强制进行。轻柔的振动有助于稳定异常的感觉处理。

如果要对低龄儿童的身体施加大面积的令其舒适的深度压力，有些做法很简单，比如将孩子们放在大枕头下面，或者用厚重的体操垫子把他们卷起来。如果每天能坚持这样做两次，每次做15分钟，效果最显著。这种方法需要天天做，但是不必时时刻刻做。依据他们的焦虑水平，有些孩子在过度敏感的时候，需要找到深度压力或者整日摇摆，借此平复自己的情绪。让多动症孩子安静下来的另一个有效方法，是让他们穿上重量背心。为了让孤独症孩子在夜间安眠，木乃伊式的紧身睡袋能够提供舒适和压力。

当我制作自己的拥抱机时，当汤姆·麦基恩制作他的压力外套时，我们都不曾意识到，我们正在发明一种治疗方法，而且这种方法对现在的许多孩子都有帮助。孤独症人士的很多行为看上去很奇怪，但是那些行为都是对于扭曲或过度密集的感觉输入信息的反应。观察孤独症人士的行为，能够为其潜在的感觉问题找到线索。一个男孩如果在眼前轻弹手指，也许他有视觉处理问题，而一个双手捂着耳朵的孩子，可能听觉过度敏感。

孤独症孩子的触觉敏感问题也可以通过类似方法来减轻，比如按摩身体，或者用轻柔的刷子轻轻擦拭。重要的是，要运用相对稳定有力的压力，这样可以使其感到舒适，起到平复的效果。但是，要避免轻轻地呵痒，因为它会激发孩子未成熟的神经系统中的恐惧。一位优秀的治疗师总是温柔地坚持，循序渐进地帮助神经系统降低其对于触摸的敏感度。治疗师不会将触摸强加于孩子，但是在一定程度上必须坚持，除非没有任何进展。

也许感觉统合训练对年幼孩子的影响最为显著，因为其大脑仍在发育之中。当婴儿刚开始表现出僵硬或者退缩的时候，触摸和抚摸可能也会有帮助。不过，即便这些操作对儿童效果最好，对成年人也同样有帮助。汤姆·麦基恩说过，用轻柔刷子强有力地刷他的皮肤，可以暂时驱赶身体的疼痛。唐娜·威廉姆斯告诉我，她痛恨用刷子刷身体，但是这种做法有助于将感觉统一起来，使她做到耳眼并用。不知什么缘故，用刷子刷身体，帮她整合来自不同感觉通道的信息。当第一次应用压力或者摩擦刺激时，孩子可能会抗拒，但是渐渐地，他的神经系统将变得不那么敏感，他将会喜欢上最初抗拒的那种触摸。

当我改进拥抱机的设计方案时，增强了那种被拥抱的感觉。现在，如果我突然抗拒，就无法把自己的脑袋从柔软的颈部衬垫开口处拉出来。为了打开门锁，我必须放松，然后倾身向前。我从来没有被锁进机器里，但是如果突然挣脱这种能给人慰藉的压力，就会被阻止。所有时候，我都能控制施加于自己身体的压力。新设计方案使我完全屈从于被拥抱的轻柔感觉。

芝加哥日间治疗学校（Easter Seals Therapeutic Day School）[①] 的玛格丽特·克里登（Margaret Creedon），已经成功地将拥抱机用于儿童。几个月之后，每个孩子都逐渐学会了忍受这种压力，直到他或她能够享受这种感觉五分钟或更长时间。所有孩子都喜欢俯卧在这个机器里。从来没有人强迫他们使用拥抱机，而且孩子们总是自己控制压力的量。研究者发现，那些每天使用拥抱机五分钟以上的孩子，比不使用这个工具的孩子，表现得

---

① 译注：芝加哥日间治疗学校创办于 1919 年。为了帮助学校筹资，人们设计了带有独有贴纸的信封，用于捐赠人在复活节期间购买，学校因此在 20 世纪 50 年代命名为 "Easter Seals"。目前这一传统仍在保持。

更平静,并且抑制自动反应的能力更强。他们在机械问题解决的测试中表现得也更好。帮助孤独症孩子满足那种最基本的人类需要,对其进行舒适的触摸,就像驯化一个动物。最初,他们会脱身逃开,但是随后,他们就知道那种触摸感觉很舒服。

更新:感觉处理问题

过去十年间,我参加了一些听觉处理测试。让我十分震惊的是,我在其中一个测试中表现糟透了。在该项测试中,我被要求区别两个短音之间的音高差别,而两个短音之间的时间间隔是半秒钟。我根本无法完成这项任务,因为我听到的就是一个连续的声音。法国的纳塔莉·博达尔特(Nathalie Boddaert)及其同事使用一个正电子断层影像(positron emission tomography, PET)扫描仪,确定孤独症人士大脑中负责处理复杂声音的部位存在异常。有些孤独症儿童学不会说话,原因之一就是听细节的能力很差。即便一个孩子能够通过简单的纯音听力测试,但是他/她也许听不到词语中的辅音。我的语言老师通过清晰地发辅音,来帮助我听清词语,比如"cup",她会说"ccc-u-pp"。听觉细节和听觉阈(察觉微弱声音的能力)是两种不同的处理过程。有些无口语的个体也许只能听到元音。

对于存在阅读障碍的孤独症个体,注意力转换非常慢,是他们的另一个问题。他们需要花更多的时间,在吸引其注意力的两件事情之间来回转换。比如,手机响了以后,普通人会被打断一秒钟,但是孤独症人士就需要花费更多时间才能恢复注意力。教室里那些令人分神的事物,可能会妨碍孤独症个体听清整个句子的头几个单词。

模仿言语

那些听觉细节有问题的孩子,常常会重复电视商业广告和视频。这种表现被称作模仿言语。如果一个孩子能够背诵一则完美的广告,说明他的大脑具备语言组织的能力,家长和老师应该为此高兴。这些孩子之所以最早学会电视商业广告,是因为广告话语的语调和发音总是一成不变。

孩提时代出现鹦鹉学舌式语言的成人声称,小时候背诵商业广告时,他们并不知道那些词语有意义。他们认为声音的语调就是交流。必须有人教会他们那些词语有意义。或许有效的方法之一是，制作几百张闪卡，上面标注名词。卡片的同一面既有杯子的图形，也必须附有杯子的单词。老师一边把卡片举高，一边读出卡片上的单词，孩子们就能够在听到单词的同时，还看到卡片上的图形以及相应的印刷文字。如果孩子说出诸如"果汁"之类的词，就给他果汁；如果他说勺子，即便你很清楚他真正想要的是果汁，也不要纠正他，给他一把勺子就是了。他/她必须了解一个单词和特定事物之间的联系。

听觉训练

对于降低声音敏感度以及提升听觉细节能力的训练项目，存在很多争议。这些项目各有差异，但是所有项目都包括听电子设备制作的音乐。这种音乐听起来就像老式唱机，时快时慢。

一些研究表明听觉训练有效，有些则认为无效。这种状况，可能是因为不同的孤独症大脑线路连接问题的巨大差异。幸运的是，澳大利亚的罗亚尔儿童研究所（Royal Children's Institute）的辛哈（Sinha）博士所做的文献综述表明，听力训练是安全的。但是，那种音乐的音量不能太大。家长和孤独症个体都指出，听觉训练也许对某些个体有帮助。另一个可能有助于减少声音敏感度的方法是，将火警或其他对孩子耳朵造成伤害的声音录制下来。允许孩子把音量调到极低，回放这些声音。这一方法的关键之处在于，孩子自己控制音量，可以打开声音。如果一个声音由孩子自己发出，那么就能更好地忍受。通过训练，孩子能够忍受的音量会逐渐提高。

视觉问题

孤独症谱系内的许多人都难以忍受荧光灯。在他们眼里，闪烁的荧光灯会使房间像迪斯科舞厅。在其书桌边放置一盏用老式白炽灯泡的台灯，会减少这种闪烁的效果。有孤独症、阅读障碍及其他学习问题的人，往往更愿意使用平板电脑，因为平板电脑屏幕的闪烁频率比起电视类型的显示器要少很多。最好的平板电脑是笔记本电脑，或者一个真正的超薄本。要避免台式平板电脑，因为那里面也有荧光灯。

有视觉信息处理问题的孩子，常常从眼角看人，这样的做法可以让他们看得更清楚。他们常常害怕自动扶梯，因为难以判断应该如何踏上去，如何走下来。如果怀疑某个孩子有视觉处理问题，就应该带他去找发展验光师检查。这是一类特别的眼科医生，他们会通过治疗和训练，来帮助患者解决大脑处理信息的问题。很多这类孩子，视力本身正常，但是大脑内的错误连接导致这些问题的出现。

英国研究者开展了大规模研究，运用彩色覆盖层和彩色眼镜，来帮助那些有视觉处理问题的个体提高阅读能力。他们发现这些方法通常有效。重要的是，要因人而宜，选择本人喜欢的眼镜颜色。一项美国研究指出，彩色镜片没有显著效果。之所以得到这个糟糕的结论，也许是因为实验中的每位被试都戴着同样颜色的眼镜。

我的一位学生有阅读障碍，她的视觉处理问题非常严重。当她试着阅读时，纸张上的字仿佛蜿蜒前行。彩色眼镜以及将作业印制在黄褐色的纸张上，可以降低高对比度，从而改善她的阅读以及书写结构。在我的牲畜设备设计课上，1%~2% 的普通大学生也存在视觉处理问题。这些学生绝对不会画画。他们无法弄明白如何徒手画出一个半圆，然后将中心放在正确位置。当我问起的时候，他们说自己看到了波浪。我总是告诉他们关于彩色眼镜的事情，有些学生也向我反馈，彩色眼镜确实有效。有些学生到太阳镜商店，试用各种不同的彩色眼镜来阅读一本书，直到发现一种能够让页面上的印刷体停止震动的颜色。根据顾客的情况，可以在阅读专用的眼镜上涂染本人喜欢的颜色。伊尔伦中心能够帮助人们找到效果最好的准确颜色。

大脑系统碎片

当我会见蒂托·穆霍帕德耶①时，他看上去就像一个典型的无口语低功能孤独症青少年。他走进房间，抓起一本杂志，闻了闻。他的妈妈教他在键盘上打字，并且不断地督促他集中注意力。他打字的过程确实是独立

---

① 译注：蒂托·穆霍帕德耶（Tito Mukhopadhyay），1989 年出生，3 岁时被诊断为严重孤独症。在母亲的帮助下学会了阅读，并通过打字与人沟通。著有《心灵之树：打破孤独症寂静世界的神奇孩子》(*The Mind Tree: A Miraculous Child Breaks the Silence of Autism*)、《超越沉默：我的世界和孤独症》(*Beyond the Silence: My Life, The World and Autism*) 等。

进行的，他打出整个句子，没有人去触碰他。每当敲出一个短句子，旁人必须督促他将注意力放在任务上，否则他可能会跑出房间。为了确保他没有使用提前练习好的短语，我给蒂托出示一张他从没见过的图片，然后让他告诉我图片上的内容。这幅画是宇航员骑马的广告。蒂托立刻在电脑上打出"阿波罗 II 号在马上"。这使我坚信蒂托没有得到妈妈的提示。蒂托关于自己如何思考和感觉的描述，显示其大脑的不同子系统没有同时工作。他已经写了一些关于思考本身和行为本身的内容。当我问起他有关视觉知觉的事情，他在电脑上写道，他看到的都是颜色、形状和运动状态的碎片。他无法同时边听边看。

普通人的视觉系统拥有颜色、形状以及运动状态的大脑回路。这些大脑回路必须同时工作，才能产生稳定的图像。蒂托关于自己如何看到事物的描述，也许显示出这些系统都在独立工作。他的描述也反映出，虽然他的大脑系统能独立运行，但是大脑不同区域之间的连接高度异常。我问蒂托，学会打字之前的生活是什么样，他敲出一个词："空白"。蒂托的作品，比起许多孤独症/阿斯伯格谱系内拥有完整口语能力的人士的作品，拥有更丰富的情感。我已经发现，有时候，那些拥有碎片视觉或者口语能力很差的个体，其情感更正常。蒂托的成就表明，一些貌似低功能的孤独症个体藏着聪明的大脑。当然，许多无口语个体也不具备蒂托那样的能力。这要取决于哪些大脑回路连接在一起。

深度压力

治疗师发现，将一个孩子卷进垫子里，或者把他放在枕头下面，可以为其提供深度压力，使神经系统平静下来。在孩子体验深度压力的同时，实施回合式试验教学①以及言语治疗，有时候会取得更佳的效果。平复效果也许可以帮助错接的神经系统更好地感知语言。很多这类孩子的大脑都像接收状况很差的手机信号，语言断断续续。

重量背心所施加的压力，能够帮助一个多动症孩子安静地坐着。为了实现最佳效果，这个背心应该在身上穿 20 分钟，然后脱下来 20 分钟。盖

---

① 译注：回合式试验教学（Discrete Trial Training, DTT）也曾译为"回合式教学"、"分解式教学"、"离散单元教学法"、"单一尝试教学"。

上一条加重的毯子，也能提供具有安抚作用的压力，改善睡眠。圣地亚哥孤独症研究所的史蒂夫·埃德尔森（Steve Edelson）及其同事发现，拥抱机具有使人平静的效果。

针对因为恐惧而咬人的大丹狗所做的一项令人震惊的实验，表明深度压力有平复作用。南希·威廉姆斯（Nancy Williams）和彼得·博切尔特（Peter Borchelt）把具有攻击性的大丹狗放进充满谷粒的盒子里，然后对其全身施加压力，而大丹狗的脑袋从一个衬垫的开口处伸出来。在大丹狗被装进盒子里的时候，实验者把其他狗以及陌生人带到它面前。具有平复作用的压力减少了大丹狗攻击性的咆哮或者咬人的意图。经过几个月的治疗，大丹狗的行为得到改进，压力减轻了大丹狗的焦虑。这项实验表明了压力的平复效果。当压力作用于孤独症个体时，它应该像个有趣的游戏，所以不能把压力强加于孩子或成人。

为什么有关感觉问题的研究进展缓慢

让我感到沮丧的是，有些老师和治疗师仍然没有认识到，感觉比情感更重要。对他们而言，肯定难以想象用一种完全不同的方式去感知一个声音和光线超级密集的世界。人们常常质疑，既然一个孩子对声音如此敏感，为什么他不会被自己的尖叫所困扰？原因在于，声音敏感只针对特定的音高，并且孩子之间也存在差异。幸运的是，现在有很多关于感觉超敏感问题的书籍。加利福尼亚大学戴维斯分校精神病学系的罗杰斯（S.J. Rogers）等人所做的研究清楚地表明，孤独症儿童的感觉反应是不正常的。与那些存在其他发展异常情况的孩子相比，他们更容易对味道和气味产生异常反应。有些孩子每次走进大超市就会情绪失控，他们的感觉超敏感问题最严重。他们一定感觉自己置身于摇滚音乐会主持人和灯光秀的现场。当一个人疲劳的时候，其感觉超负荷的问题会恶化。这些个体需要一个安静的环境，没有荧光灯，没有干扰因素，才能保证学习效果。

我们需要研究孤独症儿童和成人大脑功能方面的差异。如果能够确认那些错误连接的大脑区域，治疗师就能够对症下药。大脑连接的异常情况在个体之间差异很大。某个个体也许存在视觉处理问题，但是另一个却没有。

第四章 学习共情
——情感与孤独症

为了拥有温柔的情感，一个人必须先体验到轻柔的身体抚慰。当我的神经系统学会忍受拥抱机所带来的具有抚慰作用的压力时，我发现那种舒适感使自己变得温柔和善。在亲身体验抚慰的感觉之前，我很难理解温柔的概念。但是，即便在我会使用调整过的拥抱机之后，仍然没能掌握如何温柔地抚摸猫咪。猫咪总要从我身边逃走，因为我把它搂得太紧。许多孤独症儿童都会将宠物抱得太紧，他们对于如何靠近他人以及如何被靠近，都有一种不相称的感觉。当我体验到被拥入怀中那种令人安定的感觉时，才能将那种舒适感迁移到猫咪的身上。当我的动作变得轻柔，猫咪开始愿意与我共处，这件事有助于我理解互惠和温柔的概念。

自从开始使用拥抱机，我逐渐明白，应该将那种感受迁移至对待他人。显而易见，那种令人愉悦的感受与爱其他人相关。年少时，我制造了一个机器，它能够提供我所渴望的让人舒适镇静的接触，而不是那种我难以忍受的身体亲近。如果没有建造拥抱机并加以使用，我会永远像石头一样硬邦邦地毫无感觉，那种被拥抱的放松感觉将消极想法一扫而光。我相信大脑需要接收令人感觉舒适的信息输入。轻柔的触摸教会我何为温柔。

我始终在理性层面思考有关牛的问题，直到开始触摸它们。1974 年，在斯威夫特工厂和饲料场，我将双手放到牛的身上，如果没有那一刻，我可能依然是一位神经学科学家。当我把手放在公牛身体的一侧时，我能感受到它的紧张、生气或放松。除非我坚定地将手放在牛身上，否则它们会畏缩不前，接下来的触摸就产生了平复效果。有时，触摸会使牛放松，对我而言，这种交流会让我更加贴近它们的世界。

人们需要触摸动物，从而与其建立联系。我至今清晰地记得自己在亚利桑那州阿灵顿饲料厂的经历。当时，我们准备借助保定栏为牛注射疫苗。我亲自操作保定栏，为它们注射疫苗。实施注射时，我总是把手放到牛背上，那样会让我感到平静。这种平静是互相影响的，因为如果我平静，牛也会保持平静。我认为它们会有所感觉，而且每头牛都安静地走进保定栏。我在心里告诉它们要放松，以免脑袋撞到轭。一切都很顺利，直到保定栏的一侧破损，撞翻了一个水桶。之后的那个下午，不论我还是牛，完全陷入慌乱。那段时间彻底乱了套。

身体压力的应用，不论对人还是动物，作用都是相似的。压力减轻触觉敏感。比如，在小猪身体两侧施加轻柔的压力，会让它昏昏入睡。而驯马师发现，按摩也能让马儿放松。孤独症儿童的反应，很像一匹容易激动的马受惊时的反应。对于触碰到自己的任何事物，他们要么攻击，要么踢打。压力能够减轻野马的敏感度并使其放松。最近，我参观了一个用于驯服野马的压力装置展示。展示过程中的马由一位农场主出售，每当有人靠近，它就会嘶叫着踢跳，所以根本不能骑。而压力装置对于神经系统所产生的效果与我的拥抱机很类似。压力帮助这匹受惊的马克服其对于触摸的强烈恐惧。

亚利桑那州普雷斯科特的罗伯特·理查森（Robert Richardson）制造的这台机器，利用沙子，使马在无法移动的前提下，轻柔地对其施加压力。野马被关进一个类似于马拖车的狭窄马厩里，旁边还有两匹温顺的马，分别在前后相连的马厩里与其相伴，因为落单的野马会感到恐惧。野马的脑袋从马厩前方一个有衬垫的开口伸出来，后部的推门防止它后退，以免拉扯到头部。沙子从野马头上方的漏斗沿着马厩墙流下来，慢慢充满马厩。采取此法，野马几乎感觉不到自己被埋起来，直到沙子升至野马脖子的高度。压力的缓慢施加，最能让野马平静。当沙子到达野马腹部的位置时，它轻轻地扯动了一下，但是紧接着又显得非常放松。它很少把耳朵向后竖起来，而那个姿势代表了恐惧或者侵略。此时的野马根本不会试图去咬任何人。它对于周围环境既警觉又好奇，表现得就像马厩里一匹普普通通的马。即便野马的身体被完全埋起来，它仍然可以自由地移动脑袋，最终接受人们触摸它的脸，摩擦它的耳朵和牙齿。起初无法忍受的触摸，此时成为可以接受的事情。

15分钟之后，沙子通过地板上的格栅从马厩中排出。此时，野马身体的其他部位也能忍受触摸。压力产生的效果能够持续30分钟到1个小时。在此期间，野马学会对人类多一点儿信任，并且能够将触摸体验为一种积极的感觉。

轻柔的触摸，能够起到改变基本生理状态的效果。英国剑桥大学的巴里·克弗尼（Barry Keverne）及其同事发现，把猴子的皮毛弄干净，会激发脑内啡（endorphins）水平的提升，而脑内啡相当于大脑自身的麻醉剂。日本研究者发现，施加于皮肤上的压力能够产生一种令肌肉放松的效果，使动物昏昏欲睡。当需要摩擦时，猪会打滚，然后引发腹部的抓搔。动物需要触摸与抚慰的动机很强烈。哈里·哈洛（Harry Harlow）著名的猴子实验表明，那些与母亲分离的猴子宝宝需要一个表面柔软的替代物来依附。如果剥夺了一个猴子宝宝和真正母亲的接触，或是与母亲替代物，比如与哈洛提供的柔软蓬松的油漆辊子接触，那么它对于未来能感受情感的能力就会减弱。动物宝宝需要触摸和抚慰，这样才能拥有正常的感觉体验，以及正常发展。哈洛还发现，轻柔的摇摆有助于防止与母亲分离的猴子宝宝出现那种类似孤独症的异常行为。所有的父母都知道，摇摆能够使一个暴躁不安的宝宝平静下来。不论儿童还是成年人，都喜欢摇摆。这就是摇马和摇椅畅销不断的原因。

上世纪70年代以前，普遍存在的孤独症旧式理论责怪"冰箱妈妈"对于孩子的有意拒绝导致了孤独症。心理学家布鲁诺·贝特尔海姆（Bruno Bettelheim）在其著作《空洞堡垒》（The Empty Fortress）中所提出的广为人知的理论，坚持认为心理缺陷导致孤独症。我们现在已经知道，孤独症是由神经异常引起，导致孩子拒绝正常的触摸和拥抱。宝宝异常的神经系统拒绝了妈妈，导致孩子被触摸时会逃脱。还有一种可能，则是大脑的第二次损伤，因为一个不健全的神经系统，导致孩子常常躲避正常的令人舒服的触摸。

大脑研究表明，感觉问题具有一个神经基础。小脑和边缘系统的异常，可能导致感觉问题以及情感反应的异常。马萨诸塞州综合医院的玛格丽特及其同事对孤独症人士的大脑进行解剖，发现不论小脑还是边缘系统，神经发展都存在不成熟的现象。埃里克·库尔谢纳也通过核磁共振造影大脑扫描发现小脑的异常情况。对大鼠和猫的研究表明，小脑的中心部位，即小脑蚓部，扮演着感觉的音量控制的角色。早在1947年，威廉斯·钱伯斯（William Chambers）博士曾经在《美国解剖学杂志》（American Journal of

Anatomy）上撰文，宣称用电极刺激猫的小脑蚓部，可以使猫对声音和触摸产生过敏反应。较低级的大脑中心的一系列异常，可能导致感觉过度敏感、感觉混乱以及感觉混合问题。

全世界各种各样的实验室所进行的测试清楚地表明，孤独症人士在脑干功能测试中的结果属于异常，而那些无口语的损伤严重的人，其结果最异常。神经问题发生在胎儿期，绝非由心理因素所导致。但是，如果一个婴儿缺乏令人舒适的触摸，其大脑中温柔的情感回路也会萎缩。

孤独症和动物行为

动物园里的动物，被关在荒芜不毛的水泥笼子里，会变得百无聊赖，往往发展出怪异的行为，比如摇摆、踱步、蹒跚前行。如果动物年幼时被放入这种环境，将会成为永久性的损伤，并且表现出类似孤独症的古怪行为，以及过度易怒，易激动，陷入刻板行为，比如自伤、多动或出现心理异常的社会关系。感觉被剥夺，会对神经系统造成非常恶劣的影响。让这些动物完全康复会极端困难。

对于动物以及人类的研究表明，感觉体验如果被限制，将导致中央神经系统对于声音和触摸高度敏感。早期的感觉限制往往造成持久的影响。在空荡荡的水泥狗舍里长大的小狗，听到一个响声时，会非常兴奋。当它们离开狗舍被转移到农场，六个月之后，它们的脑波信号仍然显示出过度的易激惹性。孤独症儿童的脑波也呈现类似的过度反应信号。对老鼠的进一步研究表明，限制正常的感觉体验会造成损伤性的结果。修剪老鼠宝宝的胡须，使其缺乏输入的触觉信息，将导致负责接收来自胡须的感知觉的大脑部分变得过度敏感。这种异常相对持久，即便胡须重新生长出来，大脑相应区域仍然异常。也许，孤独症儿童的异常感觉功能导致其大脑发展出次生的异常，因为感觉输入信息要么扭曲，要么缺乏。这些扭曲的信息可能会影响我们所认为的正常情感。

幼小动物的养育环境，将影响其大脑结构的发展。伊利诺伊斯州大学的比尔·格里诺（Bill Greenough）的研究指出，如果在养老鼠的笼子里放置供其玩耍的玩具以及梯子，就会增加大脑负责视觉、听觉部分的神经细胞树突或者神经末梢的数量。在我的博士论文里，有一部分内容是有关猪的研究。研究结果表明，在荒芜的塑料猪圈里长大的猪，会出现鼻子拱土的异常行为，其大脑负责接收来自猪嘴的感知觉信息的部分，神经树突会格外明显。这种异常的树突也许能够解释为何动物园的动物在经历了若干年的刻板踱步之后，很难恢复正常。这也是为什么孤独症儿童要在幼年时开始接受治疗和教育的重要原因。只有这样，处于发育状态中的神经末梢才能在正确的位置建立连接。

孤独症情感

有些人认为，孤独症人士没有情感。我千真万确地拥有情感，但是我的情感更像一个孩子，而不是成人。对我而言，童年时期的大发雷霆与其说是情感的表达，不如说是神经回路超负荷的结果。当我平静下来，情绪便烟消云散。当我生气的时候，感觉就像一场午后的暴风雨；愤怒的情绪非常强烈，但是能够立刻恢复，迅速消除。如果看到有人虐待牛，我就会十分生气，但是只要他们停止这种行为，我的愤怒很快就过去了。

不论孩提时代，还是成年之后，我曾经感觉到欢乐。比如，当客户表示喜欢我的项目，我内心的喜悦就像小时候从跳水板跳下时的那种快乐感觉。当我的科学论文获得认可要发表时，我能体验到小时候的那种欣喜。有年夏天，我在沙滩上捡到一个漂流瓶，然后跑回家，把瓶子里的纸条拿给妈妈看。当我运用自己的聪明才智设计出一个富有挑战性的项目时，我会体验到深刻的满足。那种满足的感觉，就像完成一项有难度的猜字游戏，或者赢了一局特别有挑战性的棋或者桥牌。那不是一种情感体验，更多属于理智上的满足。

进入青春期之后，恐惧成为我的主要情感。当激素分泌，我的生活中心就是想方设法避免惊恐发作。其他孩子的欺凌让我非常痛苦，并且做出愤怒的回应。我最终学会了控制脾气，但是欺凌问题继续出现，有时候我会大哭。仅仅是欺凌的威胁就让我害怕。我害怕走过停车场，因为我担心有人叫我的名字。学校课程表上的任何变化，都会引发我内心强烈的焦虑和恐惧。我在门的象征符号上花费了很多时间，因为我相信，如果我能够弄明白自己的精神秘密，就可以驱散恐惧。

汤姆·麦基恩和特蕾泽·若利夫在各自的作品中都曾指出，恐惧也是他们的一种主要情感。特蕾泽描述道，设法保持每件物品的原样，能够帮她避免一些可怕的恐惧感。另一位孤独症人士托尼（Tony.W）在《孤独症与发展障碍杂志》中撰文说，自己生活在一个充满白日梦和恐惧的世界里，害怕一切事情。就我个人而言，可怕的恐惧感始于青春期，但是对于某些孤独症人士而言，童年期就开始了。肖恩·巴伦叙述自己在五六岁之前，就体验到那种纯粹的恐惧。教室里高度结构化的环境减少了他的一些恐惧感，但是当他站在门厅时，往往还会感到恐惧和焦虑。

我过去曾体验过的那种强烈的恐惧与焦虑，自从十三年前开始服用抗抑郁药物之后，几乎就消除了。恐惧感的消除也减弱了我的许多其他情感。如今我所拥有的最强烈的情感，是在控制牛的过程中能够感觉到它们因为我的照顾而放松，所体验到的强烈的平静和沉着。那种平和与极乐的感觉，不像其他情感那样会快速消失，它就像在云中漂浮。拥抱机带给我一种相似但是轻微的感觉。当我运用智慧做出漂亮的事情，会获得巨大的成就感，但是我不知道狂喜是怎么回事。我知道自己错过了一些事情，比如其他人因为天边美丽的晚霞而昏厥过去。在理性层面上，我知道它很美丽，但是我感觉不到。与喜悦最为接近的情感是欣喜若狂，比如当我解决了某个设计问题的时候。每当内心充满这种感觉，我就想踢踏脚后跟，就像春日里一头嬉戏雀跃的小牛。

比起绝大多数人，我的情感要简单得多。我不清楚人与人之间的复杂情感是什么，只懂得简单的情感，比如恐惧、愤怒、快乐以及伤心。观看悲伤的电影，我会哭，有时目睹确实打动我的某些事情，我也会落泪。但是，复杂的情感关系超出我的理解范围。我无法理解一个人刚才还爱着某个人，接下来的一刻，竟会出于嫉妒的狂怒要杀死对方。我不能理解悲喜交加。唐娜·威廉姆斯在《某人某地》中间接概括了孤独症人士的情感："我相信，当某种控制情感的机制不能正常运行时，孤独症就可能产生相对正常的身体和心智，但却无法深刻地表达，他们本应有能力表达的情绪。"就我的理解程度而言，当一个人同时拥有两种对立的情感时，就出现了复杂情感。《汤姆历险记》（*Tom Sawyer*）的作者马克·吐温（Samuel Clements）曾这样写道："幽默的秘密来源不是快乐，而是悲伤。"弗吉尼亚·伍尔夫（Virginia Woolf）写道："世界的美丽有两个边缘，一是欢笑，一是痛苦，将心切成碎片。"我能理解这些观点，但是我无法以那样的方式去体验情感。

我就像安东尼奥·达马西奥（Antonio Damasio）最近在《自然》杂志一篇文章中提到的那位S.M女士一样。她的杏仁核曾经受损。孤独症人士大脑的这一部分也不成熟。S.M在判断他人的意图方面存在困难，她的社交判断能力很差。S.M无法辨认面部表情的微妙变化，这种情况在孤独症人群中十分常见。在操作拥抱机作用于自己的过程中，我采取了各种复杂的方式，并发现控制杠杆操作方式的微小变化，会影响到它带给我的感受。如果缓慢地增加压力，我会在加压的速率以及定时方面，实现非常微小的变化。这仿佛是一种压力的语言，而且我不断发现那些使感知觉略有不同的新变化。对我而言，这种情况就像一种复杂情感的同等物，只是能够触摸到而已，它有助于我去理解情感的复杂性。

我已经学会理解自己与客户之间的单纯情感关系。这些关系通常直截了当，但是，那些细枝末节的差别仍然让我费解。我重视那种能够体现成就和欣赏的具体可见的事物，客户们会送我帽子作为礼物，每当看到它们，我就会很开心，因为那是实实在在的证据，证明客户们欣赏我的工作。这些实际可见的成绩激发着我，让我对社会做出积极的贡献。

对于那些在生活中动机主要由复杂情感驱动的人，我仍然很难理解并与其建立联系，因为我的行为由理智来指导。当我错误地解读微妙的情感线索，就会导致与一些家庭成员之间的争执。比如，对我妹妹而言，身边有这样一位古怪姐姐会感到很困难。她觉得自己总得蹑手蹑脚地在我身边走过。她那时候的感觉，我一无所知，直到很多年以后，她才说出小时候自己对我的看法。出于对我的爱，妈妈一直与我并肩前进，不让我进入社会收容机构，但是有时候，她觉得我根本就不爱她。

对我妈妈而言，情感联系比理智、逻辑重要得多。当我还是婴儿的时候，我像个小野兽一样踢她，我不得不使用拥抱机来寻求爱与温柔的感觉，这些事情都让她深受伤害。具有讽刺意味的是，如果放弃拥抱机，我就会成为一块冷冰冰的硬石头。如果没有拥抱机，我就无法对她产生温柔的情感。为了体验爱，我必须感受到身体的抚慰。不幸的是，我妈妈以及其他高情商的人，很难理解孤独症人士的思维方式跟他们不一样。对她而言，那种感觉就像和来自另一个星球的人打交道。我与科学家以及工程师更容易相处,因为他们受情感驱动更少一些。

在一个会议上,有位孤独症男士告诉我,他只能体验到三种情感,恐惧、悲伤、愤怒,他没有快乐。他在情感强度方面也有问题,他的情感会摇摆不定,混合在一起,和感觉混乱很类似。我的情感不会出现混合状态,但是在某些方面会减弱以及混乱。这位男士描述的情感混乱,也许就像两岁孩子在正常情况下出现的那种突然的情感变化。他们能够一会儿哭,一会儿又乱发脾气。情绪快速转换的问题,常常发生在年龄较大的孤独症儿童身上,而大龄孤独症儿童的情感模式和普通儿童差不多。

在过去的两年中,我越来越意识到一种高涨的情绪,它发生在人与人之间,比明显的生气、快乐或恐惧都要微妙。我已经观察到,当几个人在一起共度快乐时光时,他们的话语和笑声会遵循一种节奏。大家会齐声大笑,然后安静地交谈,直到下一次集体大笑。遇到类似情景,我总觉得很难融入进去,而且总是打断他人谈话,并且对于自己的错误毫无知觉。问题在于,我无法跟上这种节奏。二十年以前,波士顿的一位医生康登博士(Dr. Condon),观察到孤独症儿童以及其他存在发展障碍的儿童似乎总是无法跟上成人的语言,而普通婴儿能够与成人的话语保持同步。

对很多人而言,我所做的工作,从情感上难以接受。经常有人问我,我如何做到既照顾那些牲畜,又参与屠杀过程。也许因为与其他人相比,我较少情感用事,所以能够更轻松地面对死亡。我活在当下,仿佛明天就会离开人世。这种想法推动我努力实现许多有价值的事情,因为我已经学会不惧怕死亡,接受生命终结的必然性。因此,我能够客观地看待屠杀,并且觉察到牛的感受。但是,我并非只是一个毫无感觉的旁观者;我对牛也有感性的同情。当它们保持平静时,我也感到平静,如果发生了什么事情导致其痛苦,我也会感觉到它们的痛苦。我不让死亡的想法扰乱自己的心思,而是将目光转向那些实实在在的牛的感受。我的目标在于减轻牛的痛苦,以及改善农场对待牲畜的方式。

孤独症人士能够形成非常强烈的情感联系。汉斯·阿斯伯格(Hans Asperger)是一位德国医生,阿斯伯格综合征就是由他的名字而来。他提出,人们通常认为孤独症人士缺乏情感,这种假设是不准确的。但是,对我而言,强烈的情感联系更多地涉及地点,而不是人物。有时候,我认为自己的情感生活也许更接近动物，而不是人类，因为与普通人相比，我的情感更简单，更明显。就像牛那样，我有一些具体的情感回忆，都与地点相关。比如，那些过于痛苦以至于无法思考的回忆停留在潜意识层面，我感觉不到，而我的情感记忆能力也非常弱。令人特别怀疑的是，当牛想起某个曾经鞭答它们的牛仔时，其情感是否会被唤醒，但是它们的恐惧反应可以通过某些指标进行测量，比如当牛看到那个牛仔或者返回至曾经被鞭答的地方，是否出现心率加速或者压力激素释放。它们往往将危险与某个具体地点相联系。孤独症人士也拥有那种与地点或事物相关的具体回忆。重返那些发生快乐之事的地方，或者看到能够引发积极情感的事物，有助于我们重新体验那些愉悦的感觉。因为如果只是回忆，还远远不够。

从事牲畜处理设备设计工作期间，我对于曾经待过几天或几周的地方，会形成情感反应。有位客户告诉我，我曾经抱怨某个项目整整两个星期，就像一个刚生完宝宝的妈妈。那些我曾经投入大量时间的地方，会激起我内心特殊的情感。每当返回其中一个地方，只要靠近那里，我常常害怕地不知所措。想到自己要被拒之门外，我就惶恐不安。虽然我知道那样做很荒谬，但我还是要调查每一个工作地点，确保自己能够进入。大型肉类打包厂都设有保安人员，但是几乎每到一个工厂，我都寻思着躲开安检，因为那种地方总会激起我内心的特殊情感，所以避之不及。每次开车路过，我都能看到篱笆上的每一个洞，还有每一扇没锁的大门，然后会将它们永远铭刻在记忆中。我对封闭走廊的恐惧感受非常强烈，处在那样的环境下会让我感觉自己仿佛一头被困在陷阱里的动物。

对我而言，发现那些洞洞和缺口，就像一只警惕的动物在调查新领土，确保自己有安全的逃生路线和途径，或者就像要穿过或许四处潜伏着捕猎者的空旷平原。那些人是否会试图阻止我？有些调查是无意识的自动行为。即使我没有在寻找，仍然能够发现未锁的门。我会无法控制地发现它。一旦发现入口，我心里就会突然涌起一阵兴奋的快乐。看见篱笆上所有的洞洞，也能减轻我的恐惧。我知道，如果能够穿过这些篱笆，心里就会有安全感。我对封闭走廊的恐惧，是少数过于强烈而无法依靠抗抑郁药物来完全抑制的情感之一。

当我靠近自己的象征符号门时，也会产生类似的恐惧反应。我的恐惧，一部分源于担心门被锁上，就像一只打洞的动物要面临一个封锁的洞穴。那种感觉就好似大脑深处的抗捕食系统被激活。人类与动物共有的基本本能，也许是被某种刺激触发的。德高望重的科学家，例如卡尔·萨根（Carl Sagan）在其著作《伊甸园的龙》（*The Dragons of Eden*）以及梅尔文·康纳（Melvin Konner）的《交错之翼》（*The Tangled Wing*）中提出了这一观点。朱迪丝·拉波波特（Judith Rapoport）在《那个无法停止洗手的男孩》（*The Boy Who Couldn't Stop Washing*）一书中提出，诸如人们花费几个小时洗手或者反复检查炉子是否关掉的强迫症，也许出于安全及修饰需要，是古老的动物本能被激活的结果。

在我停止使用门的象征符号之后，对于封闭走廊的恐惧仍然长久存在于我的视觉符号世界以及现实世界。早年间，我发现通往校园最高建筑屋顶的门。站在一个高处的有利位置，我能够俯视潜伏在人生下一阶段的危险。在情感方面，我仿佛一只动物在四顾平原，检查是否有狮子出现，但是在象征符号的意义层面，高处意味着努力寻找人生的意义。我的理性努力理解这个世界，但是需要像动物恐惧的引擎样的装置来驱动。

大概三十年前，当我操纵门的视觉符号世界时，我意识到，恐惧是自己最强大的动力。那时，我没有意识到其他人在体验其他的重要情感。既然恐惧是我主要的情感，所以它渗透到所有具有情感意义的事件中。下文中的日记，非常清晰地显示出我在象征符号的世界里如何努力应对恐惧。

> 1968 年 10 月 4 日
>
> 今晚，我打开小门，从那里穿过去。我把门抬得很高，月光下的屋顶在我眼前一览无余。我已经把自己对他人的恐惧和焦虑放在地板上。使用天窗是危险的，因为如果被密封，我就会失去情感的出口。理智来讲，门只是一个象征符号，但在情感层面上，开门的实际行为引起了恐惧。穿越门的动作，代表着我克服了对于他人的恐惧和焦虑。

我的理性一直在告诉自己，生活中的变化是一项挑战，自从第一扇门几乎魔法般地出现之后，我便精心选择门作为具有象征意义的符号，帮助自己度过难关。有时，当我通过一扇门的那一刻，交感神经系统会急剧激活——交感神经系统使得人类或者动物逃离危险。那种感觉就像面对一头狮子。我的心跳会加速，手心冒汗。如今，这些反应已经能够被抗抑郁药物所控制。药物与记忆库中存储的大量信息齐心协力，使我能够将视觉象征符号的世界抛在身后，勇敢地踏进这个所谓的真实世界。

然而，也就是最近两三年，我才意识到自己不曾体验全部的情感。我的情感不同于他人的最初迹象出现在高中，即我的舍友为科学老师所倾倒的时候。不管她当时到底怎么想，我知道自己不会对任何人产生那样的感觉。但是多年以后，我意识到，其他人在绝大多数情况下，其社会交往是由情感所引导的。对我而言，所有社交活动中的得当行为，都必须依靠理智习得。随着经验的不断丰富，我的社会交往技巧也越发娴熟。在我一生中，善解人意的老师和导师为我提供了帮助。孤独症人士急需领路人来指导和教育自己，这样才能在社会的丛林中幸存。

更新：共情和情感

在某些情景中，有些普通人所表现出的缺乏共情非常可怕。这种共情的缺乏，有时超出我的理解范围。我屡次在报纸上读到，某家公司因为陷入财政危机，要给工人减薪。工人们同意了，但是董事会主席却为自己发额外津贴。这种做法往往令工人愤慨。工人们更愿意领头人与自己有难同当。在这种情况下，自我和情感失去了共情。为什么会发生这样愚蠢的事情？之所以会出现这种愚蠢做法，就是因为他们的头脑中只有权力和自我。这些经理似乎没有吸取其他公司的前车之鉴。可能这些经理没有共情能力，因为他们没有直接看到工人会如何反应。在多数情况下，他或她不必面对工人。新近的研究揭示了共情如何运行。当一个人看到另一个人受伤，名曰镜区（mirror area）的大脑回路将被激活。这些回路使一个人能够体验他人的痛苦。芬兰科学家开展的大脑成像研究表明，与普通人相比，阿斯伯格综合征人士的大脑镜区回路活性更弱一些。

当人们直接体验到痛苦的时候，就会产生共情。与餐饮企业共事期间，我曾经带领很多高层经理去参观农场和屠宰场，那是他们的第一次。在参观这些地点之前，动物福利只是一个抽象概念。当他们亲眼目睹动物的苦难之后，就有很大变化，强制其供货方遵从动物福利大纲。那些曾经无动于衷的高管，开始采取行动。其中一位看到奄奄一息的奶牛进入生产线之后，吐得一塌糊涂。我的工作就是实施一个审核系统，测量屠宰场的动物福利标准。只有一个主管，反应与别人不同。在返程的飞机上，他轻轻拍着耳机，讲着愚蠢的航线飞行笑话。他在逃避讨论参观屠宰厂的话题，因为他的反应与其信仰相冲突。他的公司是少数几个未能坚定地实施福利大纲的公司之一。

这又涉及我无法理解的另一种人类情感：拒绝承认。有些父母面对孩子四岁还不会说话的情况，仍然不肯承认有什么事情不对劲。我不能理解这种缺乏逻辑的情感。孤独症儿童必须以非常具体的方式学习如何站在别人的角度上去看待问题。当我把污物扔到别人身上，妈妈向我解释，我不应该那样做，因为如果别人向我扔脏东西，我也会不愿意。

我认为共情有不同的类型。对我而言，为了能够产生共情，我必须想象自己设身处地。我能够真正地同情一位失业下岗的工人，因为我能想象着他的家人坐在餐厅里，努力地盘算到底能挣到多少钱。如果那个工人不能付按揭，就会丢掉房子。我真的能够在生理上感受这种艰难。我已经观察到普通人的视觉化共情能力很差，他们往往无法体会其他人的感受。许多人在驾驶过程中打方向灯的时候，会忽略必要细节，因为他们不能想象另一个司机会看到什么。但是人们会告诉我，我的方向灯不会把别人弄得不知所措。普通人拥有共情能力，但是有些人对于孤独症人群的感官敏感问题缺乏理解。一些最优秀的语言治疗师在辅导存在感觉问题的个体时，能够设身处地体验这种困境，因为他们自己也曾经与这些声音、触觉、视觉过度敏感的问题抗争过。那些拥有最好的感觉共情能力的人们，也曾经历过由于感觉处理问题所引发的痛苦或者感觉混乱。

行为后果有时很必要

关于"行为后果"的主题，存在争议。有些人认为那些令人嫌恶的方法应该取缔。我总是在试探界限。我很清楚，在学校里大发雷霆之后，回家要接受一天不能看电视的惩罚。家庭和学校的纪律规则保持一致。妈妈和老师是同盟。如果那些不当行为无需承担任何后果，我恐怕早就像脱缰野马一样。不过，虽然我在家规严格的环境中长大，但艺术能力一直得到鼓励，父母从来没有以取缔我喜欢的艺术活动作为惩罚手段。这里，我想强调，我完全反对使用那种令人反感的方法，比如电击。这些方法如果反复使用，绝对是错误的，而且是虐待行为。

教学和教育应该一直采用积极的方法，但有些情况下，也需要一个让人感觉恶心的处理方式，让孩子懂得别人的感受。有三位老师曾经告诉我，他们都遇到过不断朝自己吐口水的学生。老师们尝试过各种不令人反感的积极方法，比如视而不见，比如解释为什么不喜欢对方那样做。接下来，有一天，当老师们第一百次被那个孩子吐口水之后，他们终于忍无可忍，朝对方吐了回去。那个孩子当时说了一句，"我吐！真讨厌！"这时候，老师说道："现在你知道你冲我吐口水的时候，我什么感觉了吧？"三位老师都采取此法教育这类孩子，结果全部奏效。现在，这些孩子终于真正理解当他冲别人吐口水时，对方会是什么感受。

情感大脑类型与思考大脑类型

英国剑桥大学的西蒙·巴伦－科恩（Simon Baron-Cohen）曾经介绍过一个观点，即人们有两种情感大脑类型。他指出，一个人要么是共情型的人，要么是系统型的人。前者通过情感与他人发生联系，而后者对事物的兴趣远远超过对人的兴趣。普通人更多属于第一种情况，而孤独症／阿斯伯格综合征人群则倾向于后者。我在完成巴伦－科恩测试之后，第二个项目的得分很高。

在第一章的更新部分，我描述了三种思考类型：视觉、音乐和数学以及语言逻辑。大脑情感类型也许都有不同的思考类型，但是孤独症谱系也许在思考类型的分布范围最广泛。我的假设是，有些情感回路也许连接失败，而艺术和数学部分的局部网络也许存在超级链接。大脑的高度差异，取决于哪些"计算机电缆"建立了连接。

第五章　世界的运行
——天生我才必有用

两岁半的时候，我被送到一所专为语言障碍儿童开设的早教机构。那所机构配备了一位年长且富有经验的语言训练师，以及另一位教师。每个孩子都能得到治疗师一对一的辅导，而那位教师负责带领另外五个孩子。那所机构的老师们知道自己应该在多大程度上温柔地介入我的世界，将我从白日梦中唤醒，把注意力集中起来。因为太多的打扰会导致我大发雷霆，但是如果不干预，训练又无法取得进展。如果对孤独症儿童放任不管，他们就会缩在自己的小世界里。

我会不理睬周围的一切，关上耳朵，然后开始做白日梦。我的白日梦就像在大脑中播放彩色电影。我也会完全沉浸在旋转一枚硬币或者研究书桌木材纹理模式之类的事情中。当我醉心于此类活动的时候，世界的其他部分便消失了，但是语言训练师会温柔地捏住我的下巴，把我拉回现实世界。

三岁的时候，妈妈雇了一位家庭女教师，负责照顾妹妹和我。这位女士让我们不停地玩游戏，进行户外活动，那是我的教育治疗方案的一个重要组成部分。她积极参与我们所做的每一件事情，鼓励我保持互动。我们会堆雪人、玩球、跳绳、滑冰、滑雪。当我再长大一点，她陪我们一起画画。绘画这项活动有助于发展我在艺术方面的兴趣。对于一个孤独症儿童而言，无论在家还是学校，进行结构化的活动都很重要。一日三餐总是按时吃，我们也要学习餐桌礼仪。很小的时候，家庭女教师就教导我们要有礼貌，此外，安全规则也深入我们的头脑。她还教我过马路时要左右环顾。所有孩子都必须了解街道是危险的，但是孤独症儿童需要死记硬背才能学会每件事，一两次警告根本没用。

我上了一所普通幼儿园，那是一所规模很小的小学附属幼儿园。每个班只有12~14个孩子，以及一位富有经验的老师。那位教师知道自己该如何用严格但公平的规矩来限制孩子，以便控制行为。我上幼儿园的头一天，妈妈来到幼儿园，向班上其他小朋友解释说，他们需要帮助我。这种做法防止了欺凌行为的出现，为我创造了一个较好的学习环境。我对那所学校的老师充满感激，因为那里有旧式的高度结构化课堂，而且有很多机会开展有趣的实操活动。

令我记忆犹新的是，学习太阳系的时候，我们亲手在布告牌上画太阳系，还去参观科学博物馆。三四年级时，参观博物馆以及动手做实验，让我感受到科学的真实存在。气压的概念之所以容易理解，是因为我们用牛奶瓶、橡皮压片以及吸管制作了气压计。我们把吸管捆扎在橡皮压片上，橡皮压片覆盖住牛奶瓶口。空气压力的变化，推动橡皮隔板上下移动，吸管便随之移动。

老师们还鼓励我发挥创造力。五年级的时候，我还帮忙为学校演出做了许多演出服装。我擅长绘画和艺术。不论在家里还是学校，我都因此得到表扬和鼓励。

开始上学时，我仍然被诊断为脑损伤。老师们知晓我的诊断结果，也愿意与我共处，即便他们没有接受过特殊教育方面的培训。上幼儿园之前的两年密集型干预，为我上一所普通学校做好了准备。我当时已经完全具备口语能力，很多较严重的孤独症症状也消失了。成功的教育方案会减少儿童的孤独症表现。那时，我能够和其他孩子一起玩，而且可以较好地控制自己的坏脾气。但是，我与他们的交往仍然有问题，尤其是当我疲劳的时候，或者因为老师没有给我足够的时间回答问题而感到挫败的时候。我的大脑处理信息的速度很慢，因此，快速回答问题很困难。

八岁的时候，我的阅读依旧困难，于是妈妈尝试了一种新方法。每天下午放学后，我们一起坐在厨房里，她让我试读书上的单词。自从我学会音标和语法之后，她大声为我朗读一个段落，然后我试着读出其中一两个单词。逐渐地，她让我读越来越长的段落。我们会从一本真正有趣的书中选取段落，而不是那种给小孩看的启蒙读物。我的音标学得不错，因为我理解口语，但是，我用了相当长的时间才学会默读。将单词大声读出来，有助于我排列单词的顺序。过去，我也会在夜里给自己讲故事。大声朗读故事，也为每个故事安排顺序，这使得它们听起来更真实。甚至到了高中，我还会大声地和自己讨论哲学命题。

随着年龄的增长，那些为我带来巨大帮助的，往往是那种更加富有创造力，不因循守旧的人们。精神病学家和心理学家毫无帮助，他们只顾着对我进行精神分析，然后发现我深层的黑暗心理问题。一位精神病学家认为，如果他能找到我的精神损伤，就会治愈我的问题。高中的心理学专家试图扼杀我对某些事物的依恋，比如门，而不是试图理解它们，并借此促进我的学业。

卡洛克（Carlock）先生是我的科学教师，他成为我在高中时代最重要的导师。当我被一所普通高中开除之后，父母送我进入专为存在情绪问题的天才学生开办的小型住宿学校。虽然我12岁时的韦氏智力测验分数为137，但是我对学校课业百分百厌倦，而且长期以来成绩很差。那所学校的其他教师和专业人士想阻止我的古怪兴趣，让我变得更正常，但是卡洛克先生接受了我的兴趣，而且以此作为动力，推动我的学业。当我谈论起诸如门之类的视觉象征符号时，他让我读哲学书。

心理学家和精神病学家同样希望取缔我的拥抱机，但是卡洛克先生坚决捍卫它，并且进一步帮助我更好地为兴趣和能量定向。他告诉我，如果想知道为什么拥抱机让我放松，就必须学习科学。如果我用功学习，考上大学，就能学到为什么压力会产生放松的效果。他没有把我的古怪机器拿走，而是以它作为动力，来激励我努力学习，获得好的学习成绩，并且进入大学。

后来，卡洛克先生指导我接触科学文献，比如《心理学文献》（*Psychological Abstracts*）以及《医学索引》（*Index Medicus*）。我了解到，真正的科学家不会使用《世界图书百科全书》（*World Book Encyclopedia*）。通过那些索引，我能够找到世界各个地方的科学文献。在上世纪六十年代中期，科学索引都未经计算机处理。公共图书馆里甚至没有复印机。索引的每一个条目，都必须手抄到笔记本里。在那样的年代，搜索科学文献真的是费力的工作。卡洛克先生带我去图书馆，教我如何做这些事情，让我朝着成为科学家的方向迈出了第一步。在那里有真正的科学家才会用的书。

卡洛克先生的训练让我受益匪浅。后来，当高度焦虑将我的生活弄得支离破碎时，我会去图书馆研究自己所需要的药物，并通过《医学索引》找到了答案。

很多孤独症儿童会对不同的事物着迷。有些教师试图压制孩子们的痴迷，这样做是错误的。相反，教师们应该扩展孩子们的这些兴趣，并且将其转化为富有建设意义的活动。例如，如果一个孩子对船痴迷，可以利用船来鼓励他阅读，做数学题。比如，读关于船的书，做关于船速的算术题。痴迷会提供巨大的动力。利奥·凯纳指出，对一些孤独症人士而言，通往成功之路的做法，是将其痴迷的事物发展成为职业。他最成功的病人之一在银行从事出纳工作。他成长于一个农民家庭，家人为他对数字的迷恋寻找到人生目标。为了激励他在这些领域工作，收割玉米的时候，家人让他数一行又一行的玉米。

凯纳医生也指出，孤独症人士的痴迷之物也能够在社会生活和交友方面帮助他们获得成功。如今，许多孤独症人士痴迷于计算机，并且特别擅长编程。对于计算机的兴趣，为他们与其他计算机迷的交往创造了条件。对于这类人而言，互联网精彩无比。孤独症人士具有的那些目光对视以及令人尴尬的举止问题，在互联网上看不到，而键盘敲出的信息，能够避免许多当面接触所引发的社交问题。互联网也许是改进孤独症人士社交生活的最佳途径。汤姆·麦基恩曾说，在他的大学时代，计算机简直就是天赐之物，因为他能够通过计算机与他人交流，并且不必将注意力集中在正常说话这件事上。

教师需要帮助孤独症儿童发展他们的天赋。我认为，人们过于强调孤独症儿童的缺陷，而没有充分关注他们正在发展的能力。比如，艺术天赋常常在儿童幼年时就显示出来。在会议上，家长、老师和孤独症人士曾经向我展示那些出自小孩子之手的令人惊叹的作品。七岁的孤独症儿童有时候能够画出三维透视图。我在参观一所学校时，曾看到一位二十岁的孤独症男孩在笔记本上画美丽的机场。没有人辅导他发展这项天赋。他应该去上绘图以及电脑绘图之类的课程。

汤姆·麦基恩在大学计算机编程课上遭遇挫败。他想找到一种更好的编程方法，而教授却因此没让他考试过关。我猜测，汤姆直截了当的方式也许冒犯了教授，后者并不理解一针见血的粗鲁之举有时候是孤独症的特别方式。汤姆一定是走到黑板前，涂改了教授的例题。在其书《即将到来的光明》中，汤姆写道："看！如果我们这样编程，就可以省去四五行代码。

如果我在求职程序设计工作的时候，使用他（教授）坚持的代码，肯定不会被雇用。"汤姆在这门课程上没拿到及格分数，令他既挫败又迷惑。如果有一位富有创造力的教授，一定会用更有趣味和难度的编程任务来向他发出挑战。

孤独症青少年以及成人需要依赖其长项，利用其兴趣。应该鼓励他们发展与这些领域相关的能力，比如计算机编程、机械修理以及平面艺术（计算机编程也是一个极好的发展领域，因为社交怪癖行为能够被容忍）。孤独症人士也需要导师为其解释处世之道。我曾经帮助许多孤独症成人，向他们解释其思考方式与他人不同。当一个人了解到，他人的实际思考过程有所差异，就更容易理解事物的本质以及原因。录像机以及录音机在教授社交互动时，会非常有用。当我看到自己过去一些演讲的录像带时，能看出那些不妥当的地方，比如，怪里怪气的腔调。教给孤独症人士学会在社交中表现优雅得体，就像指导一位演员如何演戏。每一步都得计划好。这就是卡洛克先生为我所做的事情远远超过教授我科学的一个原因。当我因为班里同学的欺辱感到沮丧时，他花很多时间来鼓励我。卡洛克先生的实验室就是一个庇护所，让我能逃离那个不可理喻的世界。

当我对某个事情感兴趣时，会喋喋不休地谈论到死。我会一遍又一遍地说着同样的事情。就像在立体声里一遍遍地播放最喜欢的某首歌。十几岁的孩子总会这样做，没人觉得怪异，但是孤独症人士会将正常行为夸大到超出大多数人能够理解的范围。比如，很多人认为我对门之类的象征符号的执拗态度很古怪，并且想方设法让我摒弃它们。是卡洛克先生这样的人，帮我将自己的痴迷引至正途。

大学和研究生院

进入大学之前，妈妈将我的问题告知学校行政部门。那所大学距离我以前的高中很近，我仍然可以在周末见到卡洛克先生。这对我的成功非常重要。他为我提供了必要的支持和鼓励，在我适应大学生活的阶段中。如果没有他，我不知道自己能否应付得了。

大学课程分两类：简单的课程，比如生物、历史、英语；难以忍受的课程，比如数学和法语。我的数学老师戴恩（Dion）先生，每节课后都要花几个小时来辅导我。我几乎每天都得去他的办公室，复习一整天的课程。为了通过法语考试，我还得花时间请助教辅导。副院长的妻子伊斯特布鲁克（Eastbrook）太太，给我很多精神上的支持。她是另一位对我帮助很大的不因循守旧的人。她的头发乱蓬蓬的，裙子下面穿着长衬裤。当我感到孤独或者沮丧时，会到她家里去，她会给我很多鼓励。

大学是一个令人迷惑的地方，我努力使用视觉化类比的方法来理解大学社会圈子的规则。我得出新的推论，丰富了我在寄宿学校想出的那些用来逃避麻烦的简单想法。在大学，通过认真的观察和逻辑思考，我很快了解到哪些规则确实得遵循，哪些规则可以钻空子。我将规则进行了简单的分类，并将其称作"罪恶系统"。如果某条规则被指明属于罪恶系统，则非常重要，打破这项规则将导致严重后果，比如失去特权，或者被开除。学生吸烟或者发生性行为，会陷入严重麻烦。如果一个学生不参与这两类事情，获得完全信任，她可以偶尔来点小违规，而不用承担后果。我将吸烟和性行为归为"罪恶"。既然学校管理人员意识到我不会躲到灌木丛干出什么不好的勾当，所以我不会因为没有一位学校老师陪同，独自走到树林里而受罚。我从来没有获得过独自远足的特别许可，但是另一方面，我也知道，学校教职工不会试图阻止我那样做。我发现，教师和舍监更关注吸烟和性行为，这让我知道如何避开麻烦。

对孤独症人士而言，规则非常重要，因为我们极度关注如何行事。我总是慎重地执行规则，并且赢得老师们的信任。那些信任我的人总是给我很大帮助。但是很多人难以解释孤独症人士如何理解规则。既然我没有任何社交直觉，只能依赖纯粹的逻辑，就像使用一个专门的计算机程序来指导自己的行为。我从逻辑上根据规则的重要性对其进行分类。那是一棵复杂的规则系统决策树。对于任何社交决定，我都会采取理性和逻辑决策的过程。情感不会操纵我的决定；纯粹依靠计算。

学习一个复杂的决策过程是困难的。我在家教严格的环境中长大，儿时起，我便知道，偷盗、撒谎和伤害他人是错误的。随着年龄的增长，我观察到，打破某些规矩而不是另一些，就完全没问题。我将错误做法分为三类，从而建立一个关于规则是否可以打破的决策程序："真正的坏事"，

"罪恶系统","非法但不坏"。第一类事情绝对不能做。偷盗、损坏财物、伤害其他人,都属于这一类,这些很容易理解。"非法但是不坏"的事情,往往能够打破规矩之后无需承担后果。比如,高速公路上的稍微超速,以及违规停车。而"罪恶系统"分类包含了那些由于貌似不合逻辑的原因而遭到严厉惩罚的规则。运用这样的分类系统,有助于我处理自己遇到的每一个新情景。

布里肯姨妈是我的另一位重要人生导师。她总是非常容忍我,鼓励我跟牛待在一起。在参观她的农场时,我爱上了亚利桑那州。在那里,我开始对保定栏着迷,也为日后迈向自己的职业生涯提供了动力,后来,我重返亚利桑那进入研究生院。

撰写动物科学硕士毕业论文时,我希望将研究方向定位于不同饲养场使用不同类型保定栏对牛行为的影响,但是亚利桑那州立大学的指导教授认为,保定栏作为学术主题并不合适。早在 1974 年,关于牲畜业中动物行为的研究仍属罕见。我的固恋(fixation)又一次发挥了推动作用。我知道自己的想法在教授眼里很愚蠢,但是我依然着手开展牛在保定栏里的行为研究。接着,我必须找到新的指导教授。动物科学系的所有教授都认为我的想法很疯狂。幸运的是,我一直坚持,并且找到两位新的教授,一位是建筑系主任,福斯特·伯顿(Foster Burton)博士,另一位是来自工业设计系的迈克·尼尔森(Mike Nielson),他们对这个题目都感兴趣。我跟他们一起琢磨出研究方法。在动物科学系保守的教授眼中,一个貌似疯狂的想法,在一位建筑师和设计师眼里,却是完全合情合理的。

我的硕士论文将我对于事物如何运行的想法以及对于这类事情的痴迷,全部汇总在一起。我想确定不同类型的保定栏对于动物行为、受伤几率、保定栏效力的影响。我需要考虑的变量,包括牛的品种、保定栏的设计以及牛的个头。我测量牛在什么时候会突然止步不前,拒绝进入保定栏,以及操控速度和那些伤害牲畜的事物,比如导致牲畜摔倒的光滑台面、让牲畜感到窒息的拴牛栏。为了调查牛的行为,我站在保定栏旁边,将每头牛接受烙印以及注射疫苗时的行为都记录在一张数据单上。

然后,我必须将那些数据打入 IBM 打孔卡,以便在机械系的大型计算机上进行分析。我在亚利桑那州立大学读书的年代,学校里还没有精美的小型台式电脑。在五千张 IBM 打孔卡上打孔，是一件令人心烦意乱的事情，因为每头牛的数据都必须单独打在一张打孔卡上。工程师们下午六点会到实验室干活，我必须在六点之前赶到那里打孔，直到膀胱涨得发疼。如果我离开打孔机去洗手间，就会有一个机械系的学生把我的打孔机占住。我成为打孔和卡片分类的熟手。如果分类机器塞满了，我会清理，而机械系的学生则无助地站着一边旁观。我经常为他们修理机器，帮他们将卡片分类，这样我就能够重新操作自己的机器。我总是把那些卡片称为我的牛。当我把每张卡片想象成一个实际存在的动物，就更容易理解如何将它们分组从而进行数据分析。比如，我会按照牛的个头大小对那些卡片进行分类，来考察牛的个头是否会影响效力。我常常把卡片分类机称作"牛的分类机"。

　　我的调查结果显示，机器设计会影响其操作。某些类型的保定栏与其他类型相比，伤及小公牛的概率更高；同一个品种的牛，在这种类型保定栏里比在其他保定栏里更容易发生事故。我还进行了一项时动研究，来确定操控牲畜过程中的最有效速度。如果一位工作人员操作速度过快，牲畜们就更容易受伤，疫苗注射更容易出问题。二十年以前，我确定了在对牛进行疫苗注射以及其他项目需要多少时间。这些数字至今仍然具有参考价值。若想在操控牲畜的过程中既快又好，简直不可能。

　　有时候，我把自己对牛的理解归功于孤独症。毕竟，如果我自己从未使用过拥抱机，可能根本不会对保定栏对于牛的影响产生好奇。我一直都是幸运儿，因为我对动物的理解以及用图像思考的方式，将我带入一项令人满意的事业，而孤独症特质没有阻碍我在这项事业中的发展。但是，在无数次的全国会议上，很多曾经与我交谈的孤独症人士，虽然拥有非常高的大学学历，却没有工作。他们在学校这个结构化的世界里取得成功，但是找不到工作。问题往往从一开始就暴露出来。孤独症人士经常在面试环节就遭到拒绝，因为我们直截了当的行为方式、古怪的语言表达方式，以及滑稽的呆板姿态。

　　二十年前，我意识不到自己看上去多么古怪。我的一位好朋友说，那时候，我总是弓着背，手指绞在一起，不但不调整声音，而且吵闹得很夸张。对于每个必须去的地方，我总要从后门进入。幸运的是，我有足够的经济实力来维持生存，同时，在自由职业的基础上，我开始缓慢发展自己的职业生涯。有一次，在美国农业工程师协会的会议上，我意识到自己对两位工程师印象很糟糕，因为他们对我爱搭不理，拒绝和我讨论工程问题。他们认为我很古怪，直到我猛地抽出自己的画作，那是我在约翰·韦恩红河谷饲养场设计的浸缸图。他们问："这是你画的？"

孤独症人士能够在他们真正擅长的领域大展身手，比如计算机编程、绘图、广告艺术、卡通、汽车机械以及小型机械修理等。他们真正需要帮助的地方，在于推销自己。在很多案例中，如果面试环节由其他计算机编程师或者绘图师来主持，而不是人事部门，那么，孤独症人士受雇用的机会将提升。同样，如果出示一幅自己的代表作，也能帮助那些疑心重重的雇主们打消雇用孤独症人士的顾虑。我所认识的很多孤独症人士，都在从事各种令人满意的工作，比如电梯修理、自行车修理、计算机编程、平面艺术、建筑设计、实验室病理学。孤独症人士所具备的用图像思考的天赋，在绝大多数此类工作中得以发挥。比如，一位出色的机械师在头脑中想象机器的运行，从而弄明白到底哪里出了问题。那些拥有天才般记忆术的孤独症人士，特别擅长在图书馆中做图书登记和图书重新排放的工作。钢琴调音是他们擅长的另一种工作，因为很多孤独症人士都有完美的音高辨别力。

我依然记得自己在畜牧业领域初建信誉时迈出的关键一步。我知道如果能在《亚利桑那州大农场主》（*Arizona Farmer Ranchman*）杂志上发表文章，就能够以此为起点继续前行。在一场马术竞技赛中，我朝杂志的主编走去，问他是否有兴趣看一篇关于保定栏设计的文章。他给我肯定的回答。一周之后，我把那篇题为《闸门之论》（*The Great Headgate Controversy*）的文章发给了他。那篇文章讨论了不同类型保定栏的优劣。几个星期之后，我接到杂志社的电话，他们想要一张我在饲养场的照片。我简直不敢相信。正是这样的坚持不懈，让我得到第一份工作。那是1972年的事情。从那时起，我定期为杂志撰稿，同时撰写硕士毕业论文。

发表文章的经历，让我在一家大型饲养场建筑施工企业，即畜栏行业（Corral Industries），得到一份保定栏设计的工作。我仍然生活在自己的视觉象征符号世界里，并且需要具体的象征物来反映自己在行业领域所取得的进展。我穿绿色的工作服，领子上缀着牛型别针，就像一位战士的军衔徽章。刚开始，我私下里缀着青铜质的牛型别针，随着我在圈内知名度的提高，我奖励自己更高级的别针，比如银质或者金质的牛型别针。其他人认为我的制服很古怪，但是我对此根本不在乎。

埃米尔·温尼斯基（Emil Winnisky）是畜栏行业的施工经理，很欣赏我的才华，帮助我更加得体地穿衣打扮、行为处事。他让秘书带我去购买更好的衣服，教我更恰当地修饰自己。现在，我穿更合适自己的西部牛仔衬衫，但是仍然坚持原来的奖励方式，而且两只领子上都缀着银质的牛型别针。

那时候，我怨恨过埃米尔干涉我的穿衣打扮习惯，但是今天，我意识到他带给我极大的帮助。回想起那一天，我仍然尴尬万分，他将一罐芳香剂用力放到桌子上，然后告诉我，我的胸口很臭。孤独症人士需要接受衣着打扮方面的建议。紧身衣或者沙沙作响的衣服，会分散人的注意力，影响工作，许多化妆品会导致过敏反应，所以每个人都需要找到既时髦又舒服的衣服，不会刺激超敏感的皮肤以及没有香水的芳香剂和其他化妆品（我对香水严重过敏）。对某些孤独症男士而言，剃须也是一个问题，因为过于敏感的触觉会让剃须刀变得像磨砂机一样。电动剃须刀通常更容易忍受。

在畜栏行业工作期间，我每周都要去一次斯威夫特肉类包装厂。我在那里遇见了汤姆·罗雷尔（Tom Rohrer），他是工厂的经理，后来成为我职业中最重要的人生导师之一。汤姆最初为我做的最重要的事情，就是容忍我的在场，平静简单。他容忍我的喋喋不休，因为我能想出聪明的办法来解决问题，比如使用塑料牛奶软管来填满门的边缘，防止撞伤牲畜。渐渐地，工厂主管诺伯·戈斯科维茨（Norb Goscowitz）以及工头，都对我产生兴趣。诺伯几次告诉我，他向我提建议的方式，就像对待自己的女儿那样。

一年之后，我与斯威夫特签署合同，为其建造一个新的牲畜滑行台。在项目施工过程中，我了解到，技术正确并不总是等同于社交正确。我用一种非常笨拙的方式批评一些马马虎虎的焊接工，结果惹怒了对方。企业工程师哈利·温克尔曼（Harley Winkleman）向我提供一些好建议。他告诉我，"你必须向工人道歉，以免因小失大，酿成恶果。"他带我到咖啡馆跟工人们道歉，他还帮我学会如何更加富有策略地提出批评。

一年之后，我在工厂里陷入更多的社交麻烦，当我惹怒斯威夫特总经理的时候，汤姆为我辩护。我天真地以为，每一位雇员都会首先将忠诚奉献给自己的企业。当我致信总经理告知他另一家斯威夫特工厂的设备安装有误时，他感到尴尬。他没有对我发现的管理问题表示感谢。通过这件事，我认识到，对于企业最佳利益的忠诚，通常不是所有人的主要行为动机。我永远不会忘记，当事态恶化时，诺伯告诉我，"不论如何，你必须一如既往地坚持。"

我放弃畜栏行业的工作，继续为《亚利桑那州大农场主》杂志撰稿，同时在自由职业基础上开始自己的设计生意。自由职业能够使我避开许多在固定工作环境中会出现的问题。否则，我就会按部就班进入一家单位，然后设计项目，接着在遭遇社交困难之前离开。我至今仍然不能轻松地识别社交麻烦中的微妙线索，虽然我在一公里之外就能判断一头牲口是否遇到了麻烦。

当一位新的经理接管《亚利桑那州大农场主》之后，我没有意识到他认为我很古怪，并且陷入被解雇的危险。有个同事告诉我，新经理对我没什么兴趣。我的好友苏珊（Susan）看出了危险的迹象，她帮我为所有文章做了一份汇编。新经理看到我写出了那么多的出色文章，大加赞赏。这次经历教会我，为了把服务项目推销给客户，我必须准备提供绘画作品集和已竣工项目的照片。通过减少与客户讨论技术话题，以及避免对同事的社交生活说三道四，我学会如何躲开社交麻烦。

那些雇用孤独症人士的雇主，必须意识到这些员工的局限性。孤独症雇员能够特别专注于工作，那些为其创造良好工作环境的雇主，往往能够使他们发挥最佳表现。但是在他们无法应对的社交情境中，孤独症员工必须获得保护。有一位在建筑公司工作多年的孤独症人士，业绩非常优秀，自从被提升到负责客户合同的职位之后，就被解雇了。另一位孤独症男士与其他雇员一起喝醉之后，丢掉了他在实验室的工作。雇主需要教育其雇员有关孤独症的事情，这样一位孤独症人士就不会身陷一个他或她无法应对的社交情境中。

但是生活中并非只有卡洛克先生和汤姆·罗雷尔这样的人，总有一些人在制造障碍。我记得，当我驾车进入斯科茨代尔饲养场，走到通往牲畜工作区前门的时候，一个名叫罗恩的男人把手扶在门上，声称女孩不能进。早在上世纪 70 年代初期，没有女人在饲养场工作。现在，很多饲料厂雇用女性，并且倾向于雇用女性来从事牲畜操控以及治疗等工作，因为她们比男人更温柔。但是那时候，我不知道自己身为女性以及身为孤独症人士，到底哪个才是我更严重的不利条件。

试图进入男人的世界，十分困难。当我开始在肉类加工厂设计设备时，我的车被画上牛睾丸，还不断遭到令人作呕的围观。在亚利桑那州立大学奶牛场工作室，我必须在男更衣室里换衣服。在一家工厂，我曾经三次被单独带去参观血池。第三次经过血池的时候，我跺着脚，将里面的血溅了工厂经理一身。自从他目睹我如何操作机器之后，便开始表示尊重。今天人们所说的性骚扰，与我那时候的经历相比，简直小菜一碟。

罗恩永远不会知道，当他锁上通往牲畜工作区的门的那一刻，篱笆墙上那扇不起眼的小木头门，立刻转换成我那由门符号组成的石神庙里一扇具有特殊象征意义的门。任何涉及一扇被锁上的门的事件，似乎都是上帝为我准备的一项宏伟计划的组成部分。我的视觉符号世界使我能够保持前行。一扇紧锁的门必须被征服。一如既往，我就像胸怀决心的公牛，什么都阻止不了我。

更新：孤独症 / 阿斯伯格综合征与职业

我非常关心高功能孤独症或者阿斯伯格综合征人士的职业。自从《用图像思考》一书出版之后，越来越多真正的天才学生被贴上阿斯伯格综合征的标签。让我担心的是，这个标签会阻碍某些学生的职业发展。我最关注的学生是那些非常聪明的孩子，他们在学校里缺乏学业方面的挑战，因为在课堂上百无聊赖，所以出现行为问题。在一些学校，这些学生因为被贴上"阿斯伯格综合征"标签，从而被赶出天才班或特长班。

我曾经是一名百无聊赖的可怜学生，直到高中时代接受了科学老师卡洛克先生的指导，才开始学习。这些年来，我观察到那些非常成功的高功能孤独症个体，在其生活中有两个重要因素：**导师的指导以及天赋的发展**。那些没有能够找到一份好职业的学生，往往没有导师，或者未能发展自己的天赋。我在牲畜操控设备的设计领域发挥自己的视觉化技能，并找到自己最终的归宿。

我已经观察到，许多未经诊断的阿斯伯格综合征人士，在多种行业获得成功。有位男士是一位工厂工程师，他管理着一个拥有几百万美元资金的庞大肉类加工厂；在另一家工厂，我遇到一位维修主管，显然是未被诊断的阿斯伯格综合征人士；为我修理打印机的男士，也具备阿斯伯格综合征的特质；还有几位采访过我的记者，也在这个谱系之内；有些大学教授也是阿斯伯格综合征；在计算机企业，到处都是阿斯伯格综合征人士，他们是这个谱系内快乐的人。一位计算机编程师告诉我，能够和自己的同类在一起，让他很开心。

许多成功的阿斯伯格综合人士都是我的同龄人，现在四五十岁。这些人如何获得以及保持自己的工作呢？我们所有这些人都出生于二十世纪五六十年代，那时候，一般来讲，所有孩子都要学习社交技巧。小时候，在正式的周日晚餐期间，大人们对我的坐相以及行为举止都会有所要求。我几乎都能做到。粗鲁的行为绝对不被容忍，我学会说"请"和"谢谢"。一般的家庭活动会提供结构化的机会来学习社交技巧。围坐桌旁的聚餐和活动，比如打牌、中国象棋之类的棋类游戏，让孩子们学会轮流的规则，培养了耐心。

如今，许多孩子都缺乏这类结构化活动。电子游戏以及花费在计算机上的时间，都是单独进行的。我最喜欢的童年活动，很多都需要与另一个孩子合作完成。我和其他孩子一起玩棋类游戏、自行车赛、垒球、建造树屋。其他小孩对我制作的风筝和降落伞都着迷不已。

如今，即便是普通孩子，在其成长过程中也出现了更多的社交问题。在日后，他们不知道如何在工作中为人处世。上世纪九十年代，《华尔街日报》开始刊登越来越多有关普通人如何为人处世的文章。这些文章题目涉及流言蜚语、电子邮件的使用，以及如何在办公室聚会上表现得体。在七八十年代，这类文章很罕见，而现在，每个主题都有一到三篇文章。麻省理工学院，最有声望的工程学校，于九十年代开设了一门有关社交技巧的课程。许多工程专业的学生都有轻微的阿斯伯格综合征。社交技巧方面的训练，对于这个谱系内的人士而言，极其重要。我并非建议将阿斯伯格综合征人士转变为社会人,孤独症和阿斯伯格综合征人士很少有兴趣为社交而社交,但是,他们需要拥有良好的行为举止,绝不能一个星期都穿着同样的脏衬衫,被别人看成邋遢鬼。

多重任务处理问题和学习驾驶

对我来讲,处理多重任务依然非常困难。我曾经在一家生意红火的餐厅当收银员,那段日子简直糟糕透顶,因为我很难一边跟人说话一边找零钱。经常有人问我,如果我无法同时处理多种任务,怎么开车呢?我之所以能开车,是因为汽车操作、行驶以及刹车,已经变成一个完全自动化的技术。

研究已经显示,当人们学习一项运动技巧时,必须有意识地去琢磨这个动作。当这项技术完全掌握之后,前额叶就再也不必被激活,只需要运转大脑的运动部分便可以了。我在亚利桑那州的农场道路上学会了驾驶,整整一年都不曾在高速公路或者交通拥挤的路况中开车。这样便躲开了多重任务处理的问题。当我最终开始在车流中驾驶车辆时,我的前额叶就能将本应用于加工处理空间的部分全部用于关注路况。我建议孤独症谱系的人们学习驾驶时,先用一年时间在路况简单的公路上开车,直到行驶、刹车以及其他操作程序都能够胸有成竹,无需有意识的思考。

用作品集展示自己的成就

当我开始自由职业设计工作时,人们认为我古怪。我必须推销自己的作品而不是自己的品格。人们推崇我是因为《亚利桑那州大农场主》撰写的那些精确的文章,我的绘图以及已竣工的牲畜处理设备的照片,这些给他们留下深刻印象。

孤独症谱系内的成功人士经常走后门,把自己的作品集交给合适的人选。那通常意味着需要避开传统途径,比如工作面试或者常规的大学招生程序。一位学生将自己富有创造力的作品集递交给一位英文教授,从而巧妙地躲过纽约州严格的测试要求。她的作品如此精彩,教授同意免考。我把绘画以及图画作品集交给工厂的工程师,从而获得很多工作机会。当我在商业杂志上读到某家工厂正在扩建的消息,就会与对方取得联系。

作品集呈现给他人的时候,必须既专业又整洁。孤独症谱系内人士也许需要别人的帮助,甄选最好的项目收入作品集。更多建议可以参考我的职业指导书籍《成长中的天才们》(Developing Talents)。

走后门

计算机行业中,到处都是阿斯伯格综合征人士或者具备其特点的人,子承父业很常见。而另一种情况是,某些人从初级工种开始做起,然后逐渐高升。很多建筑行业或者在工厂工作的阿斯伯格综合征人士就是以这样的方式获得好工作。刚开始,他们只是工人的身份,但是之后在计算机旁闲逛久了,就成了专业人士。《华尔街日报》曾经刊登过很多文章,介绍那些从事适合自己的高度专业化工作的商业人士。家长和老师需要开动脑筋,帮助孤独症儿童找到人生导师以及工作。人生导师也许是一位住在附近的退休电子学专家,他们会被这些儿童的才华所吸引。天赋应该发展为技术,从而转化成职业。孤独症谱系人士需要了解,成功需要高标准,但是不可能达到完美。我记得早年间一位顾客对我的畜牧业设备设计方案不是完全满意,我几乎要将其丢弃。我的朋友吉姆·尤尔(Jim Uhl),一位建筑承包商,向我解释,让所有人满意是一项无法企及的目标。要向孤独症人士解释,测验中的正确率为90%~95%便属于优秀,就是A级水平的作业。在工作中,你的作品必须达到90%~95%的水平。如果配以条形图或者饼形图,百分比概念也许更容易理解。孤独症人士需要知道,在某些领域,90%~95%的水平是可以接受的,但是在计算机编程之类的工作中,必须尽可能地减少错误率。总之,绝对完美就像物理学中的绝对零值是不可能达到的。

高中生和大学生必须按期获得工作经验,学习基本技巧。他们还必须学会执行老板的指令,并且彬彬有礼。我十几岁的时候,曾跟随一位女裁缝做事情,那段经历教给我工作技巧。大学期间,我利用暑假在一所学校为孤独症儿童做义工,或者在研究实验室里工作。最好的工作经历能够使个人发挥自己的才能。和那种与未来职业无关的打工项目比起来,一项与职业相关的志愿者工作，也许是迈入成人世界之前的更好准备。

其他学习资源

孤独症谱系的高功能青少年，在高中时代常常遭到欺负。我之所以被一所大型女校开除，就是因为把书扔到那个欺负我的女孩身上。高中时代是我这辈子最糟糕的一段时光。后来，我转到一所专门的寄宿学校，在那里开始追求自己的兴趣，比如骑马、为谷仓修缮屋顶，电子学实验室成为我最好的去处。有些高中校停止开设艺术、自动机械、木工、绘图或者焊接之类的课程，实在是过分。有些学生需要从导致社交障碍的高中课程中解脱出来，去上大学、社区学院或者职业技术学校。在线课程也是一种选择。现在，有一些为阿斯伯格综合征青少年提供的特殊高中教育项目，帮助这些青少年发展长项。瓦莱丽·帕萝迪兹（Valerie Paradiz）是一位阿斯伯格综合征儿童的妈妈，率先创办了此类项目之一，即纽约的阿斯皮学校（Aspie School）①。我真的喜欢他们的标语——"重新吸引学生学习"。他们的方案强调实际操作学习，比如电影制作以及平面艺术设计。

让孩子们接触有兴趣的事物

学生需要广泛接触各种有趣的事物，科学、工业以及其他领域，这样才能使他们认识到生活的趣味远远不止电子游戏。当孩子们在各种经历中发挥自己的专长，其天赋就会得到发展。科学家为视觉化的有机化学分子设计了难以置信的项目。麻省理工学院的约翰·贝尔彻（John Belcher）开展的一项计算机项目就是将数学等式转换成美丽的抽象设计。如果让学生接触这些项目，将会激发他们在化学以及物理领域的职业意向。令人着迷的领域，还包括分散的计算机项目、统计学项目以及计算机绘图。《科学》杂志有一个栏目，叫做"网站浏览"（Net Watch）。它介绍了有趣的科学网站，还提供了链接地址。最佳网站的评论可以在杂志或者《科学》杂志的官方网站（www.sciencemag.org/netwatch）上看到。大型书店也出售大量的计算机编程书籍，可以用来教育和激发学生的兴趣。商业领域所用到的模

---

① 译注：在英语国家，阿斯伯格综合征人士自称为"Aspie"。

拟软件，比如《模拟城市和孢子》（Sim City and Spore），能够激发学生在科学、生物以及设计方面的兴趣。学生们在玩这些电子游戏时，必须发挥其才智。家长应该将自己本行业内的商业杂志或者出版物送给学校图书馆，供学生阅读。从建筑业到银行业，每个行业都有自己的杂志。《华尔街日报》也是不错的资源。过去的医学和科学杂志、计算机行业杂志、大众兴趣出版物，比如《美国国家地理》或者《史密森学会》（Smithsonian）也可以在图书馆中加以陈列。家长也能够将其行业组织网站以及与其职业相关的有趣网站向教师推荐。家长可以制作配上大量图片的幻灯片，向学生演示自己的工作情况，从而引发其兴趣。参观有趣的地方，也有助于激发学生的兴趣，比如建筑工地、电视台、控制室、工厂、动物园、农场、戏院后台、平面设计工作室，或者计算机辅助的建筑绘图部门。

小时候，我在户外度过了大量时光，观察蚂蚁、在树林里探险。今天的孩子错过了这些经历。我喜欢搜集海滩上的贝壳，喜欢寻找各种古怪的石头，然后将其收集起来，放在工具房的书架上。我喜欢与其他孩子一起玩的另一种有趣的游戏，就是小溪里的树枝比赛。我们把树枝从桥上丢到小溪里，然后跑到小溪的另一头，看哪根树枝最先漂过来。理查德·洛夫（Richard Louv）在其著作《失去山林的孩子》（Last Child in The Woods）中，提供了许多关于如何将孩子们吸引到大自然中的实际操作建议。到森林里旅行或者去杂草丛生的荒地，能够使孩子们对生物、昆虫、资源保护、生态学以及许多其他领域感兴趣。

为孤独症／阿斯伯格综合征辩护

许多高功能孤独症或者阿斯伯格综合征个体认为，孤独症是体现人类差异性的一个正常组成部分。罗伊（Roy）是一位高功能孤独症人士，《新科学家》（New Scientist）曾引用他说的话："当人们谈到治愈或者治疗孤独症时，我感觉很受伤，就好像社会不需要我一样。"孤独症／阿斯伯格综合征人士发起的兴趣小组数不胜数，其中很多人对于人们试图消除孤独症感到失望。有一点儿孤独症特质，会带来益处，但是太多的低功能个体甚至无法独立生活。这种矛盾便是，轻微的孤独症以及阿斯伯格综合征是人类多样性的组成部分，但是严重的孤独症仍然是巨大的残疾。在古怪聪明的科学家和阿斯伯格综合征人士之间，没有黑白分明的分界线。

在一个理想的世界里，科学家应该找到一种方法，阻止情况最严重的孤独症类型出现，但是要允许那些问题轻微的孤独症类型幸存下来。毕竟，真正的社会人不曾发明第一根石头长矛。石头长矛的发明者很可能是一位阿斯伯格综合征人士，当其他人围坐营火进行社交活动时，他独自在一旁将石头削成薄片。如果没有孤独症的特质，也许我们至今还生活在山洞里。

第六章　生物化学的信徒
——药物与新疗法

14岁那年,我的青春期和神经紧张症状一起来了。我从此生活在一种持续不断的紧张和焦虑中,就像你在第一次重要工作面试或公众演讲之前的感觉那样。但我的情况是,这种焦虑感没有什么正面原因。许多孤独症人士的这些症状都会在青春期加重。当我的焦虑症状消失之后,我又被结肠炎和可怕的头疼交替困扰。我的神经系统一直处于压力之下,我就像一头受惊吓的动物,任何风吹草动都能激发我的恐惧反应。

之后的二十年,我设法寻找惊恐症的心理原因。如今我意识到,是孤独症使我的神经系统一直处于过度警觉的状态。任何一个不起眼的打扰都会引发我强烈的反应。我就像高度紧张的马或牛,一旦受到突如其来的惊吓,就会立即进入防御天敌的状态。随着年龄的增长,我的焦虑症开始恶化,甚至微不足道的压力都会导致结肠炎或者惊恐。到了30岁的时候,这些症状几乎将我摧毁,并且引发严重的与压力相关的健康问题。这些随着时间不断加重的症状,和那些有着完整记录的躁郁症病人不断恶化的症状相似。这种情况在其他孤独症人士中很常见。

年轻时,焦虑激起我的固恋,同时也是我成长的促进因素。如果当初不曾受到神经系统高度警觉的驱动,我也许永远不会开创自己的事业,也不会发展出对于动物福利的兴趣。在某种程度上,我意识到,与神经系统斗争有两种方式,要么以牙还牙,要么缩在家里,做个连购物中心都不敢去的公共场所恐惧症患者。在高中和大学时代,我将恐慌症视为一种征兆,意味着自己要抵达生活中的下一扇门,踏上下一级台阶。我想,如果我直面自己的恐慌,恐慌就会退去。尽管严重的焦虑会使我丧失勇气,因为担心自己在公共场合出现恐慌,而根本不想离开房间,轻微的焦虑却是我写了一篇篇日记的动力。

在我奔三的时候,这些严重的恐慌发作日益频繁。它们就像点燃的喷气发动机,不是推我向前,而是将我炸毁。由于我不顾一切地想找到这种恶化的心理学解释，我的视觉化大脑就像是进入了加速传动器。我甚至开始为不同的焦虑症状分类，并赋予其特殊的含义。在结肠炎发作时，我不会产生紧张感和恐惧感，所以我认为，和焦虑导致的结肠炎相比，弥漫性焦虑更多属于心理方面的退化。如果结肠炎持续几个月，寻找新事物的恐慌心理就会消失，神经系统高度亢奋的状态，貌似自己通过不同的方式表现出来，所以在患结肠炎期间，我又变得无所畏惧，愿意走出家门，循着自己内心视觉符号的地图，去征服世界。与之对应的是，在焦虑症最严重的时候，我足不出户，就宅在家里。

焦虑症不断强化着我病态的固恋，直到将我撕碎。连视觉符号也不再起作用的时候，我只好向医学求助。我拜访城里的每一位医生，但是他们没有找到与焦虑相伴的头疼的生理原因，甚至通过大脑扫描也无法得到解释。医学令我失望，我只能一天天地努力熬过去。我的职业生涯还算顺利，刚刚当选为美国农业咨询师协会理事组的第一位女性成员，但是我几乎起不到什么作用。我记得某个糟糕透顶的日子，大汗淋漓地回到家，整个人都莫名其妙地陷入恐慌状态。我坐在沙发上，心脏砰砰砰地狂跳，我想，"这种症状永远都不会消失吗？"后来，有人建议我每天下午试着安静地待一段时间。于是，每天下午四点到五点，我看一个小时的《星际迷航》。这种常规活动的确有助于平复我的焦虑。

34岁的时候，我需要做一个手术来切除眼睑上的皮肤癌。手术引起的炎症激起我从未体验过的最可怕、最激烈的恐慌。我会在半夜三更醒来，心脏狂跳不止。我执迷的事情，不再是牛和生活的意义，而是害怕失明。接下来的一个星期，我每天凌晨三点都在失明的噩梦中醒来。那段时间，我的头疼、结肠炎、严重的焦虑被洪水般对失明的恐惧所替代。对于一位视觉思考者而言，如果失明，将生不如死。我知道自己必须采取彻底的做法来阻止神经系统的全面崩溃。就是从那时起，我开始求助于生物化学，来帮助自己处理整个成人期都一直面临的焦虑障碍。

发现生物化学

眼睛手术的六个月前的，我在《今日心理学》（*Psychology Today*）1981年2月刊上读到一篇用抗抑郁药来控制焦虑症的文章（*The Promise* of Biological Psychiatry）。我采取卡洛克先生曾经教我的图书馆资料检索技巧，找到一篇重要的文章。文章作者是哈佛医学院的大卫·希恩（David Sheehan）及其同事，文章的题目很长，给人留下了深刻印象——《伴有病态恐惧、歇斯底里、抑郁症症状的内生焦虑症的治疗》（Treatment of Endogenous Anxiety with Phobic, Hysterical and Hypochondriacal Symptoms），刊登在《普通精神病学纪要》（Archives of General Psychiatry）1980 年 1 月刊上。这篇论文描述了用丙咪嗪和苯乙肼（phenelzine, 商品名 Nardil）治疗焦虑症的研究。读到症状表那一刻，我意识到这正是我想要的。在希恩博士的病人中，90% 以上都有以下症状：一阵阵袭来的恐慌或者害怕，"毫无原因的突发恐惧"，"紧张或心悸"。70% 的病人有心脏狂跳或喉咙发堵的现象。症状表一共列出 27 条之多，许多症状我一直都有。

尽管我怀疑文章中提到的药物就是解决自己问题的答案，我并没有立即采用，因为那时候我很排斥药物治疗，但是眼睛手术引发的恐惧最终让我屈服。我从文件夹里找出那篇文章，反复阅读。研究中的病人和我的情况一样，安定和利眠宁（Librium）之类的镇静剂都无效。我在症状表上标出自己的症状，然后找到医生，让对方给我开每天 50 毫克剂量的丙咪嗪。药效又快又显著，不到两天，我就感觉好多了。

我有巨大的生存本能，否则不会那样做。生存的本能以及对科学的兴趣，帮助我找到诸如抗抑郁药和拥抱机之类的治疗方法。我的专业教育也发挥了作用。为了获得心理学以及动物科学的学位，我学习了许多兽医和生理学领域的课程。对我而言，阅读复杂的医学文章就像读小说一样。我在图书馆研究方面的训练让我认识到，图书馆是寻找答案的地方。

我的身体再也不会陷入过度紧张的状态。服用药物之前，我一直处在生理警觉的状态，就像时刻准备躲开根本不存在的捕猎者。许多患上抑郁症和焦虑症的非孤独症人士，其神经系统也属于那种时刻准备逃离的生理类型。对绝大数人而言算不上什么的日常生活的微小压力就能引发焦虑。研究表明，诸如丙咪嗪之类的抗抑郁药物有效是因为它们能模拟应激适应。连续服用丙咪嗪三年之后，我换成地昔帕明（desipramine, 商品名 Norpramin）。地昔帕明又名去甲丙咪嗪，是丙咪嗪的化学类似物，药效稍强，副作用也要少一些。

服用这些药物，让我这个人发生了巨大变化。我不再写日记了。我发现自己的事业蒸蒸日上，因为我再也不会陷入狂乱之中。我停止创造一个复杂精巧的视觉符号世界，因为我不再需要它来解释自己持续不断的焦虑。重读过去的日记，虽然怀念彼时的激情，但是我再也不想重返那些岁月。服药之前，焦虑驱使着我的固恋。有趣的是，服药之前的这种固恋在我的情感世界烙下深深的印记。我在服药之前所设计的项目比服药之后设计的项目能激起我更多的热情。

在我服用丙咪嗪三个月之后，神经紧张的症状又出现了，但是没有以前那么严重。我发现这些症状的发作都是周期性的，所以抑制住自己增加药物剂量的冲动。根据以往的经验，我也知道这些症状会自己消退，而且在春秋两季要严重些。第一次复发是我在一家肉类工厂启动新机器的时候。压力会导致症状复发，但我还是咬牙挺着，直到它最后消退。症状复发时，若想保持药物剂量不变，需要意志力，但是我的50毫克剂量这些年来一直在发挥作用。连续十三年服用抗抑郁药物之后，如今我已经成为生物化学的真正信徒。

服用药物就像调适一台老式汽车引擎上的怠速调节螺钉。服用丙咪嗪之前，我的"引擎"始终在快速运转，这样下去早晚要爆缸。现在，我的神经系统以55迈运转，而不是以前的200迈。我的神经紧张症状仍是周期性发作，但是是在55迈和90迈之间变动，而不是在过去的150迈到200迈之间变动。服药前，拥抱机以及剧烈运动能够平复我的焦虑，但是随着年龄的增长，我的神经系统越来越难以调整。最终，借助拥抱机使神经系统平静简直就是杯水车薪，一点儿效果也没有了。从这点上说，是药物拯救了我。

当回顾我服药之前的神经紧张发作时，我发现自己经常在几个月之内保持很低的焦虑水平，然后突然一个惊恐按动了开关，神经系统的运转速度从可以忍受的75迈飙升至可怕的200迈，然后，需要几个月的时间恢复到75迈。就像是按一下工业风扇上的按钮，我的神经系统就顷刻之间从清爽微风级一下子飙升到狂吼飓风级。现在，它再也不会超出清爽微风级了。

不论孤独症人士，还是普通人，都会出现惊恐发作以及焦虑症。大约一半的高功能孤独症成人存在严重的焦虑以及恐慌。一位孤独症数学家林赛·珀金斯（Lindsey Perkins）曾经说过，当他试图与别人交流时，就开始感到窒息以及恐慌。哥伦比亚大学的杰克·戈尔曼（Jack Gorman）及其同事将此类情况称作"情感的激发"，也许可以用来解释这种突发的焦虑提升。在情感的激发中，含有情感中枢的大脑边缘系统不断受到刺激，影响到神经元本身，使得它们更加敏感。这就像用壁炉里木柴下面的引火柴点火一样。小的引燃火经常点不着上面的木头，但是上面的木头能突然一下就燃烧起来。处在激发态的时候，我就处在微力扳机（hair trigger）上，任何微不足道的压力都会导致严重的恐惧反应。

尽管一开始服药我就感觉到缓解了，但我的行为是缓慢改变的。每个人都会立即注意到明显的进步，多年以后，我取得了更多的微妙的收获。比如，许多听过我演讲的人，过了一段时间之后就会注意到，我的发言越发流畅熟练了。一位我服药后七年未见的老友告诉我说，如今我走路挺胸抬头，不再猫腰驼背的了，也不再一瘸一拐的了，简直是完全变了样儿。我知道自己过去有时候会弯腰驼背，但是从来没有意识到，声音听起来像屏着气说话一样，还不断地吞咽口水。我的眼神接触也有改进，不再像过去那样目光游移。大家告诉我，当他们与我交谈时，越来越能够体会到一种人与人之间的情感。

1992年夏天，我与生物化学又有了一次激烈的会面。因为一个特大的纤维瘤，我做了子宫切除手术，并切除了一个卵巢。卵巢的摘除极大地降低了体内雌激素水平。没有了雌激素，我感觉烦躁易怒，而且关节疼痛。让我震惊的是，拥抱机原有的那种安抚效果也消失不见了，它对我再也起不到任何作用。我的同情心和温柔也都消失了，我变成一台古怪的计算机。我开始服用小剂量的雌激素补剂。之后的一年，情况相当不错，接着，恐慌症和结肠炎又回来了，就像以前未曾服药时的状态一样。我已经十多年没有犯过结肠炎。那种恐慌又像以前我曾经出现的过度警觉。午夜时分的犬吠都让我心跳加速。

回忆起服用丙咪嗪之前的那段日子，在月经期雌激素水平最低的时候，我几乎不曾有焦虑感，我意识到眼下自己服用的雌激素剂量实在是太高了。当我停止服用雌激素药片时，焦虑症消失了。如今，我对雌激素摄入量进行微调，就像一位糖尿病患者调整胰岛素剂量一样。现在的雌激素服用剂量足以使我拥有温柔的情感，同时又不会导致神经系统进入过度敏感或者焦虑状态。我认为，自己始于青春期恐慌症的根本原因，是雌激素导致神经系统变得过度敏感。我也曾经假设，一些无法解释的神经紧张周期的出现，是因为雌激素的自然波动。也许在某些月份，我的卵巢会更多地分泌此类激素，由此引发更为剧烈的神经紧张发作。由于我能够严格控制雌激素摄入量，所以神经紧张周期便消失了。我要时不时地调整雌激素摄入量，因为我还剩下一个能够部分发挥作用的卵巢。

操纵体内的生化指标并没有彻底改变我，但确实在一定程度上让我思考我是谁，我需要做什么就可以像调适一部车子一样调整我的情感。但是，我深深地庆幸，在过度敏感的神经系统将我摧毁之前，能够有这样一个可行方案，让我通过化学发现了更好的生活。我的大多数问题都不是外部的压力造成的，像期末考试或者遭到解雇之类的。我是那种神经系统天生就处在恐惧和焦虑状态的人。绝大多数人不会这样，除非经历极端的严重创伤事件，比如童年遭受虐待、经历飞机失事或者战争创伤。我过去一直认为无时不在的焦虑十分正常，因此，当我发现多数人并非如此，简直大吃一惊。

孤独症用药

如今，很多新药物对孤独症人群确实有帮助，尤其是对于青春期之后出现的问题。不幸的是，许多专业医生并不清楚如何正确地开处方。在孤独症会议上，我曾听过数不胜数的恐怖故事，要么是医生给患有癫痫的孤独症人士用了不该用的药，导致癫痫大发作，要么是医生给孤独症人用了足以让一匹马睡着的剂量的神经安定药，导致患者变成麻木不仁的行尸走肉。家长们也曾向我讲述严重的药物副作用：过量抗抑郁药使得一位成年孤独症人发了疯，并且毁坏了一个房间；另一位孤独症人士因为同时服用了六种大剂量的药物，而整天昏睡。

合理用药是良好的孤独症治疗方案的一部分，但药物不能取代正确的教育或社交方案。药物能够减少焦虑，但是它无法像一位好教师那样发挥激励的作用。有些孤独症人士服用了太多的强效药物，行为举止变得好像穿着化学约束衣。一种有效的药物应该是使用合理的剂量就起作用，而且应该得到相当显著的效果。如果某种药物存在消极作用，可能就不值得采用。同理，有效药物应该继续服用，无效药物应该停止。孤独症人群的症状千差万别，同样的药物，对这个人有效，对那个人可能根本没用。

研究结果表明，诸如氯米帕明（clomipramine, 氯丙咪嗪，商品名 Anafranil, 安拿芬尼）和氟西汀（fluoxetine, 商品名 Prozac, 百忧解）之类的新型抗抑郁药，往往对孤独症人士会产生效果。和我服用的那类药物相比，这些通常是更好的第一选择。此外，它们还具有能减轻孤独症人士的强迫症和减少折磨人的跳跃性思维这些额外好处。氯丙咪嗪在化学成分上与地昔帕明和丙咪嗪很接近，也可以提高能够平复神经系统的大脑 5- 羟色胺水平。脑电图异常的病人在使用上述三种药物时要特别小心，它们会使大脑对癫痫发作更敏感。其他抗抑郁药，如氟西汀，对于癫痫病人相对而言更安全。所有孤独症人士在用任何处方药之前，都必须咨询一位精通于为孤独症人士开药的医生。

波士顿的孤独症专家保罗·哈迪博士（Paul Hardy）和哈佛医学院的约翰·瑞迪博士（John Ratey）都说，与非孤独症人相比，通常孤独症人需要的抗抑郁药剂量更小。对孤独症症状有效的剂量，往往比用来治疗抑郁症的小很多，所以，对多数孤独症人士来说，《医生案头参考》（Physician's Desk Reference）中建议的药量确实太大了，某些人只需要正常剂量的四分之一到三分之一。药物过量会导致兴奋、失眠、攻击行为以及兴奋。刚开始用药的剂量应该非常小，然后逐渐增加，直到找到有效剂量；药物剂量应该维持在最低有效剂量上。一旦超出这个水平，可能产生极其恶劣的结果，比如，导致极端的攻击行为、癫痫发作，少数情况下，可能还会引发狂躁精神病。一旦增加剂量导致攻击行为、失眠或者兴奋，就必须马上减量。失眠往往是药物过量的第一个标志。

所有抗抑郁药都可能产生这种自相矛盾的效果，因为它们都在大脑中沿着两条不同的生物化学途径发挥作用。第一种途径激发患者摆脱抑郁，另一种途径是平复焦虑。确认合适的剂量，就像找到一个微妙的平衡支点。不幸的是，许多孤独症人士难以用语言表达自己身体的微妙变化。

我在美国孤独症协会最近的一次会议上，和四位服用氟西汀并取得良好效果的人士交流过。现在很多关于氟西汀的不公平的负面报道，绝大多数问题都是由于剂量过高造成的。如果一个人服药之后，感觉像喝了二十杯咖啡，毫无疑问是药物剂量太大了。赶紧减量就能阻止出现严重的问题。凯茜·利斯纳·格兰特（Kathy Lissner-Grant）是一位拥有出色语言能力且善于表达的孤独症人士，她说氟西汀的确改善了自己的生活。只有氟西汀能阻止她产生那些冲动强迫症想法。每天上午服用20毫克就有效。有两位孤独症少年，在服用40毫克的氟西汀时效果很好。在一些案例中，有效剂量非常低。一位26岁低功能孤独症男士自从开始每周两次服用20毫克的氟西汀之后，其社交行为开始增多。因为氟西汀的代谢很慢，所以可以隔天服用一次20毫克的剂量。哈迪博士宣称这一剂量对很多病人都有效。但其他药物并不能隔天服用，比如丙咪嗪和氯丙咪嗪，因为它们很快就从身体中清除掉了。通过与孤独症人士及其医生的讨论，我发现，诸如帕罗西汀（Paroxetine，商品名Paxil）和氟伏沙明（fluvoxamine，商品名Luvox）、舍曲林（sertraline，商品名Zoloft，左洛复）之类的新型药物也有效果。

我不间断地服用地昔帕明十多年了。自从读到某些服用锂剂的躁郁症人士停药之后重新服用结果失效的案例后，我便害怕中断服药。根据德克萨斯大学医学院艾伦·斯旺（Alan C. Swann）博士的说法，这种情况会发生在某些人身上，而不会发生在另一些人身上，但是无法预测哪些人会对药物产生抗药性。在旅行中，我遇到过两个这样的案例，患者停止服用氯米帕明和丙咪嗪之后，重新服药，结果就失效了。第一个案例的主人公是一位成功接受高等教育的孤独症女士，无休止的强迫症几乎毁掉她的生活，但氯米帕明改变了这一状况。后来，她的医生给她停了药，但是当症状再次出现时，药物失去了原来的作用。而另一个案例中的女士曾经遭遇脑干损伤，对于光线、声音以及触摸极其敏感。丙咪嗪明显降低了她的敏感度。可是，停止服药之后，药效也从此失灵。但是，这种问题也许只局限于某些药物，比如三环类抗抑郁症药物，而且只针对某些特定情况。对于许多其他药物而言，患者停药之后重新服用，不会影响药效。

我们对于孤独症用药还知之不多。只有少数几个人连续十多年服用剂量不变的抗抑郁药，并取得成功，我是其中之一。家长们的报告显示，许多严重的药物副作用，往往是在几个月的成功治疗之后，由于出现焦虑或行为问题复发而提高药物剂量所导致。如果药物剂量不增加，有些复发症状会自动消退。

如果我不曾自己用科学的方法去解决这些问题，就永远不会发现那些能够拯救自己生活的药物。由于孤独症的多样性，关于治疗孤独症的药物，有很多误导性信息。比如，如果一位孤独症人士的脑电图扫描存在异常，那么使用能引起癫痫发作的抗抑郁药就有危险。这些人可以用其他药物，诸如丁螺环酮（buspirone，商品名 Buspar）、可乐定（clonidine，商品名 Catapres）或者心得安（propranolol hydrochloride，普兰洛尔盐酸盐，商品名 Inderal）之类的 β-受体阻滞剂（beta-blockers），会取得良好效果。

丁螺环酮是一种镇静剂，β-受体阻滞剂与可乐定是降压药。根据瑞迪博士的说法，β-受体阻滞剂会明显减轻攻击行为。迪伊·兰德里（Dee Landry）是科罗拉多州一位高功能孤独症女士，她曾经告诉我，β-受体阻滞剂减轻了她的焦虑症以及感觉超负荷。她已经服药多年，而且很成功。我还见过两位无口语的孤独症少年，他们在 β-受体阻滞剂的帮助下，摆脱了只能被关在病房里而无法踏出家门的命运。这两个男孩进入青春期后出现攻击行为，开始在家里的墙上砸洞。β-受体阻滞剂能够让他们继续在家生活。瑞迪博士告诉我，他也有服用丁螺环酮的成功经验。服用丁螺环酮，必须遵循小剂量的原则，而服用 β-受体阻滞剂，应该将其控制在确保血压正常的剂量水平。为了避免血压过度降低，药物剂量必须缓缓增加。患者的血压应该每天进行监测，从而确认没有过度降低。

另一种能够有效减轻感觉过度敏感的降压药物是可乐定。不论是科学研究还是来自孤独症人士的报告，全部表明这种药物能够改进孤独症儿童和成人的行为以及社会交往。位于圣地亚哥的孤独症研究所（Autism Research Institute）的伯纳德·瑞慕兰（Bernard Rimland）博士针对家长进行的一项调查结果显示，在全面改善孤独症人士行为的药物中，可乐定的级别最高。在 118 项案例中，有 51% 案例报告称有正面效果。如果使用的是可乐定贴（用于透皮给药），千万不要切成两半使用。一位家长反映，她把贴剂切成两半给孩子用，结果打湿后出现药量过量的危险状况。

瑞迪博士说，安定（diazepam, Valium）和阿普唑仑（alprazolam,

Xanax）等镇静剂不宜长期使用。利他林（Ritalin）仅有几例有效的病例，比如，迪伊·兰德里告诉我，自从服用利他林之后，她的感知觉稳定下来了。对绝大多数孤独症人士来说，利他林都会产生很大的负面作用。天然物质褪黑素（melatonin）可能会对一些孤独症儿童以及成人夜间睡眠有帮助。瑞慕兰博士在1994年针对家长开展的调查也显示，在97个案例中，补钙剂对于其中58%的孤独症儿童有帮助。

每个案例都各不相同。通过与家长、专业人士以及孤独症人士的讨论，我发现，有些孤独症人士需要依靠药物来控制焦虑、恐慌以及强迫症，而有些孤独症人士的症状相对轻微，通过运动和其他非药物治疗手段便能控制。任何药物都有其危险的一面。当我们决定是否应该使用某种药物的时候，除了考虑其效益之外，还必须衡量其风险。

类似癫痫的状况

有些孤独症症状可能由类似癫痫的状况引起。难以通过脑电图检查到的癫痫小发作会引发感觉混乱问题、自伤行为，以及攻击行为的突然爆发。那些能够使脑电活动正常化的物质，有时候会减少孤独症症状，并且提高儿童理解口语的能力。

在某些情况下，突发性的情绪失控确实是额叶癫痫的症状。如果情绪失控或者攻击行为看上去完全出乎意料，这种情况应该被怀疑是否是癫痫，此时，抗惊厥药物也许会发挥作用。即便脑电图检查显示结果正常，仍然不能排除额叶癫痫的可能，因为除非当事人在医生的诊室里发作，否则根本显示不出来。

根据瑞慕兰博士的说法，有些人对维生素 B_6 和镁元素或者DMG（dimethylglycine，二甲基甘胺酸）反应良好。法国的研究表明，对于住院的孤独症病人而言，这些补剂有助于改善其行为，以及使其脑电波活动正常化。这些补剂对于那些出现类似癫痫症状的人们（比如突然大发雷霆，或者一会儿哭一会儿笑）而言，效果最显著。此外，它们对于那些起初语言发展正常后来却丧失口语表达和理解能力的儿童而言，也很有效。

那些存在严重缺陷的无口语儿童，如果在年幼时使用抗惊厥药物，可能会通过减少听觉处理问题而促进口语发展，因为听觉处理问题的存在，使其几乎不可能理解口语。有几位孤独症儿童家长表示，维生素 B_6 以及镁元素补剂（Magnesium supplement）改善了孩子的口语能力。治疗癫痫症的新药物是一个非常有前景的研究领域。新近获得美国食品药品管理局（FDA）批准的抗癫痫药非氨酯（felbamate，商品名 Felbatol），就在两个有严重障碍的孩子身上产生了不错的效果。其中一个孩子不具备理解口语的能力，另一个女孩攻击性非常强，而且非常容易冲动，简直无法控制。非氨酯使第一个孩子恢复了口语，而且彻底改善了第二个孩子的行为。但是，使用这种药物必须非常慎重，因为它会导致再生障碍性贫血。所以需要经常进行血液检查，来避免可能的严重并发症。

瑞典一位知名研究人员克里斯托弗·吉尔伯格（Christopher Gilberg）曾报告说，使用抗癫痫药乙琥胺（ethosuximide，商品名 Zarontin）使一个重度孤独症儿童的孤独症症状消失了，并且恢复了口语。芝加哥慈爱医院的安德留斯·普利奥普利斯（Andrius Plioplys）博士使用抗惊厥药丙戊酸（valproic acid，二丙基醋酸钠，商品名 Depakene）使三个年龄在 3~5 岁的孩子的孤独症症状减少了。他们没有癫痫，但是脑电图检测结果显示存在一些异常情况。这些药物很可能对年幼的孩子效果最好。除了改善听力处理能力，从而使孩子能够听得更清晰之外，如果在大脑接受语言能力最强的时候使用，还可能促进幼儿的语言发展。

目前急需开展细致的研究，来寻找抗惊厥药最有效的孤独症亚型。我猜测，对于那些 18~24 个月之前发展似乎正常，但是随后开始丧失口语以及社会交往能力的孩子帮助最大。这类孩子中更易出现癫痫和神经学检查异常。神经学检查显示，这类孩子的中枢神经损伤程度高于口语功能好的孤独症孩子。当然，这类药物对一些神经检查正常的孩子也有效。这可能是受限于检查的灵敏度，并没有检测到异常情况。我是没有语言正常发展阶段的那种类型。不幸的是，当前的诊断系统把所有的孤独症类型一勺烩。从治疗的角度来看，就好比把苹果与橘子混为一谈。

如果一个孩子 3 岁以后失去语言，这种情况通常称为获得性失语瓦解症（acquired aphasia disintegrative disorder），或者拉—科综合征，而非孤独症。一位拉—科综合征男孩告诉他的妈妈，自己的耳朵出了问题，大脑也不能正常运转了。因为耳朵里总是嗡嗡作响，所以他无法听清别人说话。

那些不折不扣的拉—科综合征儿童常常表现出孤独症样的行为，如果他们没有失去全部的口语，也是严重受损了，只会几个名词和动词，说话的声音也很单调。

以色列的平沙斯·莱尔曼（Pinchas Lerman）博士发现用皮质类固醇（corticosteroids）来治疗，有时能够提高语言能力。目前用的波尼松有严重的副作用，所以，只有在对那些有严重的孤独症症状的儿童有显著的效果时，才能使用。莱尔曼博士认为，在症状刚开始出现时使用药物会提高其有效性。癫痫发作的时间越长，儿童恢复口语能力的难度越大。这个领域需要进一步的研究。神经系统发育尚不成熟可能是语言退化的原因，所以只能短时间使用类固醇。

自虐的治疗方法

少数孤独症人士会有撞头、咬自己等自伤行为。纳曲酮（naltrexone，商品名Trexan）用于阻止此类自虐行为的研究已经相当多了。这种药物通常用于治疗过量吸食海洛因，其原理是阻断大脑的阿片受体。几项不同的研究表明，这种药物对于阻止孤独症人士撞头、咬自己或者戳自己的眼睛等特别严重的自伤行为格外有效。美国罗得岛州埃玛·彭德尔顿·布拉德利（Emma Pendleton Bradley）医院的罗兰·巴雷特（Rowland Barrett）及其同事开展的一项研究表明，短期服用纳曲酮就可以治疗自虐行为，而且不会复发。

首次使用纳曲酮，自虐行为也许会暂时升级，这属于戒断效应。这种现象在咬自己胸部的种马身上也可以见到，给药后这种行为会暂时增加，然后，当马意识到自己再也无法恢复其内啡肽水平时，就会停下来。不论动物还是人类，诸如按摩、用刷子刷皮肤、施加深度压力之类的感觉统合方法，都可以在不使用药物的情况下阻止自虐行为。将一个振动器应用于自虐行为中遭袭击的身体部位，往往也会有效。在感统训练之后，紧跟着短暂使用纳曲酮一段时间，可防止问题复发。

洛娜·金（Lorna King）是亚利桑那州凤凰城的一位作业治疗师，她曾观察到那些自虐的孩子似乎感觉不到疼痛。为了减少自虐行为，她采取感觉统合练习，比如，将孩子卷进一个厚重的垫子里施以深度压力，以及荡秋千。随着自虐行为的减少，疼痛感知能力也逐渐恢复。洛娜强调，当某人咬了自己之后，决不能立刻执行感觉统合训练，因为他们会下意识地把这种训练作为自虐行为的奖励。最佳做法是，每天固定时间开展感觉统合训练，以免受训者将这种训练与自伤行为联系在一起。

博林格林大学的杰克·潘克塞普（Jack Panksepp）已经发现，纳曲酮还能够帮助孤独症儿童更好地参与社交活动，不过，非常难以确定合适的剂量。这种药物在美国没有广泛使用的主要原因在于它极其昂贵的价格。目前作为海洛因过量的一次性治疗剂上市。不过，用来治疗酒精中毒的新剂型可能会便宜一些。

治疗自虐行为的另一选择是氟西汀。一次会议上，我得知一位男士将氟西汀与色氨酸（tryptophan）①混合服用之后，完全停止了自虐行为。这两种物质一起使用时必须非常小心，以防止造成 5-羟色胺过量。不幸的是，在美国无法获得色氨酸补剂，因为自从一批受污染的该补剂导致某些人服用死亡之后，美国食品药品管理局便对此采取禁止措施。这种对替代疗法的过度管理，使色氨酸从市场上被清除，损害了孤独症人士的利益。美国食品药品管理局还试图控制其他对孤独症人士有效果的补剂，比如褪黑素、DMG、维生素 B_6 以及镁剂。

和美国食品药品管理局一样，有些专业医生对这些在对照研究中无效的所谓自然疗法态度也很不友好。对这种结果的合理解释是，孤独症概念的范围太广，许多亚型的生化异常指标都不一样。诸如色氨酸之类的补剂，对一位孤独症人士会起到良好作用，但是换个人，也许根本没有效果。有些补剂可能只对孤独症人群中的 10% 发挥作用，但是，对这些人而言，就很有帮助。

神经安定药

有些专业人士也许会批评我介绍那些非常具有争议的试验性治疗方案，但是抗惊厥药的实验性疗法比某些医生像散发糖果一样为病人开出大剂量的神经安定药要安全得多。临床上用到的氟哌啶醇和硫利达嗪之类的神经

---

① 原注：色氨酸是牛奶、肉类以及热带水果中含有的天然物质，能够提高 5-羟色胺水平，加强百忧解的作用。

安定药，会让孤独症人士变成行尸走肉。

神经安定药对神经系统的损害非常严重，大剂量使用此类药物，几乎会不可避免地造成神经系统损伤，导致出现与帕金森症（Parkinson's disease）类似，被称作迟发性运动障碍（tardive dyskinesia）的运动失调症状。神经安定药的预期目的，是为了治疗精神分裂症患者的幻觉。对于精神分裂症患者来讲，服用氟哌啶醇能够让患者的生活相对正常一些，而不是完全处于失控状态。相比之下，冒这样的风险利大于弊。

有些孤独症人士同时患有抽动秽语综合征（Tourette's syndrome），其表现为不由自主地重复一些动作（抽搐），或者一天之中无意识地多次重复某个短词。这些病人对于非常小剂量的氟哌啶醇往往反应良好。氟哌啶醇和可乐定这两种药物对于抽动秽语综合征人士有效，但是没有抽动秽语综合征的孤独症人士，就应该避免服用氟哌啶醇。那些被怀疑有抽动秽语综合征的人士，以及有该症家族史的人士，也应该避免服用利他林，因为这种药物会导致抽动秽语症状更加严重。

在治疗如此令人困惑的孤独症的过程中，经常听到各种呼声，要么是取得重大突破，要么是遭遇挫折。对于孤独症儿童或成人而言，最重要的是有一位知识渊博而且思想开放的医生，愿意尝试不同药物并认真观察药效，如果第一种方法不能奏效，就采取新方法。最好避免将一堆药物混合在一起，以及突然停止治疗。长期服用某种药物之后，应该逐渐减量，因为突然停药会导致严重后果。有些药物的混合使用也会产生奇怪的互相作用。尽管氟西汀通常发挥着兴奋剂的作用，但是有两位家长反映，他们的孩子混合服用氟西汀与抗惊厥药物卡马西平（Carbamazepine，商品名Tegretol）之后，昏昏欲睡，无法正常行动。同时服用同一类别的两三种药物毫无意义，但是如果同时服用两三种不同类别的药物——β-受体阻滞剂、抗惊厥药、神经安定药、三环类抗抑郁药（tricyclic antidepressant）、5-羟色胺再摄取抑制剂、抗抑郁药等，也许在某些情况下会成为有效的治疗方案。不管怎么说，我见过太多孤独症人士滥用药物的案例了。尽管那些智力不错有口语能力的病人应该积极参与到自己的药物治疗评估中来，但每天陪伴孤独症人士很长时间的家长和老师，通常最有资格来判断一种药物是否有效。

许多医生不知道过敏症和食物不耐受也是造成孤独症症状的原因。实际上可能是程度越重这类问题也越严重。数以百计的家长曾经告诉我，将奶制品、麦类、谷物、巧克力以及西红柿等食物从孩子的餐桌上移走，就能大大改善他们的行为。虽然问题未能彻底解决，但是有改进。对于非常年幼的孩子来讲，引发过敏反应的食物最有可能是日常饮食中的主要成分。通常，那些导致不良行为增加的食物，正是孩子们偏爱的、渴望得到的食物。用来检查过敏症的标准皮试，往往不可靠，也许根本检测不出食物过敏的问题。一种检查食物过敏的方法是，将两种最严重的过敏源——奶制品和谷物蛋白从孩子的日常饮食中暂时排除。当然，如果这样做了，为了保证孩子的骨骼生长和神经功能，必须给孩子补充钙剂。

　　家长和教师应该参加诸如美国孤独症协会之类的支持团体，来获得关于治疗方案的最新信息。通过内部通讯以及其他交流方式，这些团体往往先于专业人士提供有关治疗方案的最新信息。在孤独症领域，已经有太多、流行一时和夸张的疗法宣称可以彻底治愈孤独症。每一个新进展都有助益，但是不可能出现立竿见影的神奇治疗方法能将孤独症治愈，毕竟孤独症不像是摔断了腿那么简单。

　　许多不顾一切的孤独症儿童家长不惜重金和心血，不辞辛苦地遍访各家医院进行没完没了的检查。其实除了几项基础检查之外，其他的都是白花钱。一项完整的神经学检查还是有必要做的，这样可以排除脑瘤、癫痫、甲状腺问题、脑积水和像苯丙酮尿症（phenylketonuria, PKU）这样的代谢病。这些都是有药可治的病。在孩子两三岁之前，家长就应该将有限的资金用到让孩子接受一项良好的教育训练上。本章提及的这些药物，都属于处方药物。正如上文所述，一位对于孤独症具备渊博知识，并对治疗方案持开放态度的医生，才是最关键的。我想告诉家长的一句话非常简单，那是四十多年前一位优秀医生给我妈妈的建议：不论对医生、对药物，还是对你自己，最重要的是对你的孩子，都要相信你的直觉。

更新：生物化学的信徒

　　虽然《用图像思考》一书中的医学信息早已过去了十年，但是它们至今仍然精确。使用选择性 5- 羟色胺再摄取抑制剂类抗抑郁药，如氟西汀、舍曲林、帕罗西汀（paraxetine）、西酞普兰（paraxetine）等时，采取低于正常水平小剂量的原则仍然正确。许多家长不断向我讲述类似的故事："小剂量药物让他感觉很好，但是药量增加，会让他变得焦虑，而且失眠。"所有抗抑郁药物在使用过程中出现的最大失误，便是该减量的时候却加量。由于大脑 5- 羟色胺的异常状况，孤独症谱系人士往往需要较小剂量的抗抑郁药物。有时候，正常初始用药量的三分之一到二分之一，才是最合适的。许多孤独症谱系人士曾经告诉我，SSRI 对于减轻焦虑很有效。

市面上有很多 SSRI 药物。俄亥俄州克利夫兰彩虹儿童医院的马克斯·维茨尼策（Max Wiznitzer）医生、芝加哥的埃德·库克（Ed Cook）医生、纽约西奈山医院的埃里克·霍兰德（Eric Hollander）医生，都经常给高功能孤独症青少年以及成人开氟西汀。我知道许多专业人士使用氟西汀，只要剂量合适，他们自称感觉棒极了，而且对智力不会产生什么影响。氟西汀是唯一得到美国食品药品管理局完全批准用于 18 岁以下人群的 SSRI 药物。舍曲林在治疗儿童强迫症方面，只得到美国食品药品管理局的有限批准。医生获准在儿童处方中使用未获准使用的其他药物。也就是说，医生为达到治疗目的，可以根据药品标示中未列出的适应证为病人开药。这种方式已经用于很多疾病的治疗。某些有效的癌症治疗方案就使用了"非标示"处方。

大脑各有不同，有些人服用其他的 SSRI 类药物，比如舍曲林，效果也不错。可以尝试在同一类药物中寻找有效的。日本研究者报告称，SSRI 类药物对不同的个体多有效，取决于 5- 羟色胺遗传学差异。我和医生以及孤独症人士交流后发现，帕罗西汀可引起某些人的记忆问题。但是，如果用帕罗西汀效果不错的话，就应该坚持用。

如何作出药物治疗的决定

所有药物都有风险。任何人都必须同时考虑药物的利与弊。基本原则之一便是每次只试用一种方案。如果一个孩子转入新学校，或者在服药的同时，开始某种其他治疗方案，就很难判断这种药物是否真的有效果。如果可能的话，在尝试不同方案的时候，间隔两至五个星期。开始服用某种药物的同时，不要开始节食或者服用某种补剂。

是否值得为某种药物冒风险，要看其效果是否非常明显。一个人应该说："哇！这种药真管用！"如果一个孩子服下强效药之后，只是略微减轻了他的亢奋，可能就不值得冒险。而情绪完全失控的青少年或者成人服下强效药之后，如果能够不再大发雷霆，避免被学校或者教养院开除，就值得一试。服用恰当的药物，有助于恢复正常功能。绝不能以过度镇静的方式来用药物控制人。

必须重视药物的相互作用。处方药与非处方药和草药疗法会产生大量互相影响。比如，治疗鼻炎的药或抗过敏药会降低抗抑郁药的疗效。一种药物也许会阻碍或者加速另一种药物的代谢。当此类事情发生时，就必须减少或者增加剂量。有些药物间的相互反应非常危险。贯叶连翘（St John's Wort）也许会减弱抗艾滋病药物的疗效。同时服用贯叶连翘以及抗抑郁药物，也许会引起狂躁。其他的药物相互作用能够导致危险的血压上升。葡萄柚汁与很多药物都会产生很强的反应。加拿大孤独症专家乔·哈金斯（Joe Huggins）博士解释说，葡萄柚汁对很多药物都会产生无法预期的增强效果，而橙汁不会产生类似的作用。一些营养补剂是抗凝血药。服用过多的抗凝血药或者把它们连同阿司匹林一起服用，也许会很危险。我曾经犯过这种错误，结果导致严重鼻出血。

当你决定改变药物品牌时，也要十分小心。当我尝试把抗抑郁药物替换成非专利药物普药时，结果后者就没有效果。我的一位好朋友也遇到类似的问题。药片的生产工艺也许会影响药物的吸收。遇到这种情况，也许需要调整剂量。如果用的是普药的话，最好一直用同一个品牌的。

新药并非总是更好

我至今还在服用小剂量的地昔帕明。我坚持服用该药物已经二十五年了。来自家长的信息显示，如果一直使用某种老药的话，换成其他药的后果，有时候会很糟糕。所以，如果某种药物效果良好，剂量稳定，也许最佳选择就是继续保持下去。我一直服用的药物，对于某位新病人而言也许不是好的首选，但是对我自己就特别有效。有一次我连续三天忘记服药，结果就出现抑郁不安的症状了。不幸的是，绝大多数有关药物研究的科学论文都是时间跨度几个月的短期研究。因此，当某种新药物投放市场之后，我们对于其长期风险几乎一无所知。对于我这样长期服药的病人,几乎没有相关的研究,因此,我也不敢停止服用。我见过太多这样的例子,一个人本来情况稳定,结果停止服药之后,就出现了危险情况。

非典型抗精神病药

当我写《用图像思考》一书时,非典型类别药物还没有划分。精神分裂症的治疗方式是这些药物发展的最初原因。非典型药物对于大脑中的 5-羟色胺和多巴胺系统都会产生影响。对于孤独症谱系人群而言,这些药物的主要作用在于帮助青少年以及成人更好地控制盛怒情绪。有些情况下,这些药物也可以用于年龄较大的儿童。印第安纳大学医学院的克里斯托弗·麦克杜格尔博士(Dr.Christopher McDougal)在治疗严重的自伤病例时,使用了非典型药物;但马克斯·维茨尼策(Max Witznitzer)医生报告称,在治疗自伤问题时使用纳曲酮获得成功。截至本书新版出版的时候,五种上市的非典型抗精神病药包括利培酮(risperidone,商品名 Risperidal)、奥氮平(olanzapine,商品名 Zyprexa)、齐拉西酮(ziprasidone,商品名 Geodon)、富马酸喹硫平(quetiapine fumerate,商品名 Seroquel)、阿立哌唑(aripiprazole,商品名 Abilify)。

利培酮是最早研发的非典型抗精神病药之一。科学研究表明,这种药物对于孤独症成人以及较大年龄儿童的严重情绪失控以及攻击行为有着非常好的疗效。与其他药物相比,比如氟西汀、舍曲林、β-受体阻滞剂或者纳曲酮,非典型药物具有严重的长期副作用。既然这些药物意味着极大风险,那么,必须有巨大益处才值得服用。

科学文献中的报告指出,有些个体服用利培酮之后,出现迟发性运动障碍(类似帕金森症的状况)。利培酮和奥氮平另一个主要的严重副作用就是导致体重增加,因为它们会刺激食欲。一些个体服用这些药物之后,体重增加了一百多磅,而这些药物也会增加患糖尿病的风险。喹硫平和齐拉西酮在增重问题上要略微好些,因此,它们可以作为利培酮的替代品。但是,麦克杜格尔博士报告称,喹硫平在控制暴怒情绪方面,效果也许不及利培酮。

非典型药物的副作用,可以通过极低的剂量来降低。这些剂量也许比标签上所建议的初始剂量要低。乔·哈金斯医生为病人开利培酮的剂量很低,每天不超过 2 毫克。芝加哥孤独症专家本内特·利文撒尔(Bennett Leventhal)博士,宣称他使用了非常低剂量的阿立哌唑。他说,剂量不同,药效截然不同。他建议使用小剂量。制药企业还生产了一种 SSRI 类药物和一种非典型抗精神病药物的复方制剂。有些孤独症专家并不主张服用这些复方药,他们认为分开服用更好一些。

黑框警告

美国食品药品管理局已经在那些高风险药物上加上了黑色警示框。很多药物具有"黑框"警示,但是非常详细地调整剂量会减少风险。美国精神病学会的前任主席米歇尔·里巴博士(Michelle Riba)以及史蒂文·夏福斯坦博士(Steven Sharfstein),特别担心 SRRI 类药物和三环类抗抑郁药物上那些黑框警示的内容,说少年儿童服用会产生自杀的念头,"用在恰当的处方里也有令人不寒而栗的效果"。他们担心这样会导致有需要的个体得不到这些药物。《科学》杂志上的一篇文章指出,过高剂量也许是某些患者出现自杀念头的原因。这些病人报告称自己有灵魂出窍的感觉。波士顿州麦克莱恩医院的马丁·蒂彻斯博士(Martin Teachers)认为,临床中使用的有些 SSRI 药物剂量过高。在为确定抗抑郁药正确剂量而服药的最初几周里,自杀的念头可能会略微增高,但是危险性不大。帕罗西汀的危险性可能更高点。美国食品药品管理局黑框警示上的最后两句话是:"接受抗抑郁药治疗的病人出现此类风险的平均概率是 4%,比安慰剂组的 2% 高一倍。这些临床试验中没有人自杀。"总的试验样本是 4400 例。但是,非典型药物所具有的其他风险,比如体重增加、迟发性运动障碍,也许随着服药时间的延长会增加。抗抑郁药物所引发的问题通常在头几个星期出现,然后危险性开始降低。与抗抑郁药物相比,非典型药物的长期风险更加严重。

在做出明智决定之前,仔细阅读"黑框"警示的内容非常重要。很多事物都有风险,汽车和楼梯也是危险的,但是我们每天都需要。没有什么事物一点风险都没有。我过去服用的抗抑郁药物如今也有了黑框警示,但是我打算继续服用。

ADHD 与阿斯伯格综合征

一些阿斯伯格综合征人士同时会被诊断为注意力缺陷多动障碍（ADHD）。诸如利他林之类的中枢兴奋药对有些阿斯伯格综合征人士也有很好的效果。对高功能孤独症人士和阿斯伯格综合征人士来讲，中枢兴奋药或其他注意力缺陷多动障碍药物，要么有正疗效，要么有负疗效。一位在计算机领域工作的孤独症人士，发现氟西汀和利他林都有效。但是，这些药对处在孤独症谱系低端的个体通常产生的都是负面效果。心脏功能异常的人使用中枢兴奋药时必须慎重。长效制剂风险更高。有家长曾经告诉我，有些孩子改用长效制剂后，就出现了问题。

无口语成人用药

乔·哈金斯医生对那些难度最大的低功能案例进行治疗，这些个案都是因为情绪问题和自伤行为被庇护工场或教养院开除的。对这些人，哈金斯医生避免使用诸如氟西汀之类的 SSRI 药物，而是采用利培酮、β-受体阻滞剂以及抗惊厥药丙戊酸（valproic acid）。他使用每天 2 毫克剂量的利培酮来控制情绪问题，用丙戊酸来控制随机发生的攻击行为，而利培酮用来控制针对人群的情绪问题效果最好。丙戊酸控制那些由癫痫小发作导致的愤怒情绪。如果情绪问题不是由特定地点、人物或任务引起的，可以试用丙戊酸。诸如丙戊酸之类的抗惊厥药必须保持在通常的成人使用的高剂量。由于会对肝脏和血液造成损伤，丙戊酸以及其他一些老式抗惊厥药物有严厉的黑框警示，因此，必须定期进行血液检查来监控问题，确保在发生永久性损伤之前停止服药。服药之后最初半年，最有可能出现问题，随后危险逐渐减少。较新的抗惊厥药物更安全一些，可以作为替代品，但是其效果可能也要打折扣。不管怎样，哈金斯医生都认为丙戊酸是一种非常有效的药物。研究也表明，一种类似的药物德巴金（divalproex, 商品名 Depakote, 双丙戊酸钠）能够有效控制暴躁脾气。

哈金斯医生推荐使用普萘洛尔（propranolol）之类的 β-受体阻滞剂来控制无特定指向的情绪爆发。这种情绪爆发通常伴有发热、流汗、上气不接下气等症状。马克斯·维茨尼策博士声称，β-受体阻滞剂是被低估的有用的药物，但有哮喘的人忌用。

饮食以及维生素补剂

从很多家长那得来的信息表明，对于有些孩子和成人来讲，无酪蛋白（奶类）和麦蛋白（谷类）的饮食能够提高语言能力，并减少行为问题。效果最明显的当属那些起初看上去发展正常，然后在18~24个月之后开始退化，进而失去语言能力的儿童。一种非常简单但是严格无牛奶和谷蛋白的饮食方案，包括大米、土豆、牛肉、鸡肉、鱼肉、猪肉、蛋、水果以及蔬菜。橄榄油可以取代黄油。刚开始的时候，最好使用全部新鲜的、未经过处理的肉类和产品。大豆食品必须禁止，含糖饮料也应该减少。如果这种饮食方案开始奏效，两周到四周之后，良好效果将更加明显。采取这种饮食方案的个体，必须补充维生素和钙补剂。如果这种饮食方案发挥作用，就需要有特定的不含酪蛋白和谷蛋白的面包和饼干，来增加食谱的多样性。马克斯·维茨尼策医生声称，家长已经汇报说，DMG补剂看上去效果很不错。挪威的金维斯布雷格博士（Dr. Kinvsbreg）及其同事开展的研究表明，这种饮食方案有助益。孤独症谱系的儿童差异非常大。诸如饮食方面的治疗方案，也许对某个孩子有效，但是对于其他孩子，可能毫无作用。孤独症个体之间的巨大差异，使得有效的科学研究非常困难，因为有些个体对于饮食方案反应良好，但是另一些则不会。对于2~6岁的孤独症儿童，先尝试饮食方案，以及补充一些维生素补剂，从而避免服用药物的做法，也许更合理。有些含有Omega-3不饱和脂肪酸的营养补剂反应良好。一项研究表明，鱼油和月见草油（evening primrose supplements）能够减少ADHD的症状，并且提高了儿童的阅读以及拼写能力。加利福尼亚州圣地亚哥孤独症研究所（ARI）可以对此提供更多的信息。和普通儿童相比，孤独症儿童的肠胃问题更加常见。存在此类问题的孤独症儿童，应该找相应的专家进行治疗。

选择治疗方案

人们常常争论不休的是替代疗法和正统疗法到底应该选择哪一个。有时候合着用才能取得最好的效果。唐娜·威廉姆斯发现，每天服用1/4毫克的利培酮，再结合无酪蛋白和麦蛋白的膳食，其效果比单纯采用一种方式要好。服用利培酮之前，因为感觉超负荷，她都不能去大型会议中心开会。而另一位成人采取舍曲林结合一种无谷蛋白膳食的方案后，其头疼以及感觉敏感问题都得以减轻。不论是正统医药，还是营养/生物医学方法，都要避免种类过杂的问题。采用过多的疗法或补剂是错误的，有害反应的风险也大。应该细致地进行逻辑评估，从而找到有效的疗法，避免无效的疗法。

第七章 与达塔约会
——孤独症与社会关系

很多孤独症人士都是电视剧《星际迷航》的粉丝。从首播之日起，我便迷上了这部电视剧。上大学的时候，《星际迷航》对我的思考方式产生了巨大影响，因为最初那些剧集的每个情节都贯穿着一条道德主线。剧中人物都会严格遵守由星际联邦所制定的一系列道德原则。我强烈认同剧中的逻辑先生斯波克（Spock），因为我完全适应他的思维模式。

我至今还能清晰地回忆起一段古老的情节，因为那段情节所体现的逻辑与情感之间的冲突是我可以理解的。一个怪兽试图用石头将航空器砸烂，一名乘务员已经遇害。斯波克先生希望在航空器被怪兽摧毁之前起飞，从而逃离危险。但是其他乘务员拒绝离开，除非他们取回遇害乘务员的尸体。对于斯波克而言，为了抢回遇害者尸体而导致整个飞行器惨遭没顶之灾，这样的做法毫无意义。但是，那种依恋感促使其他人必须取回那具尸体，这样他们的同伴才能有一个像样的葬礼。也许这个故事听起来很简单，但是在这个情节的帮助下，我最终理解自己是多么地与众不同。我认同斯波克的立场，但是我也了解到，情感往往会压倒逻辑思考，即使情感驱使下的决策事后证明很危险。

对于孤独症人士而言，大多数人与生俱来的社交能力让他们望而生畏。孩提时代，我就像个动物，缺乏指导自己的本能，我只能通过尝试错误的方法来学习。我始终在观察，设法找到行为处事的最佳方式，但是我从来都无法与他人融洽相处。我必须考虑每一个社交场景。当其他同学为甲壳虫乐队神魂颠倒时，我将他们的反应称作"ISP"——有趣的社会学现象（Interesting Social Phenomenon）。我觉得自己就像一名试图发现土著人行为方式的科学家。我希望能够参与其中，可是对于该如何做，却一头雾水。

在高中时代的日记里，我写道："一个人不应该总扮演观察者的角色，冷淡而且客观，而是应该参与。"即便到了现在，我仍然从观察者的视角去思考。两年前，我参加了一个古典音乐作品的测试，那段曲目激发我想象出栩栩如生的画面。在这段经历之前，我根本没有意识到自己的与众不同。虽然我想象出的画面和其他人相似，但是我从观察者的角度去想象。很多人会在画面中看到自己，比如，一段音乐篇章会让人联想到一艘船漂浮在波光粼粼的海面上，绝大多数人想象自己就在那艘船上。而我想象的画面，就是一张明信片。

这么多年来，我始终在扮演观察者的角色，总觉得自己就是那个站在外围观察的人。高中时代，我无法参与社交生活。首先，让我费解的是，既然科学实验室里还有那么多更有趣的事情可以思考，可以操作，为什么穿衣打扮还如此重要？比起服饰，电子学和实验心理学更有魅力。我的同伴都把时间用来讨论珠宝或者其他没有实质内容的话题。他们能够从中获得什么呢？我总是显得格格不入，从来都无法跟一群人相处融洽，但是我有几个志同道合的朋友，他们也热衷于滑雪以及骑马。友谊总是冲着我的兴趣而来，而不是我的身份。

即便到了今日，人际关系仍然是我无法真正理解的事物。运用高中时代的术语，我仍然认为"性"是最重大以及最重要的"罪恶"，这件事导致很多人名誉扫地，事业惨败。通过阅读书籍以及与人们在会议上的交谈，我了解到，那些适应人际关系最成功的孤独症人士，要么选择独身主义，要么与一位有类似残障的伴侣结婚。我所说的成功适应，指的是能够过上一种有益的令人满意的生活。如果夫妻二人都是孤独症人士，或者孤独症人士与一位残疾人或者古怪的人结婚，婚姻会最圆满。这对夫妻走到一起，是因为志趣相投，而不是因为身体的吸引。志同道合是他们彼此吸引的原因。

我至今保持独身，因为这样的生活状态能够帮助我避免很多复杂的社交情景。毕竟，对我而言，那些问题实在是太难解决了。对于大多数孤独症人士，身体的亲密接触就像无法理解的基本社交情景一样，也是个问题。在会议上，我与几位女士交谈，她们在约会时被强奸，因为她们无法察觉那些与性吸引相关的微妙暗示。大同小异的情况是，想约会的男士往往也不知道该如何与对方相处。这些人的经历让我想起《星际迷航》里的机器人达塔（Data）。在某一集中，达塔与人约会，最后简直成了一场灾难。他设法表现得浪漫，于是用科学术语向约会对象表达自己的恭维。即便那些非常能干的孤独症人士，也存在类似问题。

在《边缘之声》中，保罗·麦克唐奈描述了一次约会经历。他解释说道："我们之间一切进展顺利，直到我开始像强迫症似的极其频繁地看她。"保罗意识到，他想让那位女士能够用越来越多的时间与其共处，而对方只想保持朋友关系。他意识不到女朋友并不想经常跟自己腻在一起。那些思考方式更为刻板的孤独症人士，约会时会出现更严重的问题，他们不知道该如何行为处事。有位小伙子对一个女孩产生兴趣，于是戴上橄榄球头盔将自己伪装起来，跑到女孩家门口。他认为自己站在外面盯着窗子看也不错。在他刻板的视觉化头脑中，他认为既然不会被辨认出来，那么站在外面盯着女孩看就可以了。

对我而言，虽然业务关系能够通过死记硬背轻松掌握，但是约会依然困难。诸如租房或者保持一份工作之类的社交技巧，学起来比较轻松，但是约会所需要的技巧，就困难得多，因为我几乎没有情感线索来指导自己面对复杂的社交互动。某次演讲之后，一位年轻孤独症男士送给我一张不得体的情人节卡片，那种情人节卡片只有三年级小孩才会互相赠送。他期望我能够严肃考虑他的求婚，因此，我的忽略态度让他很失望。我没有回复，因为我凭借经验能够判断，一旦回复，就会鼓励对方。他的老师需要向他解释，如果向仅有一面之缘的人求婚，对方是无法接受的。如同我一样，他也需要学习社会交往的规则，就像学习拼写一样。大多数人在面对家人时，情感会胜于理智，因此，当我不得不面对家庭关系时，就需要和朋友长时间地讨论，请他们扮演翻译者的角色。我需要朋友们帮助自己理解那些被复杂情感而不是逻辑所驱动的社会行为。

汉斯·阿斯伯格指出，普通儿童能够在无意识状态下获得社交技巧，因为他们凭借本能就会掌握这些。对于孤独症人士而言，"社会适应程度必须依靠理解力来提高"。我在前几章中曾经提到的吉姆，是一位27岁的孤独症研究生，他也进行了类似的观察。他指出，孤独症人士缺乏那种可以使交流过程自然而然进行的基本本能。孤独症儿童必须系统地学习社交技巧，就像学习学校的功课一样。吉姆·辛克莱这样概括道："社会交往所包括的事情，是多数人无需学习便能掌握的。"而他必须向别人咨询其经历中的很多细节问题，才能弄清楚如何得体地行为处事。他叙述了自己必须如何针对每位新认识的人,计算出一套"单独的翻译代码"。托尼(Tony W.)也有类似情况,他也要从理解的角度判断其他人如何感受,可是他自己根本体会不到那些情感。唐娜·威廉姆斯曾经说过自己如何模仿那些情感,从而保证行为举止正常,但那是一个纯粹的机械过程,如同从电脑里检索文件一样。

我看不懂那些微妙的情感线索,必须通过不断摸索,才能掌握某些姿势和面部表情的含义。在事业刚刚起步时,我经常通过电话与客户第一次联系,因为打电话相对更容易,这样我就不必非得处理复杂的社交信号。这种做法帮我打开最初的局面。第一次电话接触之后,我会把一份项目提案或者一本展示以前工作成就的照片集寄给客户。第一次通话让我能够展示自己的素质以及资历,而避免暴露自己傻乎乎的一面——直到对方雇用我设计这个项目。我在亚利桑那畜牧业主协会的杂志工作时,也很擅长在电话里推销广告业务。我只需要给一家大公司打电话,然后与其广告部门洽谈。我不必害怕任何人的级别或者社会地位。其他孤独症人士也发现,通过电话交流与某人结为好友,要比建立面对面的关系容易得多,因为前者不需要面对太多社交线索。

孤独症人士很难撒谎,因为欺骗过程会牵扯复杂的情感。如果我一时冲动不得不撒一个毫无恶意的小谎言,就会感到极度焦虑。为了能够说出一个小谎言,我必须在头脑中反复练习很多遍。我会模拟别人可能问起的所有其他事情。如果对方提出一个我根本没有预想到的问题,我就会惶恐不安。与他人相处时,撒谎对我而言非常困难,除非我已经充分演练了所有可能的应对方案。撒谎会激起强烈的焦虑感,因为它需要撒谎者快速解读微妙的社交线索,来判断对方是否真的上当受骗。

一些研究者不相信孤独症人士能够撒谎。他们同意乌塔·弗里斯关于孤独症的概念,其中有些具备这些综合征的孤独症人士缺乏"心理理论"。根据弗里斯的说法,很多孤独症人士无法弄清楚另一个人在想什么。这种事情确实存在,具有严重认知缺陷的孤独症人士无法从另一个人的视角去看待环境。但是,我曾经常常运用视觉化以及逻辑来解决问题,设法计算出人们将如何反应,并且总能够理解欺骗。

上小学时,玩藏猫猫的游戏,我学会如何骗过那个寻找者。我把树叶塞满外套，挂在一棵树上，然后引导寻找者朝一个错误的方向走去。我还曾经让整个寄宿学校的人都以为自己看到了飞碟，其实那是我在另一个女生房间的窗外，摇摆一张闪光的硬纸板茶托。当她问起的时候，我解释说，可能她看到的东西是从未竣工的宿舍楼顶上掉下来的一块隔热板而已。我事先为大家看到的景象设想了很多种解释，包括掉下来的隔热层，这样她就不会将我的不在场与飞碟的出现联系在一起。我的策略很成功，两天之内，绝大多数学生都认为自己真的看到了一个真正的飞碟。这个骗局很简单，因为我在想象中细细琢磨了我要讲的所有故事。

我向来喜欢这类小把戏，因为它们需要丰富的想象力，而这些正是我所擅长的事情。黑客侵入电脑，属于同类的挑战，也让我觉得很刺激。我觉得自己和那些聪明的黑客很相像。如果我现在14岁，肯定会做那些黑客干的事情，只为激动地试一试自己能否做到。但是我从来不会做出有害的欺骗行为。有时候，我猜想，这些小把戏是那种更深入的人类联系的替代品。它们帮助我洞悉他人的世界，而不必与他们交流。

其他孤独症人士常常被利用。保罗·麦克唐奈曾经撰写自己的痛苦经历，他被一位自认为是朋友的人所背叛，对方偷了他的钱包，还毁了他的车。他没有发现即将发生麻烦的社交信号。如果只是涉及飞碟把戏，或者将树叶塞满夹克外套，这类欺骗的概念，我很容易理解，但是理解那种与虚伪的人有关的社交线索，就要困难得多。上大学的时候，那些假装是我朋友的同学背叛我。我告诉她们内心最隐秘的想法，结果，她们在聚会上将其作为笑料谈资。

久而久之，我建立起一个巨大的记忆图书馆，里面装满了过去的经历、电视、电影以及报纸，帮助我避免因为孤独症导致的社交尴尬。我使用这些记忆指导自己以一种完全符合逻辑的方式来做出决定。经验告诉我某些行为会让人发疯。年轻的时候，我的逻辑决定常常出错，因为它们的数据基础不充分。如今的情况大为好转，因为记忆库里包含了更多的信息。运用视觉图书馆，我能够远距离地观察自己。我称其为角落里的小小科学家，就好比一只小鸟从高处观察自己的行为。其他孤独症人士也曾经提及过这种想法。阿斯伯格博士曾经写过，孤独症儿童会不断观察自己，他们把自己看作一个有兴趣的事物。肖恩·巴伦在《这里有一个男孩》一书中，讲述了他如何与自己对话,来理解社交错误的故事。他自己分别扮演两个角色,然后开始对话。

根据安东尼奥·达马西奥(Antonio Damasio)的说法,那些因为中风突然失去情感的人们,常常会做出损失惨重的财务决断或者社交决策。这些病人还有完全正常的思维,如果问起假设的社交情境,他们会做出正常反应,但是在缺乏情感线索的前提下,需要他们快速做出决定时,其表现就会失常。那种状态肯定就像突然变成孤独症人士。中风病人无法处理的情境,对我而言没有问题,因为我压根就没有依赖过情感线索。47岁的时候,我拥有一个巨大的数据库,那是通过经年累月才建立起的经验图书馆,也是在那时候我才学会如何正确地为人处世。直到最近,我才知道,绝大多数人都大量依赖情感线索。

经过很多年,我已经通过死记硬背学会如何在不同的情景中表现自己。我能够快速搜索自己的"记忆光驱",然后迅速作出决定。做决定这件事,用图像思考比用词汇思考要容易得多。而且,就像我曾经说过的,我设法避免那些让自己惹上麻烦的场景。孩提时代,我发现自己无法学会社交线索。当父母考虑离婚时,我的妹妹觉察到那种紧张的气氛,而我却毫无感觉,因为那些信号太微妙了。我的父母从来不当着孩子的面起冲突。情感摩擦的信号让妹妹紧张不安,我却视而不见。自从父母不再互相表达明显且公开的愤怒时,我就无法理解了。

诸如注意力转移之类的生理问题使社交互动变得更加复杂。与普通人相比,孤独症人士在听觉刺激和视觉刺激之间转移注意力需要更多的时间。因此,对他们而言,跟上快速的变化以及复杂的社交互动实在是太难。这些问题可能是孤独症人士杰克所提到的部分原因,他说:"如果我过多地与别人保持协调,就会变得焦虑不安。"视频录像带非常有助于学习社交技巧。我就是通过观看录像,意识到那些特别容易量化的社交线索(比如听众将纸弄得哗啦哗啦响,就表明演讲很无聊),逐渐提高自己的公众演讲水平。这种持续不断的进步是一个缓慢的过程,不可能立竿见影。

比起解决一个机械问题,计算如何与他人社会交往要困难得多。我发现,借助牲畜浸缸和畜栏设计的知识来编排我的视觉记忆库,要相对容易。

最近一次会议上，一位社会学家声称人们无法像计算机那样思考。当日晚宴时，我告诉那位科学家以及她的朋友，我的思维模式与计算机类似，我能够一步一步地解释自己的思考过程。当她告诉我，她无法描述自己的思考与情感如何结合时，我感到震惊。她说，当她思考某个事物时，那些与事实有关的信息以及情感将合并起来，成为一个严丝合缝的整体。我最终理解为什么如此多的人允许情感将事实歪曲。我的头脑能够将它们截然分开。即便非常失落的时候，我也能够一遍遍地检验那些事实，直到得出一个有逻辑的结论。

多年过去，我已经学会更加周全地考虑事情，并学会讲究策略。我学会永远不要对着自己的老板指手画脚，除非征得他或她的同意。根据以往的经验，我学会避免那些自己有可能被利用以及可能打击自信的情景。为了掌握社交策略，我阅读《华尔街日报》以及其他出版物上刊登的有关商务处理以及国际谈判的文章，然后把它们当成模式来参考。

我知道此生错过了一些事情，但是我有一份令人激动的事业，它占据着我清醒状态时的每分每秒。我每天忙忙碌碌，无暇去想那些可能错过的事情。有时候，家长和专家过于担心一位孤独症成人的社交生活。我在工作过程中与他人建立社会关系。如果一个人发展了自己的天赋与才能，他将与志同道合者建立联系。

过去二十年，我与吉姆·尤尔一起工作。我的二十多个设计项目都是由他建造的，他是我最好的朋友之一，建造业就是他的生活。他的事业从自家后院一间小工具房里起步，然后发展成一家大型企业，为阿利桑那州运输和煤监部开展重要的工作。我们喜欢讨论合同之类的事情。我此生中最好的时光就是在设计建筑项目。我与那些能够拿出具体成果的人关系融洽。看到自己的图纸变成了钢铁和混凝土，我就会兴奋不已。建筑工人喜欢抱怨那些坐在办公室里的蠢家伙。当他们在背后议论那些来自办公室的身着西装革履却不懂设备或建造的家伙时，我却和他们和睦相处。过去这些年，我与很多工人以及不同的承包商打交道。他们都喜欢抱怨，讲一些建设斗争故事。和他们在一起，我没有任何麻烦，并且融入其中。我能够与建筑工人以及技术人员相处融洽，另一个原因在于我们基本上都是用视觉思考的人。

我的非孤独症朋友告诉我，对绝大多数人而言，与他人的联系乃生活的意义，而我，却对自己的项目与具体地点非常依恋。去年，吉姆和我开车去斯科茨代尔饲养场，那个地方如今已经关闭，一部分已经破败不堪。残留下来的只是几根柱子，饲料加工厂的一些箱子，还有一间废弃的摇摇欲坠的办公室。围栏已经当废铁卖掉。眼见这样的情景，我非常难过，真的怀疑是否该跑这一趟。经理办公室的窗户都碎了，雨水浸透了木护墙板。其中一根柱子至今伫立在门前的篱笆旁，二十年前我就是在那里被牛仔工头拒之门外。

目睹斯威夫特工厂渐渐破败下去，想到它很快要彻底关张，我就非常难过。我猜测，我在那里与汤姆·罗勒（Tom Rohrer）、诺布·戈斯科维茨（Norb Goscowitz）以及其他人建立起的联系，是我与他人之间最亲密的关系。斯威夫特工厂是我这辈子思考人生意义获得最深入答案的地方。关于斯威夫特工厂关闭的记忆，比其他任何记忆都要深刻。写到这里，我仍然无法自控地嚎啕大哭。

我的认同感与那家工厂联系在一起，就像我在高中宿舍的东西就代表自己的身份一样。离开高中的那年夏天，我不想把墙上的任何装饰物打包带走，因为那样会让我觉得失去了自己。宿舍里有一间特别的阁楼，我会在那儿沉思。那间特殊的房子像一个欢乐窝一样，走进它能让我感到安宁。宿舍完工之后，我再也没机会自由出入那里，一扇紧锁的门拦住我的去路。那时候我沮丧到极点，后来校长给了我一把钥匙。

我还记得布里肯姨妈去世之后我的沮丧，但是当我发现她的农场要转手卖掉时，更加心急如焚。一想到要失去那个地方，我就悲痛欲绝。汉斯·阿斯伯格也观察到，孤独症人士对于某个地方会有强烈的依恋。他指出，与普通孩子相比，孤独症儿童的思乡病缓过来要用更长时间。对于家里的事物以及常规，他们有一种情感纽带，这也许是因为他们缺乏对人们的强烈情感依恋。我认为斯波克先生能够理解。

更新：学习社交技巧

过去十年，关于人们如何相处融洽，我已经获得额外的领悟和洞察力。我了解到，自己是那种重视"**我怎么做**"而不重视"**我怎么感觉**"的人。在生活中，我已经将智力复杂性取代了情感复杂性。孤独症谱系内那些具有幸福感的人士，会拥有志同道合的朋友。计算机程序设计师与同行在一起时会很开心，因为他们可以讨论程序设计的问题。我曾经与一位孤独症女士交谈，她与丈夫就是在科幻小说俱乐部认识的。她撰写技术手册，而他在一家计算机公司工作。他们都热爱美食，并且都认为最美妙的浪漫之夜就是去一家相当不错的餐厅，边吃饭边谈论计算机数据存储系统的问题。对于这种特殊兴趣为何如此引人入胜，普通人百思不得其解。

发展共同兴趣

社交互动会围绕共同兴趣展开。高中时代，当我被其他孩子欺负时，往往非常悲惨。唯一不会遭到凌辱的地方，就是骑马和火箭模型俱乐部。那些沉醉于特殊兴趣的学生，不会欺负别人。这些活动成为我们共同的兴趣。

我强烈推荐那些能够分享共同兴趣的爱好和职业。能够激发培养天赋的导师，会帮助学生获得成功。应该鼓励孤独症谱系的学生参加计算机小组、合唱团、诗歌小组、童子军以及棋类小组。20世纪50年代的教养方式对我帮助非常大，就是因为轮流和分享的原则已经深入我心。如今，有些阿斯伯格综合征学生难以融入团队，共同制造一个机器人。但是，与他人一起共事，应该成为这项活动的组成部分。小孩子应该学会轮流的规则，以便将来长大后能够更轻松地与人合作。今天，太多的活动都是独立完成的。那些特别的兴趣小组，比如星际迷航大会或者历史社团，是发现志同道合者并与其保持联系的好地方。孤独症谱系内郁郁寡欢的人士，往往缺乏能与他人共享的兴趣。

确实存在一些聪明的阿斯伯格综合征学生，他们需要摆脱高中的社交压力和八卦谣言。毕竟，与青少年交往并非一项重要的生活技能。我坚定地相信，在小学阶段，应该让孤独症儿童融入集体，这样他们能够学会与普通儿童交往。低功能学生往往在高中比较顺利，因为在其他同学眼里，他们毫无疑问属于残疾人群，因此不应该遭到欺辱。但是，对于一些高功能的高中生而言，也许选择网络在线课程或者社区学院课程，更加明智。

学习行事方式以及社会生存

我认为一些高智商阿斯伯格综合征人士存在严重的就业问题，因为如今的社会不曾教给他们社交技巧。一位聪明的阿斯伯格综合征人士会因为议论肥胖的顾客，而被图书馆解雇。妈妈曾经教导我，那种评价属于粗鲁行为。虽然诚实乃最佳策略，但是我对他人外表所给出的评价往往不招人待见。通过许多具体事例，我形成了一个关于"粗鲁诚实"的分类，提醒自己何时需要闭嘴。通过将很多具体事例进行分类，我学会所有的社交技巧，比如"粗鲁的诚实"，"面对新客户时的介绍常规"，"如何处理同事的嫉妒"等等。随着经验的日益丰富，我将每一次新的社交经验放入合适的社交文件夹里。同事之间的嫉妒很难处理。在一家工厂，一位心怀嫉妒的工程师毁坏了我的一些设备。今天，我已经掌握处理此类事情的方法，我应该让对方参与到项目中，让他感觉自己也是其中一员。这样的做法会减少嫉妒。我也学会在嫉妒者表现出色的时候应该去赞美对方。如今，我只接受这样的事实，即嫉妒是一个令人讨厌的人类特性。为了完成一个项目，必须化解这种情绪。

社交技能与社会关系

学习社交技能如同学习演戏。社交技能可以教授，但是社会情感关系无法教授，它们完全就是两回事。经常有家长问我："我的孩子和我真的有感情联系吗？"对于家长而言，有时候确实很难接受自家孩子的大脑连接与众不同。一种纯粹属于情感性质的社会感情联系，可能根本引不起孩子的兴趣。孤独症差异巨大，有些个体与其他人相比，情感联系会更多一些。

对我来讲，调整情绪是一件困难的事情。有一次坐飞机时看电影，我放声大笑，很多人朝我怒目而视。观看悲剧电影时，我会哭得比多数人更伤心。我的情感要么开启，要么完全关闭。我只有四种简单的情感，快乐、悲伤、恐惧以及生气。我从来没有体验过这些情感混在一起的感觉，但是我能够快速地转换情绪。

因为我把一本书扔向欺负自己的女孩,被一所大型女校开除。那之后,我学会了将愤怒转向大哭。我无法改变情绪的强度,但是能够把它转换成为另一种情绪。上了寄宿学校之后,因为遭人欺负,我几次大打出手,结果被取消骑马的资格。因为我非常渴望骑马,于是,每次发怒的时候,我马上就会改为嚎啕大哭。嚎啕大哭不会像打人或者扔东西那样,让我丢掉一份工作。在斯威夫特工厂工作期间,我常常躲在牛圈里嚎啕。而如今,任何感情强烈的行为,在工作场合都让人无法接受了。

微妙的情感线索

50岁出头的时候,我第一次意识到微妙的眼神信号。我从来不理解为什么眼神接触如此重要。那个秘密的眼球运动的世界,直到我阅读了西蒙·巴伦–科恩的图书《心智盲点》(Mind Blindness),才意识到它的长期存在。语调是我能够学会的唯一微妙的信号。有些情况下,我能明显判断他人的强烈情感,比如人们通过大喊大叫来表达愤怒,通过嚎啕大哭来表达悲伤,通过笑来表达幸福。

妈妈在《口袋里的刺》(A Thorn in My Pocket)一书中讲述过她在婚姻中的困难。当我还是一个孩子的时候,我不曾意识到父母之间的情感混乱。我无法辨认他们之间发生冲突的信号,因为那些信号都不明显。他们很少冲着对方大喊大叫,也从来不曾发生肢体攻击,或者朝对方扔东西。

研究结果表明了什么

关于孤独症人士在理解面部方面的异常情况,有数以百计的科学论文。概括而言,孤独症人士的杏仁核(情感中心)不正常,因此在辨认面部时,要使用不同的大脑回路。如今,我仍然会遭遇尴尬一刻,因为我无法辨认五分钟之前见过的一位男士的脸。对于那些认识相当长一段时间的人,我能够辨认对方的脸。如果某人的面部特征确实非常特别,比如一个大鼻子,我就能记住。关于面部辨认以及眼睛信号的研究论文,其数量远远超过关于孤独症人士如何思考或理解感觉信息的文章。相比之下,普通人更倾向于研究情感,而不是研究感觉问题或者天才技能如何发挥作用。我真的希望科学家能够用更多的时间来研究感觉问题。因为感觉超负荷的严重问题，会摧毁许多孤独症谱系人士的生活。情况最悲惨的个体，因为过于严重的感觉问题，甚至无法忍受餐厅或者办公室的环境。如果你的耳朵因为电影院、运动场或者喧闹街道里的声音而受伤，还怎么进行社交呢？

第八章　牛眼看世界

——与动物的联系

美国三分之一的牛以及肉猪的控制设备都是由我设计的。在整个职业生涯中，我始终致力于研发那些能够善待家畜的设备体系。我的设计理念在于利用动物的自然行为模式，鼓励它们自觉地移动，进入那些设备。如果一个牲畜畏缩不前，拒绝通过一条巷道，我们就需要找出现象背后的原因，为什么它如此害怕，抗拒向前移动。遗憾的是，人们经常借助武力解决这些问题，而不是试着去理解动物的行为。对于它们的理解，要追溯到我第一次发现拥抱机有助于平复自己的焦虑。从那时起，我便能够从动物的视角看待世界。

人们总在问我，牛是否知道自己将走向被屠杀的命运。根据我在多家肉类加工厂长期的观察，那些让牛惶恐不安的事情，往往与死亡无关。让它们踌躇不前的，正是那些鸡毛蒜皮的细节，比如从围墙上垂下来的一截链子。遇到这种情况，排头的牛会停下来，盯着那截晃来晃去的链子，然后自己的脑袋也跟着节奏左右摆动。它并不关心被屠宰，它只是害怕那一小截链子轻轻摆动，看上去不在合适的位置而已。

绝大多数人不会注意到这些小细节，如果牛拒绝向前移动穿过巷道，或者不肯离开牲口圈，他们往往不是戳就是杵，结果把牛弄得更加躁动。牛一旦开始激动起来，就无法确定究竟是什么原因让它们烦躁不安。它们会抗拒进食，挤作一团，焦躁地盘旋来回，将脑袋朝向牛群的中心，乱作一团。即便最微不足道的干扰，也会让牛群在穿越巷道时停下来。记得有一次，一家肉类加工厂简直局面失控。那时，牛正排成一队等着进入工厂，结果一个塑料果汁瓶掉在入口处，它们坚决不肯踏过那个白色的塑料瓶。任何导致视觉反差的事物，都会吸引动物们的注意力。它们会害怕横穿水泥地板上的漏栅，或者水洼上的闪闪反光。有时候，将头顶上的灯泡移开，消除地板或墙上的反射，也会让牛或者肉猪移动起来更容易。然而，昏暗的灯光会导致更多问题。牛和肉猪都不愿意进入一个黑暗的地方，因此安装一盏灯照亮巷道的入口，会起到诱惑的作用。动物和人类一样，愿意看清自己要去的方向。

既然要从牛的角度出发，我就必须真的把自己当作那头牛，而不是穿着牛服装的一个人。我运用自己的视觉思考技巧，来模拟一头动物在特定条件下会看到什么，听到什么。我想象自己藏身牛的体内，感觉它所体验到的一切。除了这种完美地模拟现实的能力，我还需要借助自己已经具备的温柔善良的移情能力，这样我的模拟才会超出机器人模型的水平。当然，除此之外，我所拥有的全部关于牛行为模式及本能的科学知识，也会派上用场。我还必须想象，通过牛的感官系统所体验到的世界到底是什么样。牛拥有一个非常广阔的全景视觉领域，因为它们属于被捕食动物种类，因此，对于危险信号总是小心翼翼。同样，有些孤独症人士很像这种动物，在它们生活的世界，危险的捕食者无处不在。他们始终处于恐慌状态，担心常规的变化，或者因为环境中的某个事物改变位置而焦虑。这种对于变化的担忧，也许是古老的抗捕食系统被激活的结果，而如今，对于绝大多数人而言，这种本能已经被压抑或者掩盖住了。

在动物王国，恐惧是一种普遍存在的情绪，因为它能提供躲避捕食者的强烈动机。恐惧也是孤独症人群的一种显著情绪。特蕾泽·若利夫曾写过，努力保持一切原貌不变，有助于她避免某些可怕的恐惧情绪。托尼（Tony W.）写过，他活在一个充满白日梦和恐惧的世界，他害怕一切事物。开始服用抗抑郁症药物之前，我会因为日常生活中的微小变化产生恐惧反应。曾经有一段时间，我简直要被琐碎变化带来的恐惧感摧毁，比如改为夏令时间①。这种强烈的恐惧也许源于一种神经系统受损，使得神经系统对于微小刺激也会很敏感，而同样的刺激对于普通人而言根本微不足道。

为了幸存下来，被捕食物种的成员们，比如牛或绵羊，不得不时刻保持警惕，一旦发现捕食者，立刻逃离。牛和羊的听力都超级敏感，而且嗅觉灵敏，眼睛长在脑袋两侧，因此，能够边吃草边扫描四周全景。与人类相比，它们对于高音调的声音尤其敏感，能够听到超出人类听力范围的

---

① 译注：夏令时间（daylight savings time, DST）又称"日光节约时制"和"夏时制"，是一种为节约能源而人为规定地方时间的制度。一般在天亮早的夏季人为将时间提前一小时，可以使人早起早睡，从而节约照明用电。

声音。

与低音调的声音相比，高音调的声音更让它们感到困扰。德克萨斯州的一位美国农业部研究人员汤姆·坎普（Tom Camp）发现，室外一部电话的高音量铃声会让牛的心率迅速提升到每分钟50~70次。除了我，几乎没有人发现这种让牛烦躁不安的声音。这种声音会让许多听力过度敏感的孤独症儿童难以忍受。小卡车风闸突然发出的嘶嘶声，也会产生类似的效果，导致牛和牛犊出现强烈的惊吓反应。当牛犊听到这种声音，它们会立刻竖起耳朵，向后退去，试图躲避声音来源。就像牛一样，孤独症人士也有过度警惕的感觉。

即便到了今天，如果有人在半夜时分吹口哨，也会让我心跳加快。高音调的声音最糟糕。对于神经系统而言，又尖又快重复不断的声音最刺激耳朵。德国的麦康奈尔（P. B. McConnell）及其同事贝利斯（J. R. Baylis）发现，训狗者使用像风浪区一样断断续续的高音调声音，来刺激小狗做一些事情，然后用低沉的声音让它停下来，就好比对马说"吁"一样。对于驯服的动物而言，高音调的声音有一种轻微的激活效果，但是对于野生动物和孤独症儿童来说，就会引起强烈的恐惧反应。

与大众的想法相反，牛与其他牲畜能够看见颜色，但是它们的视觉系统最擅长发现异常活动。牛的视觉就像一个广角相机镜头安装在脑袋的两侧。这种动物有360度的视角，能够看见身边所有的事物，除了身后一个小小的盲区。但是，视觉的广度和深度无法兼得，牛的深度视觉非常有限。为了能够探测深度，牛必须停下来，低下头。而诸如狮子、狗、猫和老虎之类的捕食物种，眼睛长在头部前方，使其能够意识到深度，从而精确判断距离，然后一跃而起，击败其捕食对象。眼睛长在脑袋前方，能够提供出色的双目视觉，而眼睛长在两侧，能够扫描周围环境，并且保持警觉的状态。

在古老的美国西部，放牧过程中，新奇事物有时候会引发牛的惊恐乃至四处逃窜。比如，一顶在风中飘动的帽子，或者马猛然弓背跃起，都会激发牛的逃生本能。但是，让牛对于新奇事物脱敏，也不是不可能。比如，菲律宾的牛一出生就在高速公路边放牧。它们认识到，高速公路上的所有景象和声音都不会伤害它们。这些驯服的、带惯笼头的动物不会被任何事情弄得烦恼不安。美国农场上的多数牛很少见识那些新奇事物，落在篱笆上的外套和帽子，往往都会吓得它们踌躇不前，拒绝从那里经过。一头公牛在自己熟悉的牛圈里会很平和，但是落在一个篱笆上的帽子或者外套也许会让其先是恐惧，然后是好奇。这头公牛会转过去，然后盯着那件外套，再小心翼翼地逐渐靠近。如果那个外套没有移动，它最后会去舔那件衣服。在风中摆动的一件外套更有可能导致动物恐慌，使其与之保持距离。在野外，突然的移动乃危险信号，也许灌木丛中潜伏着一头狮子，或者一个动物正在逃离捕食者。

　　那些貌似不协调的事物所引发的牛的反应，与孤独症儿童对于环境中微小变化的反应，也许相似。孤独症儿童不喜欢任何看上去不协调的事物——家具上垂下来的线头，皱皱巴巴的地毯，或者书架上歪歪扭扭的书。有时候，他们会把书收拾整齐，有时候他们也会害怕。他们的恐惧反应，也许与牛很类似，当牛看到巷道上的一个咖啡杯或者篱笆上的帽子，也是如此。孤独症儿童也会注意到被常人忽略的细微异常情况。这一点不正是古老的抗捕食本能的表现吗？在野外，树上一根断裂的树枝或者被弄乱的地面，可能就是捕食者在附近活动的迹象。那些能够躲开狮子幸免于难的动物，进化出了最出色的发现危险信号的能力。

　　牛、鹿以及羚羊能够转过头，面对不会立刻造成威胁的潜在危险。牧场上的牛，会扭身面对一个靠近的人，而非洲大草原的羚羊会转过身去，有时候还会跟在狮子后面。当然，其视线范围中的狮子，比起它们无法看见的狮子，危险系数要小很多。动物们会跟在狮子后面，但是保持一个安全距离，这样能够保证其快速逃脱。这种现象，我们都称其为动物的"有利逃生区"（animal's flight zone）。

　　那些在开放牧场饲养牛的人们，能够运用该原理使牛群有效快速地移动。逃跑区域的大小，取决于牛的驯服程度。温顺的奶牛也许没有逃生区，它们会靠近人们请求爱抚。西部农场饲养的肉牛没有那么驯服，如果人们距离太近，它们就会走开。逃生区的范围，从五英尺到一百英尺。与平静的牛相比，受刺激的牛的逃生区就会大很多。《动物园与马戏团的动物心理与行为》(The Psychology and Behavior of Animals in Zoos and Circuses)的作者赫迪杰（H. Hedigar）曾说过，驯服是人为地消除动物与人类之间的逃生区。

放牧过程中，如果放牧人在牛群的集体逃生区边缘地带活动，更容易使牛群安静有序地移动。但是，如果放牧人深入到逃生区，就会导致牛的恐慌。如果牛在圈栏中陷入困境，就会设法跳过篱笆，拉开自己与一个具有威胁性的人之间的距离。

治疗专家观察到，当孤独症儿童在队伍中与其他孩子距离过近的时候，常常会迅猛地攻击他人。如果其他孩子侵入其个人空间，他们就会神经紧张；如果被其他孩子偶然碰到，他们会恐惧地退缩，就像一头受惊的动物。一个不可预期的轻轻触碰，会激发其躲避反应，而那种强有力的触摸，就像牛群彼此挤压的那种压力，反而让他平静。

我在动物研究方面取得大量的成功，来自于我认识到的一项基本事实，即动物行为与某些孤独症行为之间存在各种联系。另一个例子便是，不论牛还是孤独症人士，都保持固定不变的习惯。日常生活中的变化，会让孤独症人士大发雷霆。过去，这样的变化会让我非常焦虑。牧场主发现，将牛转移到一个新牧场之初，必须鼓励它们在整个区域内吃草。我观察到一群懒洋洋的公牛，拒绝转移到四分之一公里之外的一片良好牧场。为什么它们会这样？也许是逃避捕食者的本能反应。如果牛知道某个地方是安全的，它们就乐意转移到一处新草场，即便那里也许同样存在危险。

我与肯·奥德（Ken Odde）在科罗拉多州立大学所做的一项实验表明，牛不愿意改变先前熟悉的一条安全路线，这是一种非常强大的内心力量。如果给它们两个选择，通往保定栏的巷道和只需通过的巷道，牛很快就学会避开那条通往保定栏之路。当巷道发生调换之后，多数牛拒绝改变选择方向，目的就是为了躲开保定栏。被关在保定栏里，会有一点儿不舒服，但还不至于令人厌恶，所以动物们愿意改变先前的安全路线。但是，当痛苦或者令其不愉快的事情确实发生时，大多数动物就会迅速改变路线。科罗拉多州立大学的学生玛丽·坦纳（Mary Tanner）发现，奶牛场绝大多数的奶牛愿意进入挤奶大厅的两侧，哪条路线都无所谓，但是少数几头牛非常顽固，总要选择同一路线。

初步证据表明，那些更加焦虑和容易激动的奶牛，往往是最不愿意改变先前掌握的安全路线的那些牛。拒绝改变，也许在一定程度上源于试图减少焦虑。我自己的经验是，高中课程表的微小变动，或者从夏令时间切换为标准时间，都会让我感到极度焦虑。我的神经系统，以及其他孤独症人士的神经系统，都处于一种没有缘由的过度反应状态。服用抗抑郁症药物之前，我的神经系统总是做好逃离准备。不明显的微小压力所导致的反应，如同遭遇一头狮子的袭击。这些问题的出现，都是因为神经系统异常所导致。既然药物能够平复神经系统，我就可以从容地面对生活中的微小变化。

对于半野生的牛而言，让它们感觉压力最大的事件之一，便是人们深入到其逃生区，而它们却无力躲避。对于那些没有完全被驯服的肉牛来讲，一个人如果斜靠在巷道的上端，会给它们带来强烈的威胁感。如果有人站在前头，牛也会踌躇不前，拒绝通过巷道。基于这些考虑，我才会设计出弯弯曲曲的单向巷道，并且两侧都是实心的，它们让牛更加平静。两侧的实心墙体可以避免外面的人或者其他移动的事物吓到牛。比起直线巷道，弯曲巷道效果更好，因为牛无法看见人在前面走，而每头牛都认为自己在走回头路。

了解动物们的各种感受之后，我就可能想出好办法，来平复动物园里那些反复无常的羚羊。其他人认为，训练动物在兽医检查程序中保持合作，简直不可能。这些程序往往造成很大压力，因为动物们要么被射一枪镇静剂，要么被人们紧紧抓住。通过节奏平缓、循序渐进的训练，羚羊可以接受新的程序、新奇景象和声音，而动物在这个过程中也会怡然自得。我与学生梅甘·菲利普斯（Megan Phillips）、温迪·格拉夫姆（Wendy Grafham）、马特·鲁尼（Mat Rooney）训练白斑羚以及邦戈羚羊（bongo antelope）自觉进入一个胶合板箱子，安静地站在里面接受兽医检查程序，比如验血或者注射。箱子的实心墙壁为动物提供了安全感。当它们沉浸于体验箱子感觉的时候，兽医就完成了要做的事情。在训练过程中，我们必须小心地避免那些会激发被捕食物种产生严重逃离反应的事情，类似声音、箱子门的移动以及靠近箱子抚摸它们的人们，必须谨慎地帮助羚羊脱敏。

这些狡猾的动物们很快便了解进入箱子会获得奖赏和招待，然后等到验血那一刻就开始尥蹶子。为了阻止这种行为，我们撤回奖赏，直到它们能够安静地站在那里并且保持合作态度。训练者必须区分清楚，尥蹶子到底是因为害怕，还是为了躲开它们不喜欢的某件事情。如果尥蹶子是习得行为，撤回饲料奖赏便能起到阻止作用，但是如果尥蹶子是因为害怕，撤销奖赏就无效。

那些与无口语低功能孤独症人士打交道的人，也必须能够辨认一次大发雷霆或者其他不良行为，到底是因为害怕或疼痛，还是属于习得的一种逃避反应。有时候，这种情况的出现，是因为声音伤及耳朵产生的疼痛，或者害怕日常生活中不可预期的变化。就像牛和羚羊，孤独症人士也害怕那些不可预知的事情。但有时候，他们乱发脾气只是为了引起注意，或者逃避完成学校的功课或者某项活动。在一项研究中，让那些严重残障的孤独症成人，在午餐或者乘坐公交车之前握住某个物体15分钟，可以大大减少其攻击行为以及发脾气。握住一个物体有助于他们做好心理准备，然后进行下一步的日常活动，因为触觉是唯一不会被感觉混乱干扰的感觉，比如饭前握一把勺子，乘车前拿一个玩具汽车。我曾经乱发脾气，就是为了试探大人们会如何反应。善于观察的老师们，能够区分其间的差别：到底哪个是严重的恐惧反应，哪个是为了躲避自己不想完成的某些任务而采取的小伎俩。

人们的问题

动物之所以会被吓到，首要原因是人们的虐待行为。如果管理方不能控制员工的行为，纵然拥有世界上最完美的设备，也是白费。最早开始设计设备的时候，我天真地相信，只要设计出完美的设备，就能控制雇员的行为。这几乎不可能。但是我设计的设备只需要很少的操作技巧，如果雇员温和，就能很好掌握。良好管理很重要，而设计合理的设备所提供的工具，使屠宰过程中低压力且安静地操作成为可能，但是雇员必须正确地操作这些系统。那些铁石心肠的粗暴家伙，即便使用最好的机器，仍然会给动物们带来苦难。

管理方的态度，是决定动物们被如何对待的最重要因素。如果这个观点适合任何组织，我毫不意外。牲畜待遇在过去十年间已经大大改善，经理们对于动物福利问题开始敏感起来，但仍然需要继续提升意识。每次看到有人在虐待动物，我就会非常痛苦，尤其是当这样的事情发生在我所设计的系统中。有人认为，购买新设备就可以取代良好的管理。过去这些年，我目睹动物待遇的改善伴随着管理的变化，也见过因一个好经理的离职而导致故态重现，局面又开始恶化。一个好经理就是雇员的良知标杆。他必须有足够的参与度，才能关注这些事情，但是又不能深陷其中以至于变得麻木不堪。经理不能指望工头去强化良好行为，因为工头往往对于倒在屠宰场地板上的牲口无动于衷。如果一名经理从工厂管理的层次去强调良好的动物管理，效果最好。那些坐在总公司办公室的人，往往距离现实太远，根本不关心这些事情。

在动物福利方面坚持高标准的工厂，会执行严格的行为准则。经理会把自己的办公室安排在一个能够看见牧场以及通往工厂坡道的位置。如果发现雇员踢牛或者鞭笞牛，就可以把工头叫来。那些处理成千上万头牛的员工，往往变得粗枝大叶，冷酷无情。那些执行屠宰任务的员工应该轮换，而全程自动的屠宰程序对雇员福利也有好处。屠宰自动化在那种高速运转的工厂尤其重要，这种工厂平均每小时要屠宰一百五十多头牛。一个人如果每天都要射杀上千头牛，就会变得麻木迟钝。在一个不追求速率的工厂，执行屠宰任务的人还能慢悠悠地怀着人道之心，向每头牛致以敬意，但是如果属于前者，员工唯一能够做的事情就是跟上生产线的持续移动。

管理方也应该乐意花时间去努力提高处理方法。雇员必须接受训练，理解牛的行为，并且利用动物的天然本能来协助其移动。训练有素的雇员，能够为不同组的牛安排时间，这样后面的牛就会跟上排头。每组牛必须在前面那组全部进入通道之后，再被驱赶进入单向通道。如果过快、过早地驱赶后面那组牛，它们就会调头，因为前面无处可去。对我而言，最大的乐趣莫过于看着自己设计的工厂平静有效地运行，并且确信动物们不失体面。

我常常感到吃惊的是，至今还有很多人认为芝加哥牲畜栏依然一片混乱。芝加哥牲畜栏早已经消失三十多年了。当我在飞机上与邻座乘客聊起自己的工作时，很多人问我这些地方是否还在使用大锤。1958年颁布的《人道屠宰法案》(*Humane Slaughter Act*)，已经禁止向联邦政府出售肉类加工品的所有工厂使用该手段。1978年，该法案得到进一步加强，并涉及所有参与美国洲际贸易及接受联邦政府监管的工厂。根据《人道屠宰法案》

的规定，牛、猪、绵羊、山羊必须在屠宰之前突然失去知觉，而且无痛感。这一法案没有涉及家禽或者宗教屠宰。它要求动物必须被无痛处理，可以使用弩枪、电击或者二氧化碳气体。采用弩枪做法，是通过向动物大脑中发射一枚钢弹，将动物即刻杀死，其效果和枪支一样。而电击是使高安培数的电流通过其大脑，然后导致动物突然丧失知觉。这种做法和人的电休克处理方式差不多。如果这些程序操作无误，动物会立刻失去知觉。

人们常常问我，动物是否害怕血。我要再次重申，那些琐碎的干扰因素往往比血更让牛感到恐慌。如果是一些相对平静的牛，不论流血或小便，似乎不会产生什么影响，但是如果换做那种遭到吓坏的牛所流的血，也许会散发出一种恐惧的味道。如果牛保持相对平静，它们会自觉进入保定栏，即便身上还在流血。但是如果一头牛的恐惧状态超过五分钟而心力交瘁，它后面的牛就会拒绝进入保定栏。

控制设备的设计

很多人在设计动物控制设备的时候，都没有考虑这个装置会给动物带来什么感觉。让我费解的是，有些工程师根本意识不到锋利的设备边缘会刺伤牲畜。他们设计的设备甚至会把动物捣碎，或者戳进牲畜的身体。不论是接受兽医检查，还是在屠宰过程中，控制设备在将牛或猪控制住的同时，往往也造成对牲畜的过分挤压，或者把它们卡在一个不舒服的位置。我之所以擅长设计这些设备，原因之一在于我能够利用视觉思考的技能，去想象这些装置使用起来感觉如何。我能够置身于一头1200磅重的公牛的体内，然后去体会那个设备带给我的感觉。如果操作机器的人很温柔，会有什么样的感觉？如果换成一位粗暴的操作者，又会怎样？每当看到有人过于用力地去挤压保定栏中的动物，我浑身上下都会出现受伤的感觉。

我在肉类加工企业长期奋斗的使命之一，就是消除犹太教屠宰厂的一种方法，即将牛捆上并吊起来。犹太教屠宰过程所涉及的主要动物福利问题，与一些工厂所使用的可怕控制方法大同小异。控制方法的变量必须与实际的沙希塔犹太教（shehita kosher）屠宰变量分开，而后者就是在一头完全有意识的动物身上实施。犹太教的屠宰，要用到一把特殊的锋利的又直又长的刀。根据《塔木德》①概述的法则，如果切割动作正确，动物貌似毫无知觉。《塔木德》提到，在切割过程中，操作者不能有半点儿犹豫，切口不能紧贴着刀。这把刀的刀刃必须很锋利，没有一点儿缺口，因为缺口会让动物感觉到疼痛。

十五年前，我去参观如今已经不存在的位于衣阿华州的斯潘塞食品厂，那次参观简直就像一场梦魇，让我难以忘却。戴着橄榄球头盔的雇员，用鼻钳勾住因极度痛苦而扭动不止的牲畜的鼻子，并且用链子缠住牲畜的后腿，将其吊起来。每头惊恐万分的牲畜，都被电棒戳着赶进一个小小的畜栏里，四十五度角的地面滑溜溜的，牲畜只要进去就会跌倒，如此一来，工人就会用链子缠住它们的后腿。目睹这一惨景，我想："现代文明社会，不应该再发生这样的事情。"在日记里，我写道："如果有地狱，我现在就置身地狱。"我发誓要用更加仁慈温和的系统替代这地狱般的工厂。

十年前，我受雇于纽约的牲畜保护委员会（Council Livestock Protection），为犹太教屠宰小牛创建一个人道的控制系统。该委员会是一些主要的动物支持团体的共同体，包括美国慈善协会、美国防止虐待动物协会、动物保护基金会、马萨诸塞州防止虐待动物协会、美国人道主义协会等机构。这个委员会成立于20世纪70年代，主张用更加人道的控制方法取代捆缚和悬吊。那时候，犹太教使用直立型控制设备屠宰大个头的牛，但是没有针对屠宰牛犊或者绵羊的设备。1958年颁布的《人道屠宰法案》豁免了犹太教屠宰方法，因为没有可供替代的人道主义方法，只能继续将完全有意识的牲口捆缚以及吊起来。

康涅狄格大学的瓦尔特·吉热（Walter Giger）、唐·金斯曼（Don Kinsman）、拉尔夫·普林斯（Ralph Prince）已经证实，当牛跨坐在一条移动传送带上，能够更加舒服地被控制。牛骑在传送带上，就像人骑在马上，腹部和胸部都被传送带支撑住。传送装置两侧是实心的，可以防止牛倾斜下去。康狄涅格州研究人员的主意不错，但是我必须增加许多新元素，来创建一个能够为商业屠宰厂所用的系统。为了使新系统发挥作用，我必须消除牲畜所有的身体压迫点，因为这些压迫点会让它们感觉不适。举个例

---

① 译注：《塔木德》（Talmud）是注释、讲解犹太教律法的著作，包括《密西拿》（Mishnah）和《革马拉》（Gemara）及附件，为犹太教仅次于《圣经》的主要经典。

子，如果牛犊的腿关节感受到令其不适的压力，就会拼命挣扎，摆脱控制设备。一旦消除压力点，牛就会安静平和。

　　不论是将牲口击晕的常规屠宰，还是宗教屠宰，传送装置控制系统的优势之一，便是牛可以排成一队移动。每头牛的脑袋都顶着前面那头牛的尾部。通过观察，我意识到，当牛能够彼此相触时，会更加平静。比起科罗拉多州立大学实验室的保定栏，屠宰厂里首尾相连的牛会更加平静。我也发现，牛更习惯于排成一队。俯瞰一个奶牛场，会看到一条小小的12英寸宽的奶牛之路。排成一队向前走，是牛的本质之一。传送装置控制系统之所以能够奏效，原因也在于此，因为等待处理的牛排成了一队。

　　当我说到牛的屠宰过程真的可以实现平静、平和以及人道，很多人深表怀疑。在一些工厂，牛的确能够保持绝对平静，那里的雇员也非常认真负责。在一家大型屠宰厂，每个小时就有240头牛平静地踏上坡道，自觉进入双轨传送控制设备。看到那种场面，你还以为它们要去挤奶。每头肥胖的公牛走进控制装置的入口，然后落座在传送装置上，就像一个小老太太上公交车。多数牲口被轻拍臀部之后，会进入控制系统。既然牛排成一队连续不断地进入系统，不会跟同伴分开，自然就不会感觉孤单。在这家工厂，系统被巧妙地安装，并配上照明系统。与兽医检查处理程序相比，屠宰程序如果操作得当，牛所体验到的精神压力和不舒适感会更少。

　　孤独症人士的身份，有助于我理解牛的感受，因为我知道，半夜时分如果有一辆汽车按响喇叭，心跳加速是怎样的一种感觉。我过于敏锐的感觉和恐惧反应，也许更像那些被捕食物种动物，而异于多数其他人。人们往往不擅长观察动物。最近我去参观一家屠宰厂，那里的牛因为气压门的空气嘶嘶作响而惊恐不安。每次气压门一关一闭，牛就会反跳，试图退出坡道。它们的强烈反应仿佛是看见了一条响尾蛇。其实，让它们害怕的事情就是嘶嘶作响的空气。在我眼里显而易见的事情，其他人却根本毫无意识。只需购买几个消音器，这个问题就可以解决了。当嘶嘶声消失了，动物们就再也不害怕气压门。所以，任何情况下，都要设身处地为牛着想。

更新：解决具有挑战性的行为问题

　　在我的著作中，关于动物研究的最近更新，可以在《我们为什么不说话》①一书中找到相关内容。提到解决具有挑战性的行为问题，我确实有几句话要说。不论动物行为领域，还是孤独症教育领域，排名榜首的错误就是误解行为动机。对于动物而言，恐惧和攻击行为常常混在一起。那些因恐惧产生的行为，如果遭到惩罚，往往会更加严重。有些孤独症人士出现感觉超负荷时，就会产生强烈的恐惧感。当一个人的感觉系统处于超负荷状态时，冲他大喊大叫绝对是一件错误的事情，因为会加重他的恐惧。

为了与无口语孤独症人士打交道，我们必须成为一个优秀的侦探，来弄明白某种具有挑战性的行为问题背后的原因，比如扔东西或者咬人。首先必须排除的因素是此人难以表达清楚的某种隐藏的疾病问题。如果某人一向安静平和，突然之间变得很暴力，疼痛可能是诱因。胃灼热或者胃酸反流是孤独症成人的常见问题。尝试一些简单的治疗方法，比如把床头抬高6英寸，吃完东西后不要躺着，或者服用一些治疗胃灼热的药物。便秘是另一种常见问题。其他可能导致行为问题的痛苦症状，包括牙齿问题、耳部感染或者鼻窦炎。曾经有个安静的小男孩，把一粒豆子塞进鼻子里，整个班级都跟着折腾了一通，直到豆子被取出来。

感觉问题是问题行为的另一个诱因。如果某人进入新环境之后立刻出现行为问题，可以怀疑这是感觉敏感导致的。担心烟雾警报器刺激耳朵所引发的恐惧情绪，会让一个人大发雷霆。如果某个房间的烟雾警报器曾经响起过，这个人就会害怕重返那个房间。视线范围内的手机也会引发恐惧，因为手机随时可能响起来。改变手机铃声，也许会解决问题。还有另外一些可能，比如某人无法忍受荧光灯或者其他刺激源。

处理无口语人士行为问题的指导原则

步骤1：寻找一个痛苦的潜在的疾病问题。

步骤2：寻找一个感觉方面的原因。

步骤3：如果步骤1和步骤2能够排除在外，再寻找行为原因。

---

① 译注：《我们为什么不说话：以自闭者的奥秘解码动物行为之谜》（*Animals in Translation: Using the Mysteries of Autism to Decode Animal Behavior*）中文简体版 2008 年由华东师范大学出版社出版。

有三种主要的行为动机。

1. 此人试图交流。

2. 他/她设法引起他人的注意。

3. 想要逃避自己不喜欢的任务。

有很多相当不错的书可以为我们提供参考，以帮助解决具有挑战性的行为问题，比如《孤独症人士行为策略宝库》（*A Treasure Chest of Behavioral Strategies for Individuals with Autism*）。明确行为动机之后，就能形成一套行为方案。如果交流是问题，那么，个体也许需要一种交流系统，比如"图片交换"或者一个绘图板。如果起因是希望引起他人注意，那么，忽略问题行为本身某些时候会有效。如果个体希望逃脱某项任务，就必须确定感觉敏感问题不是真正的原因。如果没有感觉问题，那么，试着安静地指导此人重返任务，或者改变任务，让它更有吸引力。

其他可以采用的干预措施还包括通过作业治疗师平复其神经系统，或者特殊的饮食、补剂。有些青少年和成人需要药物。医生开出的药物不应该越来越多，这种错误会造成危机。剧烈运动也有助于平复神经系统。最佳方案往往是药物、行为、营养/生物化学的方法结合起来使用。

恐惧联想

一位孤独症人士看到某些常见的普通事物也会陷入恐慌。也许一件蓝色外套就会激发其恐惧情绪，因为火险警报器突然铃声大作的时候，他恰好穿着蓝色外套，之后，蓝色外套就与火险报警器联系起来。以感觉为基础的恐惧联想在动物中十分常见。我见过一匹马害怕黑色的牛仔帽。白色的牛仔帽和棒球棒不会引发它的恐惧反应。这匹马之所以害怕黑色帽子，是因为它被人虐待时曾经看见黑色帽子。另一头牲口害怕尼龙夹克发出的声音，因为那种声音与受虐经历联系在一起。这些恐惧记忆以图像、声音、气味或者触觉的形式存储起来。既然无口语孤独症人士对气味敏感，也许他们会将气味与某种令人厌恶的刺激物联系在一起，例如在超市里出现的感觉超负荷。新买回家的一种新型洗涤剂的气味，也许会让他联想到自己曾在当地超市洗涤剂产品区彻底崩溃的那一幕。

严重的恐惧记忆问题，在于它们永远无法从记忆中彻底清除。人或动物能够学会克服恐惧。大脑如何做到这一点呢？它向杏仁核（情感中心）发出一个信号，然后关闭记忆的"计算机文件"。这个文件可以关掉，但是无法删除。动物的恐惧记忆还有一个严重的习惯，即便学会克服恐惧，之后还能再次产生恐惧。对于容易兴奋和焦虑的动物，这个问题尤其显著。那些神经敏感容易遭到惊吓的动物，比如阿拉伯马，会因为受严重虐待而惊吓过度，留下了精神创伤，以至于可能永远无法学会克服内心的恐惧。而那种稍微平静的动物，更容易学会关闭恐惧记忆文件。恐惧记忆永不磨灭，能够帮助动物在野外幸存。那些想不起曾经在哪里遇见狮子的动物，将在劫难逃。

第九章 艺术家和会计师
——动物如何思考

天才们的高超记忆力令众人为之惊叹。圣地亚哥孤独症研究所伯纳德·瑞慕兰提供的数据表明，大约9%~10%的孤独症人士拥有天才本领。有人就像日历表，能够告诉你一年当中任何一次约会的日期；其他人能够精确地演奏只听过一遍的乐曲；还有一类人，能够记住一个城市的每条街道，或者一家图书馆里的每本书；也有一些天才人物，能够快速识别一张数字单上所有数字的开头，虽然他们连最基础的数学计算能力都没有。葡萄牙一位研究者汉斯·韦林（Hans Welling）曾提出假设，数学能力差的天才，也许拥有自己的独特方法，依靠视觉去分析数字的对称性，从而能够将首位数字和非首位数字区别开。

天才在学习其他技巧的时候，也会经常遇到重重障碍，比如社交技能。有位母亲曾经向我讲述十几岁的天才儿子的故事，他能够设计出不同寻常的计算机程序，却无法理解金钱的含义。天才能够记住海量信息，却难以通过有意义的方式去处理信息。他们的记忆本领远远超过普通人，但是其认知缺陷非常显著。某些天才的归纳能力，甚至连牛和其他动物都不如。

电影《雨人》中那位孤独症天才哥哥在拉斯维加斯赌场里大获全胜的故事，并非神话。雷蒙德之所以能够屡战屡胜，就是因为他具有高度的视觉化能力以及注意力。我无法数牌的唯一原因，在于我很难长时间地高度集中注意力。我的视觉化技能不会改变，但是我无法在相当长一段时间内保持单一画面稳定不变。当我运用视觉化技能去想象一台设备时，会像电影剪辑一样去处理那些画面。也许我会从地面上的某个优势角度去想象整个设备，但是接下来又换一个视角去观察。我无法长时间地想象一个连续的镜头。我的假设是，类似雷蒙德那样的天才头脑的工作原理就像一台摄像机被固定在三脚架上，然后持续记录同一场景。天才头脑摄像机的优势拍摄角度，在相当长一段时间内固定不变。天才的注意力一旦固着在某个事物上，就很难转移至别处。如果一台录像机植入其大脑，那么他的视觉记忆就会在电视中播放出来，而那些记忆可能就像一部从单一且静止的优势角度拍摄的耗时很长的自制家庭影片。而这种持续保持一幅画面的超常能力，可能也促成了多数天才刻板僵化的行为方式。

对于那种极端类型的孤独症天才，我最感兴趣的是，他们不符合玛丽安·斯坦普·道金斯（Marian Stamp Dawkins）关于思考的一项主要标准。道金斯是牛津大学的一位研究人员，也是研究动物思考模式的少数专家之一。她在动物本能行为以及真正的思考之间做出清晰的划分。如同计算机的主要操作程序一样，本能就是那种被程序化的动物自身的行为模式。有些本能是固有的，就像电脑硬件，而其他本能可以通过经验进行调整。小牛犊跟随妈妈便属于本能行为。动物们还能学到一些不受本能支配的行为，比如奶牛很快就学会下午四点排成一队等着挤奶。但是奶牛排队等待挤奶或者追逐饲料卡车的行为，只是在简单明了的刺激条件下做出的反应。动物们还能学会简单的经验法则。一个动物能够记住当绿灯亮时，它能获得食物；而红灯亮时，它必须跨过一个栅栏，才能躲开打击。但是为了确定动物是否真的在思考，需要在异常条件下进行测试，即动物无法使用简单的经验法则。道金斯对大量研究所做的综述清楚地表明，动物能够思考，它们能够运用先前掌握的信息，来解决异常条件下出现的问题。动物也具备泛化能力，即便它们不会使用语言。

道金斯的研究回避了一个更深层的问题，即一位不具备泛化能力的孤独症儿童是否能够思考。举例来说，一位典型的凯纳孤独症人士能够被教会不在自家房前的马路上乱跑，因为那样很危险。遗憾的是，他往往不能将这一常识进行推广，泛化到别人家的房子。换一个例子，孤独症人士也许掌握了在西夫韦购买糖果的程序，但是如果换成在沃尔格林①买糖果，又将无所适从。这类人无法理解现实与其记忆中的图片之间的任何偏差。

如此说来，根据道金斯的标准，天才孤独症人士不曾真正思考过。像我这样的孤独症人士，能够符合她所提出的思考标准，但是那些坚持认为语言乃思考本质的科学家们，会否认我具有思考能力。

当一位德高望重的动物科学家告诉我，动物不会思考时，我这样回答：

---

① 译注：沃尔格林（Wallgreen）是美国的一家药品、食品零售连锁企业，而西夫韦（Safeway）是北美最大的食品和药品零售商之一。

如果动物不会思考，那么我必须得出自己也不会思考的结论。他无法想象用图像思考，也不肯承认这种思考模式是具有可信性的真正的思考。很多以语言作为思考基础的人，无法理解我的思考模式。我已经观察到，那些最有可能否认动物思考的人们，往往都是高度的语言思考者，而他们的视觉技能非常差。他们在语言或按照次序进行思考的活动中会表现出色，但是无法读懂蓝图。

动物极有可能通过气味、光线以及声音模式的图像和记忆来进行思考。事实上，我的视觉化思考模式可能与动物更加类似，而不是那些语言思考者。我总觉得，争论动物是否会思考有些愚蠢。因为在我看来，动物会思考，一直以来都是不明自喻的事情。我经常会想象出动物对其头脑中的视觉图像做出反应的画面。既然我能够想象出很多画面，那么我认为动物也会看到相似的画面。语言思考者与图像思考者之间的差别，也许能够解释为何艺术家和会计师无法互相理解，他们就像苹果和橘子。

珍·古道尔（Jane Goodall）、戴安·福西（Dian Fossey）以及其他研究者所开展的研究已经清楚表明，诸如黑猩猩和大猩猩之类的灵长类动物具有思考能力，但是几乎没有科学家同时承认家畜也有思考能力。然而，任何与牛打过一段时间交道的人都清楚，即便换一个新的角度，牛也能够辨认出熟悉的事物。我的经验证明，这些动物通过不相关的视觉图像进行思考。它们能够将存储于记忆中的某个图像与其实际看到的事物联系起来。科罗拉多州立大学曾做过一项农场实验，连续五个月每月一次通过保定栏为牛验血。第一次之后，再次验血，大多数牛会愉快地重返保定栏，但是有几头牛拒绝进入。这些抗拒者非常清楚保定栏哪个部分令自己反感，虽然它们会自动踏进固定身体的装置，但是往往拒绝将头探进立柱。

显而易见，如果操作杠杆的工作人员关闭立柱的动作过猛，就会撞击到牛的头部。那些偶然被惊吓到的动物，更有可能对头部支柱产生畏惧心理。绝大多数的牛直接走向保定栏，自觉踏入固定身体的部分，但是它们看到立柱会踌躇不前，因为担心脑袋又被猛撞。有的牛向立柱伸出头，然后，在操作人员关闭立柱套住它们的脖子之前，快速地撤回来。它们的举动，就好像胆小鬼游泳之前先将脚趾头探进冷水，然后快速缩回来。

五个月之后，牛的个头长大了许多，已经超过人工操作的保定栏，因此，第五个月的最后一次验血，它们被转移到液压操纵的保定栏。液压操纵保定栏被涂上另一种颜色，看上去与人工操作保定栏有些差异。而且，通往液压操纵保定栏的巷道和畜栏，也与以往完全不同。靠近液压操纵保定栏时，很多牛都畏缩不前，拒绝将脑袋放在立柱上。尽管液压操纵保定栏的设计以及位置都发生了变化，但是它们仍然能够辨认出保定栏。它们已经将自己对于保定栏和立柱的概念迁移到新的地方。

我曾经与之打交道的那些牛，都具有将以往的学习技能运用于新环境的能力，这一点也表明它们具有思考能力。那种长着长角的牛，比如德克萨斯长角牛，拥有良好的空间感，当它们沿着三十英寸宽的卡车装载坡台向上走的时候，会将脑袋转向一边。但是，那些先前没有相应经验的小牛犊，就会在入口处撞到长角，而且无法进入。将头转向一侧，从而通过狭窄的入口，这种行为不受直觉支配。有经验的牲畜学会了转头。一旦掌握这一经验，即便遇到一个从未见过的保定栏，它们也懂得在进入之前要将头转向一侧。当一头有经验的牛靠近保定栏入口时，它会转头，然后轻松地进入。

一些巧妙设计的以鸟类作为样本的实验已经表明，我们这些长羽毛的朋友也能够思考。著名的黑猩猩驯兽员赫布·特勒斯（Herb Terrace），训练鸽子按照特定的程序去啄一组亮灯开关，来获得食物。这项任务的设计意图在于使鸽子可能利用一项简单的经验法则，比如，"红灯意味着食物"。全部实验在一个密封箱里进行，并且由计算机控制，从而保证鸽子不会接到来自训练员的提示（任何时候评估动物思考，都应该将"聪明的汉斯效应"[①]考虑进去）。特勒斯设计了一系列的实验，来证明鸽子能够将先前所掌握的有关开关顺序的知识，运用于解决新的问题。

艾琳·佩珀伯格（Irene Pepperberg）曾经耗时费力地教一只名叫阿莱士的非洲灰鹦学习使用语言，并且突破单纯的重复，其手段是让那只灰鹦观察两个人的对话。其中一人手里拿着一样东西，比如软木塞，然后问道："这是什么？"如果对方给出正确答案，将得到搭档的表扬以及那个软木塞。

[①] 原注：汉斯是一匹著名的马，经过训练之后，能够通过踏马蹄来计数。很多人对此印象非常深刻，认为这匹马真的能够算数。汉斯并不知道如何算数，但它是一匹非常有悟性的马，能够从训练者那里捕捉微妙的线索。

但是如果她提供了一个错误答案,搭档就会很坚定地告诉她:"错误!"阿莱士多次观察这种对话之后,开始以正确的方式使用语言。进入下个阶段之前,它都能掌握一个小步骤。

作为奖励,灰莺将得到那样东西。它必须明白,只有说出正确的单词,才能得到自己想要的东西。那些为情况严重的孤独症儿童教授语言的人们,也使用类似的方法。洛瓦斯语言教学要求学习者看到具体事物,听到单词发音,然后将单词与事物以及奖品进行配对。当一个小孩学会了这个事物,将得到一张相应的画片。对于一些情况非常严重的孤独症儿童,将事物与图片配对是一件困难的事。

本杰明·贝克(Benjamin Beck)对已出版的科学文献进行了全面综述,提供更多证据来支持动物会思考这一观点。猴子与黑猩猩能够使用工具是众所周知的事情,不过,贝克还发现很多关于鸟类以及非灵长类动物使用工具的资料。使用工具是动物能够真正思考的另一个标志。大象会将连根拔起的大树推倒在电线网上,然后摧毁它们,甚至有一头大象用一片竹桩刮掉身上的蚂蝗。在爱斯基摩人的口头传说中,有很多关于北极熊向海豹投掷冰块的故事。我见过海鸥衔着贝类飞到船库的铁皮顶上,然后将贝壳扔到房顶上,让贝壳自己摔裂开。海鸥还会把蚌和蛤丢到公路上,然后等着经过这里的小汽车从它们身上碾过去,继而露出味道鲜美的蚌肉。贝克的文献综述指出,鸟类也能够通过观察学习使用工具。当鸟群中的一只北美蓝鸟学会了如何使用工具,其他几只鸟也能学会。不会利用树枝来探测周围环境的加拉帕戈斯路小鸟,如果观察到另一种鸟使用这种工具,就能学会这一方法。

读研究生时,我在伊利诺伊大学的农场见过猪圈里的猪学会将连接篱笆和墙的门闩打开。我刚把门闩插好,它们的小舌头几乎就同时打开门闩。那个猪圈里的五头猪全部学会了打开门闩。我姨妈的一匹马学会将脑袋穿过一扇门,并且把铰链解开,最终打开门。在每个大型牛饲养场,总有一两头牛的逃跑本领堪比人类最伟大的逃脱大师。有一次,我亲眼看见一头1200磅重的杂交印度公牛跳过 6 英尺高的大门。当时的场面,仿佛公牛漂浮在门上。马有这种跳越大门的本事,但是这头庞大的公牛跳起来的样子就像一只纵身跃起的鲸,轻而易举地跨过门。大多数牛愿意待在牛棚里,不会试图逃出去,但是一头学会如何撞破铁丝篱笆的牛,可能就不愿意继续待在里面,因为它已经明白,即便把桩子挤翻,也不会被伤到。只有在牛不清楚自己能够撞毁篱笆的前提下,篱笆才能发挥作用。

在夏威夷大学,人们教海豚理解有象征意义的符号语言。开始的时候,由一位训练员用手势表现一系列简单的命令程序。当海豚学会如何在训练员的指挥下完成一系列的任务之后,下一步是让它看训练员的录像带,以避免"聪明的汉斯效应"。简单的命令句式被重组成数以百计的不同组合,可以避免海豚记住一系列的常规。海豚能够轻松地将一位真正训练员的指导转化成录像带中训练员的指导。第三步是进一步避免可能来自训练员的暗示线索,由训练员换上黑色的衣服,在黑色背景下录像。由于白手套配上黑背景打出的手势非常醒目,因此海豚唯一能够看到的是训练员的白手套,也能够理解那些录像里的手势。此时,图像更加抽象,但海豚仍然采取最初理解符号语言的方法进行理解。

作为一名视觉思考者,我的经验非常清楚地表明,思想不必通过语言完成,或者真正的思考未必一定按照次序进行。在我了解到视觉思考者和语言思考者之间的差别之前,我便认为自己的思考是真正的思考。我并不是说动物、普通人和孤独症人士的思考很相似,但我相信,承认能力的不同、各种思考与表达方式,能够实现更为广泛的理解和联系。科学仅仅在证实就连小脚老太太都能知道的事情:宠物狗确实能思考。

鸟类天才

鸟类迁徙能力的基础,与天才的技能类似。天才技能也许是古老的图像记忆系统的一部分,只不过被更加高级的技能所掩盖。意大利教授弗洛里亚诺·帕皮(Floriano Papi)曾经写过一本重要的书《动物返航》(*Animal Homing*),讲述动物和鸟类迁徙以及返航的能力。从古罗马时代起,信鸽就一直为人类传递消息。鸽子如何能够被装在笼子里带到很远的地方之后,还能找到回家的路呢?

鸟类的航行依靠一种先天的感觉组合来实现,这种感觉能够使它们探测地球磁场以及获得之前的记忆。对于某些鸟类而言,先天的磁性检波系统与形成迁徙本能基础的遗传编程相结合,使得鸟类朝着大致正确的方向行进，但是来自记忆的信息对于精确的返航和迁徙，同样至关重要。如果一只幼鸟跟着同伴群落一起迁徙，它会简单地掌握视觉地标以及其他信息，比如星座、太阳定位。有些鸟，比如欧洲水鸭，能够区分和记忆星座。帕皮报告称，有些鸟类能够对星座进行视觉校准，从而调整地球一年之中不同时段的自转，这种情况与那些天才般的精确视觉记忆并不完全一致。

克拉克·帕克斯（Clark Parks）的女儿是一名孤独症人士，拥有卓越的艺术才华，她曾经为自家的房子画了一幅画，画面中的星座位置都非常精确。帕克斯太太曾经说过，女儿的眼睛就像一部相机。也许，她的视觉技能和鸟类的导航技能有相似之处。这一点可以解释迁徙，但是无法解释为什么一只信鸽跋山涉水到陌生之地，还能找到回家的路。鸽子在飞过熟悉的领域时依靠视觉地标，但是当它们飞过不知晓的领土时，就要依靠气味。当一只鸽子从鸽笼转移到放飞地点的途中，它会记住沿途的气味，然后利用这些气味线索返回家中。丧失嗅觉的鸽子将会迷路；而那些嗅觉完好无缺的鸽子，如果转移过程中被装在一个屏蔽气味的容器里，也会迷路。视觉地标貌似返航的最佳方法，但是鸟会调整开关，如果发现自己飞翔在陌生领地之上，找不到视觉地标，就会运用嗅觉线索。这可以称之为"气味图像"。

相当高比例的孤独症人士都拥有非常精确的嗅觉，会被强烈的气味熏晕。我很尴尬地承认，我小时候喜欢像狗一样去嗅别人。不同人的气味很有趣。有些动物发展出高度敏感的感觉，要比人类精确得多。猎犬能够通过气味追踪几公里之外的难以捕捉之物，捕食鸟类的视觉精确度远远胜过人类。许多动物都有非常敏感的听力，能够听到高频噪音，而这种噪音却在人类听力范围之外。很多孤独症人士都拥有这些高度敏感的感觉。他们无法在教室里集中注意力，因为他们能够听到隔壁三个教室的声音。我以前常常发现有些孤独症人士的感觉与动物的精确感觉非常类似。

家畜的情感

一家大型养猪场的经理曾经非常严肃地问我："猪有感情吗？"在他眼里，猪就是用来生产猪肉的实体。我们已经目睹它们的思考及学习能力超出刺激条件反应，但是它们有真正的情感体验吗？当猪妈妈保护它的小猪仔时，当一只羚羊惊慌地飞奔逃离狮子时，它们的情感体验与人类在类似情况下的感受不是很相似吗？就连一只小鸡也会激发起强烈的动机：圭尔夫大学（University of Guelph）的伊恩·邓肯（Ian Duncan）发现，一只母鸡能够推开一扇非常重的门，进入产蛋箱，但是它没有推开一扇轻型门去靠近一只公鸡的热情。这种行为不就是被情感所驱使吗？

　　在职业生涯早期，我曾经在亚利桑那州马里科帕的凯利养牛场照顾两头宠物公牛。那时，我要完成一家生产肉类打包机的公司交代的一项摄影任务。广告部门想要一张安格斯公牛的照片，还要配上亚利桑那州的蓝天背景，衬出公牛的气宇轩昂。为了拍出那样的效果，我必须躺在地上等着公牛走近。当人跪着或者躺着的时候，他们在牛的眼中会变小，这样便会减少牛对人类的恐惧。这两个黑乎乎的大家伙任我触摸，傍晚时，它们就愿意接受我的爱抚。起初，它们似乎有些害怕，但是后来就喜欢上这种感觉。它们把脖子伸长，让我轻轻抚摸他们的下巴。

　　大概两周之后，我重返养牛场，很想知道那两头公牛是否还记得我。我把卡车停在牛圈前，两只黑色的公牛立刻奔向篱笆这边，然后把脑袋伸过来等着我抚摸。它们就想被抚摸，即便我没给它们任何食物。它们只想要爱抚。

　　类似的例子还有很多，说明家畜以及其他野生动物想从人类那里得到愉悦的触摸。那些成为宠物的母猪会把肚皮亮出来，好让人们去挠它的肚子。如果有人经过却没能停下来去揉搓它的肚子，宠物母猪就会尖叫，还会烦躁不安。如果有人去抚摸它，母猪就会躺下来，四肢伸展，看上去简直欣喜若狂。德克萨斯州一家游乐场的犀牛也会恳求人们的抚摸。当人们走近它们的围场，其中一个家伙会将身体挤靠在篱笆边，让游人去按摩其后腿与身体连接处的一处柔软的部位。当犀牛接受爱抚之后，再被喂几个橘子，就会沿着篱笆跑来跑去，上蹿下跳，兴奋得就像春天的一头小牛。在我看来，它非常快乐。

　　对于那些想要得到客观数据的科学家而言，这些趣闻轶事的确不能证明动物拥有情感。但是科学家已经证明，实验鼠能够辨认出一位熟人，并且能够将对方从人堆里找出来。心理学家汉克斯·戴维斯（Hanks Davis）发现，实验鼠将与爱抚、照顾、喂养它的那个人建立亲密关系。如果将一只实验鼠放在桌子上，让照料者与一位陌生人分别站在桌子两旁，实验鼠通常将仔细观察这两个人，然后选出自己熟悉的那一位。对于哺乳动物以及鸟类来讲，小宝宝如果跟妈妈分开，会非常难过。牛犊断奶的时候，不论是牛妈妈，还是牛犊，都会连续嘶吼二十四小时。有些牛犊最后会把嗓子喊哑。

如果让牛与同伴分开，它们也会嘶吼，黑白花牛最常发生这种情况，而它们是特别温和的牛。黑白花牛的社交行为非常容易观察，因为旁人的存在不可能打扰它们。我曾亲眼目睹花牛在卡车上与同伴分开时大声咆哮。被留在车下的牛，注视着那些壮硕的同伴沿着坡道走上卡车，那辆卡车将把同伴带进汉堡店。两头公牛紧紧盯着卡车驶离停车场。其中一头牛伸长脖子冲着卡车嘶吼，卡车上的另一头牛也用同样的方式回应着同伴。有位仁慈的养牛场经理担心自己的牛知道它们即将送死。其实，它们不可能知道这一点；它们只是不喜欢与同伴分开。萨斯喀彻温省大学（University of Saskatchewan）的乔·斯图基（Joe Stookey）及其同事开展的研究证实，牛不喜欢独自待着，其研究项目中的牛在磅秤上称重时，如果能够看到另一个同伴站在前面，就会非常安静。

有关动物对于压力和恐惧反应的研究，也许提供了更多可靠的证据，证明人类和动物的情感是相似的。数以百计有关鼠、猫、猪、猴子及其他动物的研究已经表明，当动物们遭遇令其恐惧的事情时，血液中的皮质醇（cortisol，压力激素）水平就会升高，肾上腺素会输送至全身，不论心率还是呼吸都会快速提高，好让动物做好战斗或者逃跑的准备。研究已表明，对于哺乳动物以及鸟类而言，恐惧是一种普遍存在的情绪。当然，人类也会有同样的生理反应。一个在城市街道上遭抢劫的人和一只被捕猎者追逐的动物，其肾上腺素、心率以及呼吸频率都会同样提升。不论人还是动物，恐惧都会引起战斗或者逃离。

对于家畜来讲，恐惧的负面影响体现为降低产量。澳大利亚科学家保罗·海姆斯沃斯（Paul Hemsworth）发现，当母猪害怕人的时候，它们的生育数量会下降。至于恐惧程度，可以通过一头母猪以什么样的速度靠近一个陌生人来测量确定。在测量过程中，每头猪被放进一个小小的场地与一位陌生人共处。那些曾经遭饲养员虐待的猪，将比其他同伴花更长的时间才会走近并接触陌生人,而它们的体重也相对较轻。

有更加深入的研究指出,温柔的呵护照料不但会提高母猪的生育量,也会增加其体重。澳大利亚很多大型猪场开始实施一项培训方案,来改善雇员对猪的态度。当工人们对猪的行为有更多的了解,并且对其行为方式的原因更加感兴趣时,猪的产量便会提高。凡是雇员态度得以改善的农场,平均每头母猪的猪仔产量都提高了6%。所谓雇员对于猪的良好态度,包括更加积极的行为,比如爱抚它们,以及更少的令人厌恶的行为,比如打耳光。海姆斯沃斯还发现,那些经常被打耳光的猪已经学会尽量远离人,并且非常焦虑,结果导致皮质醇水平长期偏高,体重也会降低。当人在其身边出现时,它们会明显感到恐惧。

其他动物也具备这种预知不愉快体验的能力。在一项研究中,曾经被保定栏吓到的那些奶牛,过了六个月之后靠近同一个保定栏时,比起那些不曾被吓住的牛,其心率会快很多。

解剖和神经系统的测量

能够证明动物具有情感的最有力的科学证据,也许来自大脑解剖和神经系统的相关研究。这种证据有助于说服对此持怀疑态度的人们。我曾有机会在伊利诺伊大学医学院旁听一节人类大脑解剖课。之前,我解剖过很多牛和猪的大脑,但这是我第一次亲眼目睹人类大脑的模样。当操作者沿着大脑中线将其切开的时候,我简直震惊了,因为人脑中负责情感的区域——边缘系统,看上去像极了猪脑的边缘系统。

总体而言,人脑和猪脑的主要差别就在于皮质的数量。两者边缘系统的大小非常接近,但是人脑被一层厚重的皮质所覆盖,如同一个长疯了的花椰菜包住了脑干。皮质在人脑中发挥的作用,在于为人类提供主要的思考动力,而情感区域被深深地埋在里面。

人脑和高级哺乳动物(比如狗、猫、牛、马)的大脑相比,最主要的差别在于皮质数量。不论动物大脑还是人脑,也许都从边缘系统获得情感信号,但是因为人类处理信息的能力更强,所以人类的情绪表达就更加复杂。一个悲痛的人,也许会写出优美的诗歌,而一只被抛弃的狗,伤心时也许只会躺在地板上哀嚎抓挠。两种情感是相似的,但是表达方式却大相径庭。

人脑和高级哺乳动物大脑中的化学信使系统是一样的。脑细胞之间的信号通过一种被称作神经传递素（neurotransmitters）的物质实现传递。神经传递素 5- 羟色胺的高水平与平静和降低的攻击性存在相关。氟西汀让人们感觉放松，就是因为它提高了 5- 羟色胺水平。有些神经传递素包括去甲肾上腺素（Norepinephrine）、伽马氨基丁酸（GABA）、多巴胺、内啡肽。GABA 是大脑天然的镇静剂，在化学成分上类似于安定。内啡肽是大脑的麻醉剂。类似纳曲酮之类的药物，能够抑制内啡肽的活动，用来治疗海洛因过量和酗酒。多巴胺和去甲肾上腺素具有激活效应。通过药物抑制多巴胺的活动，能够阻止精神分裂症患者的妄想症和幻觉。

人类和动物情感相似的最有力证据，来自抗抑郁药物和镇静药物作用于动物的效果研究。当代兽医治疗狗、猫、马之类的动物时，采取的药物也是用于治疗人类抑郁和强迫症的药物。宾夕法尼亚州立大学兽医学校的凯伦·奥弗拉尔（Karen Overall）最近组织的一个研讨班，其内容听上去就像美国精神病学会的会议。

氯米帕明与氟西汀的作用很相似，也用来治疗马和狗的强迫行为。患强迫症的人，也许每天要用两个小时来洗手。对于狗来讲，过度的梳毛或者舔的动作，可能导致毛发脱落、皮肤裸露，而且非常疼痛。很多例子表明，一剂氯米帕明就会令这种行为停止。在美国国家心理卫生研究所（National Insititute of Mental Health）就职的医学博士朱迪丝·拉波波特（Judith Rapoport）是一位研究强迫症行为的专家，她提出的假设是人们的强迫症也许源于大脑中那些更为古老的人与动物共有的部分。

纳曲酮这种药物可以抑制内啡肽，能够阻止孤独症儿童以及马的自伤行为。就像少数情况特别严重的孤独症人士会自伤（咬自己或者打自己）一样，高度紧张的种马被关在马厩中，偶尔会出现啃噬胸部的情况。马萨诸塞州塔夫茨兽医学校的尼克·多德曼（Nick Dodman）博士发现，纳曲酮会减少或中止这种行为。他还成功地使用百忧解、β-受体阻滞剂、丁螺环酮、卡马西平来控制狗的攻击行为。音乐家和演员有时候会服用诸如普萘洛尔（propranolol）之类的 β-受体阻滞剂，来减轻演出之前的焦虑和恐惧。在减轻狗的恐惧方面，普萘洛尔有类似效果。利他林甚至可以用来治疗狗的过分活跃。不论是过于活跃的狗，还是多动症儿童，这种药物都能让他们安静下来。

我的假设是,人与动物的最基本情感有相同的神经机制,而人与动物情感的区别在于情感表达的复杂性。情感帮助动物在野外得以幸存,因为情感为其提供了强烈的动机,逃离捕猎者或者保护新生幼崽。本能指的是动物固有的行为模式,比如交配仪式,但是它们会被情感所刺激。动物可能会出于恐惧心理找到一个隐蔽之处作为安全的巢穴,以便躲开捕猎者,但是对于饥饿的动物而言,恐惧不再是主要的情感。饥饿和恐惧都有强烈的动机。

就像被捕食物种一样,很多孤独症人士会以恐惧作为主要情感。当我在视觉符号世界里记录自己的生活时,并不知道多数人的驱动力并非来自持续的恐惧。恐惧会激发我的固恋,我的生活就是围绕如何减少恐惧而运行的。我更加深入地研究自己的视觉符号世界,因为我认为,一旦自己能够理解生活的意义,恐惧就会被驱散。一言蔽之,我做的每一件事情,都在视觉地图上呈现出符号的意义。我认为对生活中重大哲学问题的理性回答将驱散焦虑。我的情感原始且简单,但是我的视觉符号世界的象征意义却极其复杂。

我用复杂的视觉和理性来取代情感的复杂性。我对每件事提出疑问,然后转向逻辑、科学以及理性去寻找答案。作为一名视觉思考者,我只能用这样的方式理解世界。我始终奋力驱散恐惧,直到发现生物化学的威力。

不论人还是动物,都有遗传和天生的气质特点。一只恐惧的动物和一位恐惧的孤独症人士,都会因为新规则以及陌生事物的出现倍感压力和沮丧。训练和驯服能够掩饰反复无常的气质特点,但是它们依旧会潜藏在表面之下,等待爆发。一头继承神经紧张遗传基因的公牛,也许在自己熟悉的牧场上会温和平静,但是如果面对新人或新环境时,它就会发疯发狂。类似的是,有些孤独症人士面对熟悉的常规会保持平静,但是如果发生其无法预期的事情,他们就会勃然大怒或者出现攻击行为。

哈佛大学的杰尔姆·卡根(Jerome Kagan)及其同事已经发现,儿童最早从两岁开始表现出先天的气质特点。那种压抑的孩子以及无拘无束的孩子之间的区别与那些安静的以及容易激动的牛或马很相似。这些基本的特点,在特别早的孩提时代就明显出现。羞怯拘谨的孩子会提防别人,他们小心谨慎地避开陌生人，而那些无拘无束的孩子会更加开朗，更加社会化，对于新鲜事物会少一些恐惧。学习及社会影响掩盖并改变了这些差异，但是位于谱系极端的孩子会保持这些差别。

在卡根的研究中，极端羞涩拘谨的孩子往往有更多的生理反应。面对新任务或陌生人的时候，他们的心率会加快。比起那种无拘无束的孩子，他们的皮质醇水平也更高。卡根提出的假设是羞涩的孩子具有更加敏感的交感神经系统，反应既快速又强烈，因此异常情况更有可能使其陷入恐慌。也许就像高度紧张、容易兴奋的动物。换言之，因为他们很羞涩，所以会避开危险。对这些孩子而言，保护人类躲开捕猎者的古老神经系统始终在加班加点地工作。有趣的是，人类与动物气质测试的结果有很多相似之处。

用图像思考的能力帮助我理解动物在不同情境下如何思考，如何感受。对我而言，把自己想象成动物毫不费力。但是，在能够实现这些之前，我曾多年观察不同情境中的动物行为。我总是通过阅读有关动物行为的书籍和文章，将更多信息添至自己的信息图书馆。借助设计设备时的思考方式，我来想象动物如何思考。

就像《狗的秘密生活》（*The Hidden Life of Dogs*）的作者伊丽莎白·马歇尔·托马斯（Elizabeth Marshall Thomas）所说，"狗有狗的思想"。我愿意将这句话应用到家畜上。我的一位学生曾经说，马不会思考，它们只是建立联系。如果建立联系不是深思熟虑之后的想法，那么我不得不说，我也不会思考。用图像思考以及建立联系，是一种线性思考形式，不同于那种以语言为基础的思考。每种思考类型都有各自的优势及劣势。随便问一位艺术家或会计师，就知道了。

更新：动物行为与孤独症

关于孤独症人士与动物的思考模式有哪些相似之处，我在《我们为什么不说话》一书中列举了对此问题的全部观点，可供读者参考。一言蔽之，最重要的相似点在于动物和孤独症人士都不借助语言思考。他们将以感觉为基础的记忆联系起来，比如气味、声音或者视觉图像，并进行分类，这才是他们的思考过程。关于思考的分类方法，我在第一章更新的部分中已经解释过。

第二个相似点是，不论动物还是孤独症人士，都拥有天才技能。该观点在《用图像思考》一书中首次提出。动物和孤独症天才都拥有令人惊叹的记忆力。松鼠能够记得自己在哪里藏了数以百计的坚果，而鸟类即便只飞行过一次，就能记住这条迁徙路线。当松鼠藏起一颗坚果之后，它会后腿站立，然后给藏匿地点"拍张照片"。当我在没有数字或字母标注的停车场停车时，也会通过同样的方法找到自己的车。我会观察停车场周围的建筑、树木以及柱子，然后"下载"一幅图像到脑子里，即从特定角度看某个建筑的模样。当我返回停车场需要找到自己的车时，我会沿着离开时的原路返回，边走边看，当眼前的画面和存储在脑子里的"快照"相吻合时，就能找到自己的车子。

第三个相似点在于他们都通过细节思考。如同第一章更新部分所说，我的思考过程是将细节组合在一起形成概念，而普通人往往首先形成概念，并且倾向于忽略细节。动物和孤独症人士会关注普通人也许察觉不到的细节。在屠宰场工作时，我了解到牛害怕很多视觉上的小细节，比如湿滑地面上的倒影，一根扭来扭去的链子，或者对比强烈的色差，如一架黄色的梯子靠在一面灰色的墙上。如果清除这些干扰因素，牛就会很安静地走向滑道。

第四个相似点，是对于声调的极端敏感。我难以觉察他人的目光信号，但是我会特别注意声音的语调。声调是唯一我能够注意到的不明显的社交信号。任何养狗的人都知道，狗对于声调所包含的意义和含义非常敏感。不论狗，还是我自己，都能够通过声调判断一个人是生气还是高兴。那些很晚才学会说话的孤独症人士曾经告诉我，他们认为声调才是意义，而不是词语。这从另一方面说明了声调的重要性。动物也会有类似的感觉超负荷问题。那些害怕烟花的狗，也许对声音非常敏感。不论孤独症人士还是狗，都对非常具体的声音敏感。牧羊犬害怕吸尘器，当吸尘器吸地毯时，它会狂吠，但是吸尘器吸地板时，它就没有反应。在不同环境下，声音有不同的音高。孤独症个体对于不同声音的反应是相似的。

从情感上来说，动物与孤独症人士既有相似点，也有重要差别。狗的社会化程度很高，而且很容易训练，因为它们想取悦主人。狗的社交能力与孤独症人士完全不同，但是在情感的其他方面有相似之处，即情感没有那么复杂。动物和孤独症人士的情感都比较简单，只有快乐、生气、害怕或者伤心。他们没有那种百味杂陈的情感。另一个相似点则是孤独症人士和动物的主要情感都是恐惧。这一点之前已经具体讨论过。

因为我一直拿动物跟孤独症人士做比较，所以在结束本章内容之前，我愿意回应那些感觉自己被侵犯的人们。根据现代神经科学以及遗传学的研究结果，动物和人类没有黑白分明的界限。对人类及动物基因组序列的研究，模糊了两者的界限。人类基因组中长串的 DNA 与动物的相比，几乎一样或者相似。

作为一名孤独症人士，当我将自己与动物进行比较，并不觉得被冒犯。在某些方面，诸如牛或狗之类的动物拥有一些非常值得崇敬的品质。它们不会挑起可怕的战争，杀戮同类，制造痛苦。我观察到，那些大脑最复杂的动物，比如黑猩猩和海豚，会恶意对待同伴。《我们为什么不说话》一书对这些现象进行了充分介绍。随着大脑变得复杂，错误连接的可能性也会提高。我认为，连接错误也许会造就伟大的天才，但是如果他们不能够在一个充满爱的环境中长大，没有人教给他们如何明辨是非，他们就会变得狰狞可怕。

第十章　爱因斯坦的表妹
——孤独症与天才之间的联系

八年前，在一次孤独症会议上，我遇见了爱因斯坦的二表妹。我们曾一起在酒店的餐厅用餐，至今我还记得当时她手持菜单一脸无助的模样，因为菜单上几乎所有的食物都会让她产生过敏反应。后来，她跟我提起她的两个孩子，一个是具有音乐天赋的孤独症小孩，另一个是智力超群的天才儿童。随着我们的交流逐渐深入，她向我讲述了自己的家族故事，很多家族成员都有抑郁症、食物过敏以及阅读障碍等问题。从那之后，在与很多家庭交谈的过程中，我发现孤独症儿童的父母及亲属往往是智力出众的天才人物。

苏克德夫·纳拉扬（Sukhdev Narayan）及其同事曾在《孤独症与发展障碍杂志》的一篇文章中写道，如果一个孤独症儿童具备良好的语言能力，那么，他父母的智力以及教育成就往往高于那些没有孤独症子女的家长。当我得知两位诺贝尔奖获得者的家里有孤独症子女时，并不感到吃惊。即便是那些低功能孤独症儿童的家庭，父母和亲属高智商的几率也相当高。研究结果至今还未表明，低功能孤独症与家族史上不断提升的智力水平之间存在明确关系。但是，这一现象的出现，也许要归结于某些因素，包括导致低功能孤独症高发的因素，如两岁时的高烧、早产、脆性 X 综合征或者其他非常容易诊断的神经系统问题。但是，与此类家庭的大量讨论，往往揭示出智力因素不可回避。

追溯我自己的家族史，至少显示出一种已经被充分证实的模式。发表于《孤独症与发展障碍杂志》的三项不同研究以及《美国医学遗传学杂志》（*American Journal of Medical Genetics*）的一项研究，都指出孤独症与家族史上的抑郁症、情感障碍存在联系。我外公是一位聪明而内向的工程师，他发明了飞机的自动导航系统。四十多年来，他的发明创造仍然在每架飞机上发挥作用。外公在一座电车维修大楼的阁楼里专心致志地研制飞机指南针，一心一意地追求自己的事业，即便所有大型航空企业的科学家都认为他是错误的，也丝毫不会动摇。

我的外婆和妈妈都拥有出色的视觉化能力，并且非常聪明。外婆听到吵闹的噪音总会感到烦躁。她曾经告诉我，在她小时候，煤块沿着斜槽滑下来的声音都会让她的耳朵受折磨。在她一生中，抑郁症时常发作，直到晚年才借助丙咪嗪得到有效治疗。

在我父亲家族这边，格兰丁家族的坏脾气臭名昭著。爸爸在餐厅吃饭时，如果食物上得太慢，他会大发雷霆。他也有一种在某个事物上较真的劲头。有一次，我家附近的驯马场关闭，爸爸为此烦躁不安。他一天到晚给市政官员写信，测量被丢进大垃圾箱的肥料数量。我父亲童年时很孤独，他极可能也有比较轻微的孤独症。

幸运的是，我的兄弟姐妹都不是孤独症。我有两个妹妹和一个弟弟，其中一个妹妹是视觉思考者，她非常具有艺术天分，特别擅长重新装修旧房子。她只要盯着那种矮墩墩的老式房子，脑子里就会浮现出装修过后脱胎换骨的迷人新屋。上学的时候，她有学业问题，可能因为轻微的听觉处理问题，导致她在吵闹的教室里难以理解老师的讲授，学习数学很吃力。我的另一个妹妹和弟弟都是普通人，不过最小的妹妹有轻微的感觉超负荷倾向，特别是在周围太多杂七杂八的声音同时响起的时候。她八岁的儿子没有任何孤独症的迹象，但是存在阅读困难，而且理解某些口语发音也有问题。我其他的外甥女和侄子都发育正常。

孤独症儿童的父母和亲属往往表现出轻微的孤独症特征。德朗（G. R. Delong）和德怀尔（J. T. Dwyer）发表在《孤独症和发展障碍杂志》的另一项研究表明，三分之二的高功能孤独症儿童家庭中，都有一位直系亲属或者二级亲属是阿斯伯格综合征人士，而阿斯伯格综合征是孤独症的轻微表现形式。通过在会议上与不同家庭的数百次交谈，我清楚地发现，很多孤独症儿童的父母都是视觉思考者，在计算机、艺术、音乐方面表现出天赋。孤独症家族史上的其他共同特征包括焦虑障碍、抑郁症以及恐慌症。纳拉扬发现，孤独症儿童的父母，尤其是父亲，都有一种专心致志追求某个特殊兴趣的倾向，而且可能缺乏社交技巧。那些本人没有孤独症的家长，也会拥有其孤独症子女的某些特质。约翰斯·霍普斯金医学院的丽贝卡·兰达（Rebecca Landa）及其同事进行了一项研究，请参与的家长编造一个故事。

34%的参与者所编写的故事都没有清晰的开端、过程以及结尾，杂乱无章，缺乏情节。这种状态正是自由联想式视觉思考的本质特点。如同摆放拼图玩具，不需要任何特定的顺序。

有充分证据表明，孤独症有强大的遗传基础。弗洛斯泰因和路特（Folstein, Rutter）报告称，在同卵双胞胎中，如果其中一个是孤独症，另一个也是孤独症的几率为36%。在双胞胎中，非孤独症的那个孩子存在学习问题的比率要远远超出正常双胞胎。同卵双胞胎的基因组成一致，然而异卵双胞胎的基因完全不同。对于异卵双胞胎来说，其中一个是孤独症，另一个几乎不可能出现这种情况。但是孤独症的遗传因素非常复杂，并不存在单独的孤独症遗传基因。罗宾·克拉克（Robin Clark）在《人类个体差异》（*Personal Individual Differences*）杂志发表一篇文章并提出假设，某个人之所以成为孤独症，也许因为接受了太多的遗传特质，而这种遗传特质显然过犹不及。比方说，对某个事物的专注如果在正常范围之内，就会推动一个人专心致志投身其中并获得很多成就，但是，如果超出一般情况，就会妨碍正常的社交活动。

与其他人相比，孤独症人士的子女出现孤独症、学习问题或者发展问题的风险更大。但是，加利福尼亚大学洛杉矶分校的爱德华·里特沃（Edward Ritvoe）及其同事所开展的家族历史研究表明，孤独症人士兄弟姐妹的后代中，孤独症的风险性几乎不可能再增加，而存在学习障碍或者轻微孤独症特质的风险确实会更高。

很多研究者提出假设，一组相互作用的基因也许会导致各种问题障碍，比如抑郁症、读写困难、精神分裂症、躁郁症及学习障碍。宾夕法尼亚州立大学的罗伯特·普洛明（Robert Plomin）博士及其同事指出，孤独症是最具有遗传性的精神科诊断病症之一。他们还坚持认为，许多障碍问题，如抑郁症，反映出从正常行为到异常行为整个范围内的极端现象。同样的基因不但造成普通人的差异，也导致极端的异常情况。这一原理很可能同样适用于孤独症。被贴上孤独症标签的人的极端行为表现在普通人身上也有所反映。凯纳发现，在九个案例中，有四个属于这种情况，即孤独症儿童的父母出现过抑郁症或者焦虑症。北卡罗来纳州杜克大学的罗伯特·德朗（Robert Delong）新近开展的研究表明，孤独症儿童往往有躁郁症的家族史。

天才是一种异常

天才很可能是一种异常。如果将那些导致孤独症以及其他障碍（比如躁郁症）的基因排除掉，那么，世界上就只有乏味无趣的墨守成规者，富有创造力的思想也将所剩无几。引发孤独症、躁郁症以及神经分裂症的一组相互作用的基因，在数量很少的情况下可能会带来良好效果。在《天才向左，疯子向右》①（Touched with Fire）一书中，凯·雷德菲尔德·贾米森（Kay Redfield Jamison）博士对相关文献进行综述，探讨躁郁症和创造力之间的联系。躁郁症患者所体验到的情绪范围，从喜怒无常到不折不扣的狂躁，以及深邃黯然的抑郁状态。如果作家出现轻微的躁郁状态，往往会创作出最佳作品。如果这种障碍发展到极致，就无法正常发挥作用。随着年龄的增长，情绪波动问题有严重的倾向，这也可以解释为何著名的作家，比如海明威在晚年时会选择自杀。研究也表明，艺术家、诗人以及富有创造力的作家患上躁郁症以及抑郁症的比例要远远超过普通人。

爱荷华大学安德烈亚松（N. C. Andreason）开展的一项研究表明，80%富有创造力的作家都会在人生的某个阶段出现情绪障碍。相当高比例的艺术家、诗人以及作家，必须通过医疗手段来调控自己的状态。38%的作家和艺术家必须借助药物，50%的诗人必须接受治疗。爱荷华大学的此项研究还表明，作家的父母及兄弟姐妹存在情绪障碍的比率也很高。

加利福尼亚大学戴维斯分校的迪安·西蒙顿（Dean Simonton）曾经研究过一名伟大政治家的促成因素，比如领导才能、感召力以及无穷的精力和动力。拥有这些特点的人，往往存在抑郁症以及酗酒问题。西蒙顿得出的结论是，"为了拥有创造力，貌似你必须有点小疯狂。"

一项关于数学天才的研究进一步强调了天才和异常之间的关系。爱荷华大学的卡米拉·佩尔松·本布（Camilla Persson Benbour）撰写的一篇论文提供了强有力的证据，表明数学天才与身体异常之间的高度相关。与大多数普通人相比，数学天才有三项比较普遍的特征，包括左撇子、过敏症以及近视。不论数学学习障碍，还是数学天才，都与左撇子相关。而那些

---

① 编注：《天才向左，疯子向右》中文简体版 2013 年由浙江人民出版社出版。

语言推理及数学能力超众的儿童，发生过敏症的几率是普通孩子的两倍。具有超常能力的学生也更有可能眼睛近视。那种小学究戴着厚厚眼镜的刻板印象，也许不无道理。

显而易见，并非所有天才都是异类，但是，那些使普通人拥有特殊本领的基因，也许和产生谱系内极端异常现象的基因是一回事。早在20世纪40年代，研究者就意识到，如果消灭导致躁郁症的基因，将得不偿失。波士顿附近的麦克林医院的研究人员这样总结道：

> 如果我们能够消灭世界上的躁郁症精神病患者，同时也会丧失无法估量的丰功伟绩、耀眼光彩、蓬勃朝气。最终，这个世界只剩下死气沉沉的官僚以及神经分裂症患者。因此，我必须要说，宁可放弃所谓健康人群的同一遗传循环，也要无怨无悔地接受那些不健全的躁郁症患者。

二十年前，约翰·罗伯逊（John W. Robertson）在其著作《爱伦坡：一项精神变态研究》（*Edgar A. Poe, A Psychopathic Study*）中写道：

> 如果我们根除神经因素，将神经官能症用药过量、酗酒遗传所导致的神经紊乱甚至亲代退化引发的精神错乱，以及各种原因所导致的暴躁进行压制和抑制，我们就只能拥有那种缺乏想象力的禁欲主义者，没有激情的个体，没有个性的头脑以及没有天赋的灵魂。

之前我曾经说过，直到最近我才意识到自己和多数人之间的差异有多么大。过去三年，我充分认识到自己的视觉化能力超出其他人。我从来不希望自己变得正常，因为那样我会失去视觉化技能，孩子气的特点也有助于我保持创造力。在其著作《大师的创造力》①中，霍华德·加德纳（Howard Gardner）概述了20世纪最伟大的七位思想家富有创造力的生活，包括爱因斯坦、毕加索、艾洛特。他们的共同特点之一就是天真。在加德纳的笔下，爱因斯坦返回儿童的概念世界，根本不被传统物理范式所束缚。有趣的是，孤独症是由于大脑发育不成熟所导致。在很多方面，我感觉自己

---

① 译注：《大师的创造力》（*Creating Minds*）中文简体版2012年由中国人民大学出版社出版。

还是个孩子。即便到了今天，在人际交往方面，我仍然不觉得自己是个成年人。

有些科学家完全就是善于分析的思考者。物理学家理查德·范曼（Richard Feynman）拒绝承认艺术和诗歌的合理性。在其传记《天才》（Genius）中，詹姆斯·格莱克（James Gleick）写道："他拒绝承认诗歌、绘画或者宗教能够到达另一种真实。"当然，很多科学家非常重视诗歌，并且共同拥有谱系的特征，不论是创造力，还是科学天赋，就像很多科学家、艺术家以及非常善于分析的哲学家，都有一些孤独症特质。爱因斯坦、维特根斯坦、梵高都在童年早期表现出发展异常。根据定义，孤独症属于一种早发型的障碍，类似语言发展迟缓以及行为古怪等问题，必须在年幼时出现，才能认定此人具备孤独症的特质。

儿童时期，爱因斯坦具备很多此类特质。直到三岁，他还没学会说话。他曾给一位孤独症孩子的母亲写信，承认自己很晚都不会说话，令父母非常担心。伯纳德·帕滕（Bernard Patten）在《学习障碍杂志》（Journal of Learning Disabilities）中写道：爱因斯坦七岁的时候还在安静地自言自语，而且与同伴的相处并不十分融洽。虽然有些天才在年幼时便崭露头角，但是爱因斯坦小时候却没有表现出任何伟大的天赋。有些人认为他是个笨蛋。爱因斯坦的外语成绩很差，拼写非常糟糕。就像很多孤独症儿童一样，他非常擅长拼图游戏，而且花费大量时间用扑克牌搭房子。对于自己心仪的事物，他会专心致志，对于自己没兴趣的东西，特别是那些与人性本质相关的事情，他根本就不过脑子。在《爱因斯坦：生活与时代》（Einstein: The Life and Times）一书中，作者罗纳德·克拉克（Ronald W. Clark）写道，爱因斯坦的迟钝也许有助于他在自己的研究领域中获得成就。爱因斯坦自己说过，"有时候我会问自己，为什么提出相对论的那个人是我呢？我认为原因在于，一个普通人不会停下来去思考空间和时间的问题。"他集中精神的能力简直像超人，能够日复一日地思考同一个问题。

在《这里的爱因斯坦》（Einstein Lived Here）一书中，作者亚伯拉罕·派斯（Abraham Pais）写道："对富有创意地建立持久深入的人际关系所需要付出的努力，爱因斯坦绝对不屑一顾。"他和我一样，更多地被思想和工作吸引，我也不懂所谓的深层关系到底是什么。他将强烈的激情奉献给科学，科学就是他的生命。他的一位研究生说过这样的话,"我从来没见过像爱因斯坦那样的人,他是从感觉上享受科学。"根据霍华德·加德纳的观点,爱因斯坦对于事物之间关系的兴趣,远远超过人际关系。

在《天才的烙印》(*The Stigma of Genius*)一书中,作者乔·金奇洛(Joe L. Kincheloe)、雪莉·斯坦伯格(Shirley R. Steinberg)、德博拉·蒂平斯(Deborah J. Tippins)苦思冥想一个问题,也就是爱因斯坦的公众魅力及感召力与其孤单的私人生活之间的巨大差异。在人群中,他是一个冷眼旁观者,小时候他也是个孤零零的孩子。在《爱因斯坦的私人生活》(*The Private Lives of Albert Einstein*)一书中,作者罗杰·海伊菲尔德(Roger Highfield)以及保罗·加特(Paul Garter)写道:"爱因斯坦自称他为科学事业奉献终生,就是为了努力躲开纯粹的人际关系,而将目光全部聚焦于客观领域。对爱因斯坦最重要的工作而言,建立一个摆脱人类不确定性的现实,是其根本基础。"(参见相对论)我能够理解这一观点。过周末的时候,我独自写作、绘画,而工作日期间,我四处演讲,表现得非常社会化。但是,在我的社交生活中,仍然错过了一些事情。我能够表现得社会化,但是像在表演。有些家长告诉我,他们的孤独症孩子在学校喜剧表演中非常出色,简直就像另一个人,可是一旦表演结束,他或她又恢复孤单的状态。

像爱因斯坦一样,探索理性真理的愿望激励着我。对我而言,寻找生活的意义,向来都是焦虑和恐惧情绪所驱使的理性活动,而深层的情感联系则是次要的。当我看到实实在在的结果,那个时刻最幸福。比如,向一位母亲提供有关教育方案的最新信息,帮助她的孩子在学校里取得进步。与情感相比,我更看重那些可以测量的明确结果。而对于"何谓好人"的概念,我更看重一个人做了什么,而不是感觉这个人到底怎样。

爱因斯坦的很多特质,与症状轻微的孤独症成人或者阿斯伯格综合征人士的情况相像。金奇洛及其同事报告称,爱因斯坦的演讲是散乱的,有时候令人费解。学生们经常感到迷惑,因为爱因斯坦呈现的某些具体事例与一般原理之间的联系,让他们无法理解。在爱因斯坦的视觉化大脑中,两者之间的联系显而易见,但是对于那些语言思考类型的学生而言,实在是相去甚远。学生们说过,有时候,爱因斯坦在黑板上写下一条定理,然后就脱离了思考的轨迹。几分钟之后,他回过神来,再写下一个新的假设。

这种思绪纷乱的状态,就是一种自由联想式的思考类型。

爱因斯坦的学业成绩一直很差,直到转入一所允许他使用视觉化思考技能的学校。爱因斯坦告诉他的心理学家朋友马克斯·韦特海默(Max Wertheimer),"当我的思想出现时,其表达方式并非语言。我几乎不用语言思考。我总是在思想出现之后,再设法用语言来表述。"提出相对论时,他想象自己在一束光之上。与我相比,爱因斯坦的视觉化图像更模糊,他能够将那些图像破译成数学公式。我的视觉化图像极其生动形象,但是我无法将图像与数学符号连接起来。爱因斯坦的计算能力并不突出,他常常出错,而且计算速度很慢,但是他的天赋体现于能够将视觉思考和数学思考连接起来。

爱因斯坦的着装与发型是典型孤独症成人的风格,他们绝大多数都不注重社交细节以及头衔。在瑞士专利局工作期间,爱因斯坦有时会穿着绿色的拖鞋,上面还绣着花朵。他拒绝穿套装,戴领带,而那个年代的教授上课时都得西装革履。如果他讨厌穿正式的衣服是因为感觉的问题,我毫不意外。他喜欢的衣服都是那种柔软舒适的类型,比如运动衫或者皮夹克。爱因斯坦的发型从来都不符合男士发型的时尚标准。他那又长又乱从不打理的头发显然不时髦,他只是不在乎而已。

奥利弗·萨克斯曾经暗示,哲学家路德维希·维特根斯坦(Ludwig Wittgenstein)可能也是一位高功能孤独症人士。他一直到四岁都不会说话,别人认为他是一个毫无才能的蠢蛋。他的家族史可能出现过抑郁症,而他的两个兄弟都死于自杀。他有出众的机械操作能力,十岁那年,他自己制作了一台缝纫机。维特根斯坦是一个穷学生,他从来不戴领带和帽子。与同伴说话时,他使用学究式的正式语言以及德语中的敬语(sie),这一做法使其他同学疏远并且欺负他。在高功能孤独症人士中,使用过分正规的语言属于很常见的现象。

梵高的画作充分表现出他强烈的情感和才华横溢,但在孩提时代以及年轻时代,梵高具有一些孤独症特质。就像爱因斯坦和维特根斯坦一样,梵高并没有表现出非凡的才华。传记作者将梵高描述成一个冷淡古怪的孩子。他经常大发雷霆,喜欢独自去野外游荡。直到二十七岁,他才发现自己的艺术天赋。他在艺术领域有所建树之前,具备阿斯伯格综合征人士的很多特点。他既邋遢又呆板。在《伟大的异类》(*Great Abnormals*)一书中，弗农·格兰特（Vernon W. Grant）笔下的梵高，其声音和言谈举止，与那些孤独症人士的风格很相似。"他说话时总带着一股紧张劲，而且会发出那种焦虑的刺耳声音。他说话时，会完全沉醉在自己的世界里，对于听众的感受以及兴趣根本不在意。"梵高希望拥有富含意义的存在，这也是他投身艺术事业的驱动力之一。他早期作品的题材都是有关他所认同的劳动人民。根据格兰特的说法，梵高一直都是个孩子，他在回应他人情感和需要方面的能力非常有限。梵高能够在抽象意义上热爱人类，但是当他必须应对一个真正的人，就会"自我封闭到令人无法忍受的程度"。

梵高进入精神病院接受治疗之后，其作品开始变得明亮绚烂。癫痫病的发作也许可以解释为何其作品从阴暗色调突然转变成颜色极其明亮的风格。癫痫发作改变了他对世界的看法。在梵高作品《星夜》中出现的天空的漩涡，与某些孤独症人士的感觉混乱状态非常相像。那些具有严重感觉处理问题的孤独症人士，能够看见物体边缘在振动，他们获得的感觉输入信息混乱不堪。那种状态并非幻觉，而是感知觉的混乱。

微软老板兼视窗系统创造者比尔·盖茨，也具有孤独症的一些特质。《时代周刊》率先发表这一观点，将奥利弗·萨克斯在《纽约客》上发表的关于我的文章，以及约翰·西布鲁克（John Seabrook）在《纽约客》上发表的关于盖茨的文章，进行对比。我和盖茨拥有一些共同点，包括重复的摇摆以及拙劣的社交技能。在商业会议或者飞机上，盖茨会摇来摆去，孤独症儿童和成人感到焦虑时往往会摇摆身体。盖茨还具有孤独症的其他特质，比如缺乏眼神交流以及缺少社交技能。西布鲁克写道："盖茨不关注社交细节，也不在意拼写是否完美。"盖茨小时候表现出明显的天赋，他能够复述《圣经》的大段篇章，而且一字不落。盖茨的声音没有抑扬顿挫，他看上去很年轻，一张孩子气的脸与其年龄完全不符，而穿衣打扮与个人卫生，是他最不介意的事情。

轻微的孤独症特质有助于人们心无旁骛地投身某项事业。汉斯·阿斯伯格对阿斯伯格综合征人士的价值给予强调，他指出，这些人士往往在高度专业的学术领域取得成功。那些能够摆脱刻板思维，不受其阻挠和折磨的阿斯伯格综合征个体，将出类拔萃。他得出的结论是——狭隘思维非常有价值,并且能够发展成为伟大的成就。

如今,爱因斯坦们一去不返。也许他们全部被研究生入学考试绊倒,或者成绩很烂。因为无法通过研究生入学考试的数学测试,我通过走后门才进入研究生院。上中学时,我的成绩一向很差,直到高二才开始有了学习动力。大学时,我的生物和心理学成绩非常好,但是学习法语和数学非常吃力。绝大多数天才的能力都参差不齐。他们往往在某门课程上成绩糟糕,而在自己的特殊领域内又出类拔萃。理查德·范曼(Richard Feynman)参加研究生入学考试时,英语和历史的分数非常低。他的物理分数极高,但是艺术才得了 17 分。

即便是爱因斯坦,从瑞士联邦苏黎世理工学院毕业之后,也没能获得一个学术职位。当他告诉那些重量级教授其理论错误时,便激怒了众位大人物。他不得不去瑞士专利局找份工作。担任专利局书记员期间,他写出著名的相对论,并发表在一个物理学杂志上。如今,一位专利局文员在物理学杂志上发表文章,简直比登天还难。如果爱因斯坦活在当今时代,他的论文可能会吃一顿闭门羹,然后只能继续待在专利局。

这样的例子还有很多,伟大的科学家、艺术家以及作家,都曾经是学业很差的学生。进化论之父查理斯·达尔文,一门外语都没有掌握。当他离开学校时,别人都觉得他只是个普通学生。达尔文在由其儿子编辑的自传《人生与文学》(Life and Letter)中写道:"所有男老师以及我的父亲,都认为我是一个非常普通的男孩,而且智商低于平均值。"他觉得剑桥大学的生活枯燥无味,而且数学成绩很差。达尔文的长处是对收藏以及搜集充满热情,这些特质激励他实现《探险号航海记》(Beagle)里提到的著名旅行,就是在那段时间,他首次确切阐述了进化论。

根据吉纳格·凯文(Guinagh Kevin)的著作《天才的业余人士》(Inspired Amateurs)里的说法,现代遗传学之父雷戈尔·孟德尔(Gregor Mendel),因为没能通过测试,所以无法获得高中教师资格证书。孟德尔几次都没有通过考试,不得在在修道院花园的一角利用豌豆进行经典实验。他在大学论文答辩中提出自己的研究结论,结果没能获得学位。谁都没有注意到他那疯狂的理论,但幸运的是,其论文的 120 篇复印件幸存下来,并且在他逝世后被众人视为天才之作。今天,他的理论仍然出现在每所高中学校的科学课堂。

在我的职业生涯中，我遇见过很多聪明的视觉思考者，他们就职于肉类加工厂的维修部门。有些人是了不起的设计师，发明了各种创新设备，但是他们在学校里曾备受打击，乃至理想幻灭。我们的教育体制没有将这类人培养成为世界级的科学家，而是将其排斥在外。

那些拥有令人惊叹的记忆力、绘画技能、计算能力以及再现音乐作品天赋的孤独症天才，几乎都不具备社交技能。直到最近，许多专业人士还认为天才不可能具有创造力。他们认为，天才的大脑就像录音机或者复印机，但是，对于天才的绘画以及音乐作品的进一步考察证实，他们拥有真正的创造力，而且能够继续发展。在《另类天才》①一书中，达罗·崔佛特（Darold A.Treffert）曾列举两个案例，天才们的社交技能以及音乐、艺术天赋都得到提升。如果此人遇见一位能够给予支持和鼓励的伯乐一样的好老师，他的这些能力就会获得发展。英国著名孤独症天才斯蒂芬·威尔希尔（Stephen Wiltshire），其建筑物绘画作品的细节简直令人难以置信，除了绘画天赋，他还具有超凡的音乐能力。在其著作《火星上的人类学家》②一书中，奥利弗·萨克斯曾经讲述威尔希尔的音乐即兴创作能力如何实现稳定的提高。当他唱歌的时候，所有的孤独症特征都消失不见，只有音乐停下时，才又回归原状。也许音乐短暂地打开威尔希尔的情感大门，从而使他改变。当他为建筑物画出细节详尽的美丽图画时，他的行为表现便属于孤独症。与大众的观点相反，天才并不总是拥有绝对的如同复印机一样的记忆。当萨克斯博士请威尔希尔为他的房子绘画几幅图时，就出现了几处错误，比如一个多出来的烟囱或者某扇窗户安装在一个错误的地方。之所以出现这种情况，部分原因在于他没有足够时间去细致研究那座房子。当斯蒂芬绘画自己想象出来的城市时，他将自己记忆库中关于建筑的点点滴滴全部提取出来，然后用一种全新方式将其组合。这种方式和我完成设计工作的方式很相似。

---

① 编注：《另类天才：走近天才症候群》（*Extraordinary Peeple:Understanding Savant Syndrome*）中文简体版 2006 年由世界图书出版公司出版。

② 编注：《火星上的人类学家》（*An Anthropologist on Mars*）中文简体版 2010 年由中信出版社出版。

显而易见的是，导致严重残障的遗传特质也造就了天赋和天才，带来世界上最伟大的艺术和科学成果。正常与异常之间，没有黑白分明的界限。我相信，诸如孤独症、严重躁郁症以及神经分裂之类的残障类型，存在于人类基因库中，即便人类要为此承担痛苦。研究者假设，精神分裂症也许是人类为了语言和社会互动能力的发展所必须付出的进化代价。伦敦临床研究中心的蒂姆·格罗（Tim Grow）指出，精神分裂症在多数社会中的发病率大致相同，而且不曾降低，即便精神分裂症患者生育子女的可能性低于普通人。

导致精神分裂症的基因，也许能够比较温和地赋予优势，也许会产生躁郁症和孤独症。对我而言，我相信自己在人类屠宰牲畜以及改善动物待遇方面所做出的贡献，正是源于自己的异常。但是，如果我没有形成一套相关的信仰系统，就无法实现这些成就。

更新：用潜意识思考

当我写作《用图像思考》一书时，美国还没有大范围使用阿斯伯格综合征诊断标准。如今，我对于阿斯伯格综合征诊断标准最关心的问题之一，便是那些本来应该送进天才和优生项目的学生，却被转入特殊教育的系统。事实上，这些孩子根本不属于那里。我见过那些智商 150 的孩子，没有什么措施推动他们发展自己的聪明才智，为未来的职业生涯做准备。英国剑桥大学西蒙·巴伦－科恩博士开展的一项研究表明，与普通人相比，孤独症人士的家族史中出现的工程师更多。另一项研究表明，科学家以及会计师在孤独症人士家族史中出现的比率超出正常。许多著名的科学家及音乐家可能都有阿斯伯格综合征，比如卡尔·萨根（Carl Sagan）、莫扎特。孤独症／阿斯伯格谱系内著名人士的简介，在很多书里以及网站上都能找到。

巴伦－科恩提出一个重要问题：阿斯伯格综合征能够算作残障吗？正常与异常之间的分界线在哪里？他认为轻微阿斯伯格综合征人士没有发生语言发展迟滞现象，而且那些学生就读于普通学校，或者超出学校同龄儿童水平。大脑扫描研究也显示出大脑不同部位的各种异常现象，比如杏仁核（情感中心）、前额叶等。不同大脑结构的型号差异，究竟在哪个点上造成脱离正常范围的极端异常呢?

在前一章的更新部分,我讨论了关于大脑不同区域之间缺乏连接的相关研究。那些距离较远的区域连接过少,而局部区域的大脑连接又超出正常。加拿大麦克马斯特大学精神病学系的维特松(S. F. Witelson)博士对爱因斯坦的大脑进行研究。他发现,爱因斯坦大脑中负责数学推理的区域比普通人大15%。而负责数学推理的大脑区域,与大脑的视觉思考区域的联系也更加紧密,就好像数学部门和艺术部门融合在一起。局域过度连接也许可以解释爱因斯坦的天才之源。

我通过潜意识思考

对于大多数人而言,语言掩盖了首要的以感觉为基础的思考,而这种思考方式乃人类与动物共有。对大多数人而言,以感觉为基础的思考属于潜意识。我便是通过潜意识部分来思考。通读有关各种记忆类型的科学文献之后,我得出如下结论:意识层面的记忆以及潜意识层面的记忆有不同的说法,取决于研究者所针对的心理类型。长时记忆有两种类型,不论被称作什么,可能是一回事。下文所显示的两组不同词汇,其实在表达同一个意思。

有意记忆	无意记忆
语言(词汇记忆)	以感觉为基础的记忆(视觉、运动、听觉等)
清晰的记忆	隐晦的记忆
陈述性记忆	程序性记忆
更容易被遗忘	拒绝遗忘

既然我用潜意识思考,就不会出现压抑以及否认与拒绝。我的"搜索引擎"能够进入以感觉为基础的内容详尽的整个记忆图书馆。

我的记忆并非自动发生。我必须按下"保存"键,将记忆存储到数据库。但凡无法使我产生兴趣的事物,比如酒店房间的装潢风格,都不会被记住,除非那个地方真的很特别。按下"保存"键,要么需要意识层面的努力,要么出于一种强烈的情绪。对我来说,将情感与"保存"键连接起来的大脑回路,是完好无缺的。但是,我能够搜遍那些发生在很久以前确实非常糟糕的回忆，而没有相应的情感，比如被解雇。有一次我被解雇之后，嚎啕大哭了两天。当时，我能体验到那种情绪，但是在记忆库里，相应的情绪却没有跟随被解雇这一事件同时存储。过了很久，我才知道，大多数普通人并不像我这样，在脑子里打开一个"糟糕经历文件夹"，却不必体验与记忆相伴随的情感。

进入特权

那些拥有天才本领的人士，往往能够比普通人更好地完成任务，因为他们可以直接抵达大脑的重要区域，并且不会受到语言的干扰。西蒙·巴伦-科恩的研究表明，孤独症人士的隐藏图形测试成绩要优于普通人。在这项测试中，被试必须在一个更大的图形背景中找到隐藏其中的某个图形，比如三角形。该测试过程的大脑扫描结果显示，孤独症人士大脑最活跃的部分是负责事物特征的重要视觉系统。换言之，在测试中，这些人士可以直线抵达"图画部门"。而测试过程中的普通人由于前额叶和其他区域很活跃，也许会干扰视觉任务。

悉尼大学的辛德（A. W. Synder）发现，如果普通人的前额叶遭到低频磁脉冲的损害，就会展现出天才般的绘画本领。如果前额叶被切掉，普通人会成为更优秀的校对员。前额叶和大脑中所有的事情联系在一起，它会干扰人们对细节的觉察。

加利福尼亚大学布鲁斯·米勒（Bruce Miller）博士所开展的工作，也对此提供了确凿证据。大脑中负责视觉思考以及音乐的区域，有时候会遭到前额叶的阻挠。在他研究的病人中，有些患上一种被称作暂时性前额叶痴呆的老年痴呆症。随着大脑语言区被疾病损害，那些从前不曾对音乐或艺术有兴趣的患者，也会展现出艺术和音乐才能。有位病人的画作在艺术展中获奖。随着语言能力的消退，病人的艺术表现力变得更加精湛，而他们的行为也越来越像孤独症人士，有一位完全丧失语言能力的患者还设计了一个莲蓬头。

因为通过潜意识思考，所以我能够看见决策过程，而大多数人根本无法察觉。有一天，我在高速公路上开车，突然蹿出来一头麋鹿。顿时，我的眼前闪过一幅画面，我被一辆汽车追尾。如果我急刹车，也许就会发生那种情况。紧接着闪过另一幅画面，麋鹿撞到我的挡风玻璃上，那是急转弯将导致的后果。第三幅画面便是麋鹿从车前走过。只要我放慢车速，就会实现这种结局。三幅画面依次出现在我脑海里的电脑屏幕上。于是，我点击"减速"选项，终于避免了一场事故。我认为，上述情况便属于动物的思考方式。

第十一章　通往天堂之路
——宗教和信仰

作为一个绝对注重逻辑和科学的人，我持续不断地将信息添加到自己的知识图书馆，并且时常更新科学知识以及对上帝的信仰。因为我的思维过程是运用一系列具体事例来形成一个普遍概念，所以我认为，一般原理应该随着新信息进行调整，这样才符合逻辑。那种不加怀疑便接受任何事情的做法，让我无法理解。事实上，我的思考由逻辑决定，而不是情感。1968年6月14日，大学二年级的我曾在日记中写道：

> 现有的知识储备使我形成自己的观点，当我掌握更多知识，就会将自己的观点进行调整。我所拥有的唯一永恒不变的观点，就是上帝的存在。最基本、最重要的自然及物理规律是我的观点的基础。当人类对自己的环境了解更多时，我会改变自己的理论来适应新知识。宗教应该保持变化和发展的势头，而不是停滞不前。

十来岁的时候，对我来说，新教优于犹太教或者天主教的观点，似乎根本不符合逻辑。我在一个严格的宗教环境中长大，每天晚上都要做祈祷，星期天去教堂，每周要去主日学校。我在新教圣公会（Episcopal church）的教堂中长大，但是我们的天主教厨师认为信奉天主教才是通往天堂的唯一之路。四年级时开始，治疗我的精神科专家是犹太人。对我而言，自己的宗教优于他们的宗教，其实毫无意义。依我看，所有宗教教派方法与仪式的意义都是平等的，直到今天我仍然坚持这样的观点。不同的宗教信仰最终都能实现与上帝的交流，并且包含具有指导意义的道德原则。很多孤独症人士和我一样坚信所有宗教都应该有意义、有价值。很多人也相信转世一说，因为对于他们而言，转世比起天堂和地狱更富有逻辑性。

也有一些孤独症人士，信奉非常严格的正统派基督教，并沉迷于此。有个女孩每天都要祈祷几个小时，每天都要去教堂。对她而言，这些做法已经不是信仰的问题，而是强迫症的问题。好几家教堂都把她轰了出来。

小剂量的氯米帕明使她能够以一种更加适度合理的方式去实现自己对宗教的忠诚。还有一位年轻男士，头脑中总是闪过令人不安的强迫症想法。频繁的祈祷会帮助他控制这些强迫症想法。

孤独症谱系的凯纳类型人士，可能以一种非常具体的方式来诠释宗教的象征意义。查理斯·哈特曾经讲述他八岁的儿子在主日学校看电影的经历。那部电影是关于亚伯拉罕甘愿把儿子奉献给上帝的故事。特德看完电影，消极地说道："食人者。"

对许多孤独症人士而言，宗教与其说是一种情感活动，不如说是理性活动。音乐是个例外。对于一些孤独症人士而言，如果他们参与的活动中大量使用音乐，他们就能够感受到更多的宗教情感。我认识的一位孤独症设计工程师曾经说过，除了听莫扎特的曲子，其他时候他对宗教毫无感觉，莫扎特的音乐会让他产生一种震撼般的共鸣。对我而言，听到教堂里风琴手演奏出美妙的音乐以及牧师的吟唱，最能够让我产生丰富的宗教体验。风琴对我的影响是其他类型的音乐所不及的。

音乐和节奏也许有助于打开情绪的某些大门。最近，我播放一张格列高利圣咏①唱片，其中的节奏以及跌宕起伏的音调，让我平静和沉醉。有关音乐的作用，至今没有正式的研究结果，但是根据治疗师多年的经验，有些孤独症儿童在开口说话前先学会唱歌。佛罗里达大学的拉尔夫·莫尔（Ralph Mauer）曾经观察到，有些孤独症天才用一种诗意的无韵诗节奏说话。我拥有强烈的音乐联想，年代久远的歌曲总是激起我某些与具体地点相关的记忆。

高中时代，自从卡洛克先生解释了热力学第二定律②，我便得出结论——上帝是一种无所不在的有序力量。混沌是一个封闭热力系统中的无序状态的升级，宇宙会越发无序混乱的观点让我倍受困扰。为了形成第二原理运作的思维图像，我想象出一个代表封闭热力系统的宇宙模型。它包括两个房间，一个房间是暖的，另一个房间是冷的。这种状况反映出最高程度的秩序。如果打开两个房间中间的一扇小窗，空气会逐渐混合，直到两个房间都不冷不热。此时的模型就处于最大化的无序或混沌状态。科学

---

① 译注：格列高利圣咏（Gregorian chant）是罗马天主教做弥撒时所用的音乐。
② 原注：即物理定律，宇宙会逐渐失去秩序，然后进入一个不断提升的无序状态。

家詹姆斯·克拉克·麦克斯韦尔（James Clark Maxwell）提出，如果一个小人站在窗户上，将窗户打开再关上，然后让温暖原子进入其中一个房间，寒冷原子进入另一个房间，秩序就能够重新恢复。唯一的问题就是，需要外界能量来源去控制窗户。大学二年级的时候，我将这种有秩序的力量称为上帝。

我心目中的很多英雄，包括爱因斯坦，都不信奉针对个人的上帝。1941年，爱因斯坦写道，科学家的"宗教情感以对自然法则和谐美的惊奇和着迷形式呈现出来，它展示了卓越的智慧，与其相比，所有人类的系统思考和行为都是完全没有意义的映射"。爱因斯坦十一岁的时候，通读了一个圣经故事，之后开始执行犹太教食谱中的教规，并遵循圣典的字面解释行为处世。一年后，当他接触到科学，就突然停止了这一切。在他阅读科学书籍时，得出这样的结论——圣经故事的确不真实。

爱因斯坦晚年时曾这样写道："在那边，存在一个巨大的世界，它独立于我们人类而存在，它伫立在我们面前，仿佛一个巨大的永恒的谜，至少人类的审视与思考在一定程度上无法接近。对于这个世界的沉思，就像解放一样召唤着我们。"他认为自己的信念从原教旨主义转换为更加广义的宗教观点，乃明智之举。他在同一篇论文中继续写道："通往这个天堂的路并不舒适，也不迷人，它无法像通往宗教天堂的路那样，但它证明自己值得信任，我从来不后悔选择前者。"

在爱因斯坦关于宗教的论述中，我最喜欢的两句话是："没有宗教的科学是蹩脚的，没有科学的宗教是盲目的。"我之所以喜欢这句话，是因为不论科学还是宗教，我们都需要借助它们来回答人生的重大问题。即便像理查德·范曼那样的科学家，虽然否认宗教和诗歌也是真理之源，但是也不得不承认，有些问题是科学无法回答的。

我对新近提出的混沌理论非常感兴趣，因为它意味着秩序从无序和混乱中产生。为了得到科学证据证明宇宙是有序的，我读过很多关于混沌理论的流行文章。我缺乏充分理解混沌理论的数学能力，但是它强化了这一观点，即秩序来自无序以及混乱。《混沌》（Chaos）一书的作者詹姆斯·格莱克（James Gleick）解释了雪花的形成过程，雪花在空气湍流中形成有序对称的模式。空气湍流中的微小变化，会以一种随意以及无法预知的方式去改变每片雪花的基本形状。我们不可能通过研究最初的原子状态来预知雪花的形状。这一点也能够解释为什么准确预报天气如此困难。天气模式有规律，但是随机发生的变化会以混乱的、无法预期的方式去影响这种秩序。

我痛恨热力学第二定律，因为我相信宇宙**应该**是有序的。过去这些年，我搜集了大量关于自然界自发形成秩序以及模式的文章。遗传学家大野干（Susumu Ohno）在黏液和老鼠基因中发现了古典音乐。他将四种核苷酸基数的遗传密码转换成音阶。他发现，人类 DNA 基数的秩序并非混乱无序，如果按照这个顺序进行演奏，听起来就像巴赫或者肖邦的夜曲。而植物的花朵以及叶片生长模式，也能够显现出斐波那契数列①的数学序列以及希腊人的黄金分割。

许多纯粹的物理系统也会自然形成某些模式。液体被加热之后出现的对流模式，有时候与细胞模式很相似。加利福尼亚大学的科学家已经发现，沉淀于铂表面的银原子会自动形成有序的模式。铂的温度决定了模式类型，而秩序从无序运动中产生。微小的温度变化将完全改变模式。在一种温度条件下，会形成三角形，换了一种温度，又形成六角形，进一步加热铂表面，会让银原子恢复成不同方向的三角形。另一个有趣的发现是，宇宙万物，从氨基酸到植物以及贝壳上的细菌，都有旋向性。宇宙中充满了自我决定秩序的系统。

在我的有生之年，也许科学家们会确定如何用基本的化学成分来创造生命。但是，即便他们实现了这项任务，仍然无法回答始终折磨人类的这个问题——当你死后，会发生什么？

质疑长生不老和生活的意义

上大学的时候，对于人死后会发生什么这一问题，我从来没有想过太多，但那时，我在已开始亚利桑那州的饲养场与牛接触。牛死后只是变成牛肉吗？还是会发生其他事情？想到这些，我就很不自在，因为我的以科学为基础的宗教信仰并不能提供一个满意的答案。我认为，如果能够盲目

---

① 译注：斐波那契数列（Fibonacci numbers）指的是这样一个数列：1、1、2、3、5、8、13、21、34……，这个数列从第三项开始，每一项都等于前两项之和。

相信人死后将进入天堂的说法，一定会非常泰然自若。

　　进入亚利桑那州立大学之前，我从来没见过屠宰场，也没有见过屠宰牲畜。直到我第一次驾车路过斯威夫特肉类加工厂，才开始形成一个具体的视觉系统，想清楚自己会选择什么工作并为之终生奋斗。1971年3月10日，我在日记中记录自己的一个梦境："我走近斯威夫特工厂，把手放在工厂的白色外墙上。那种感觉就好像在触摸神圣的祭坛。"一个月之后，我再次驱车路过那里，看见牛圈里所有的牛在等待末日的来临。就在那一刻，我意识到人们相信天堂、地狱以及转世之说，是因为看到牛走进屠宰场之后一切灰飞烟灭，这种想法实在太恐怖，以至于无法承受。就像"无限"这个概念一样，对人们而言，那种自我毁灭的感觉的确无法接受。

　　几天后，我鼓足勇气重返斯威夫特，请求进去参观。我被告知不能进去。这次经历增强了我对于这处禁地的兴趣。在入口处遭到拒绝，我感觉自己的神圣之地更加神圣。这不是一个象征意义上的门，而是我必须面对的现实。我努力回答生活中很多重大的问题。那段时间，我在日记中做了许多记录。

　　1971年4月7日
　　在屠宰场，牲畜们不被弄脏很重要。但愿人们能够允许它们不失体面地死去。当它们置身于保定栏，接受烙印或者阉割的时候，也许那种痛苦的感觉会更强烈。

　　1971年5月18日
　　生活中真正重大的事情是什么？我过去经常认为成为一名伟大的科学家，是我此生最重要的使命。现在，对于这个问题，我有了新的想法。我有很多条路可走，但是我不知道哪条路可以通往辉煌。

　　对我而言，宗教就是获得某种真理的一个手段。那时候，我还不曾读过任何有关濒死体验的畅销书，因为直到1975年左右，此类图书都没有大量出版。我至今记得1971年10月25日做过的一个栩栩如生的梦：斯威夫特工厂是一个六层建筑。只有第一层是屠宰场。我发现一个秘密电梯，它带我到达顶层。顶层有美丽的博物馆和图书馆，将世界的大部分文化囊括其中。穿过巨大的知识长廊时,我意识到,生活就像图书馆,那些书每次只能读一本,每本书都揭示了新事物。

多年以后,我阅读雷蒙德·穆迪(Raymond Moody)的《死亡回忆》[①],书中提到他对那些拥有濒死体验的人所进行的采访。受访者声称,在濒死过程中,他们看到那些包括最重要知识的图书馆和地方。而知识图书馆的概念,也是新近一些相关书籍中的主题,比如贝蒂·伊娣(Betty J. Eadie)的《我有死亡经验》(*Embraced by the Light*)。

在我梦见斯威夫特工厂变成一个巨大图书馆的前几天,我曾经参观过一个阿拉伯马场,那里的每匹马都遭受到巨大痛苦和折磨。我抚摸那些漂亮的种马,觉得它们不该受制于饲养场或者屠宰场。第二天,我在一家饲养场操作保定栏,帮助那里的牛被烙印或接受疫苗注射,当我看每头公牛时,它们的表情像极了种马。对我而言,如何能够证明对牲畜的屠宰有道理,是一个重要的问题。

1973年4月18日,当我最后获准进入斯威夫特时,那种强烈的感觉逐渐消退,我吃惊地发现自己的反应不再那么强烈。它不再是一处神秘禁地,而且斯威夫特工厂是一家非常好的工厂,那里的牛也不会受到太多伤害。几个月之后,那位一直负责将牲畜弄昏的男士,彬彬有礼的李·贝尔(Lee Bell),问我以前是否曾经将牛击昏过,或者说,屠宰牛。当我告诉他自己从未有过这种经历,他建议我现在就来试一试。那是我第一次操作设备,感觉就像做了一场梦。

当我将车驶出停车场,我仰望天空中壮观的云朵。我理解了那一对矛盾——如果没有死亡,我们也就不可能珍爱生命。我先是经历了面对权利和义务的矛盾,然后与我要使用保定栏之类的设备去控制牛的矛盾情感达成一致,如今我必须面对生与死的矛盾。

最令人心烦意乱的是,一个人离开世界之后会发生什么,这个问题始终没有明确的答案。几个世纪以来,哲学家们都热衷于探讨此类话题。这些无人能够解答的问题,迫使人们去求助上帝。

斯威夫特工厂对我所产生的影响,主要表现在两个方面。我的设计

[①] 译注:《死亡回忆:濒死体验访谈录》(*Life After Life:The Investigation of a Phenomenon-Survival of Bodily Death*)中文简体版2007年由吉林文史出版社出版。

生涯从那里起步,并在那里找到自己真正的生活舞台,用独特的方式确定了自己的宗教信仰。就像物理学家努力找到高深的万用理论一样,我试图用视觉化思考模式将生活的各个方面加以整合。就在我第一次屠宰牛的那个晚上,我难以承认自己确实亲手杀死了那些牛。两周之后,我再次去斯威夫特工厂的时候,向厂方提出简单的改进措施,以减少屠宰过程中牛的擦伤。

大概一年之后,我从斯威夫特工厂那里获得自己的第一个重大设计项目,为其建造一条新的坡道以及传送带控制系统。施工人员和我效仿齐柏林飞艇乐队①的一首歌,将这个项目命名为"天堂之路"。起初,施工人员认为那就是个笑话,但是当天堂之路初具规模,对于每个参与这项工作的人而言,这个命名开始呈现出一种更严肃的意义。朋友们告诉我,要确保斯威夫特工厂不会赖账,能如期付我工钱。但是我觉得,自己做完这个项目拿到钱,简直就是唯利是图。因为我的工作使工厂发生变化,牛能够得到更加人道的待遇。即便我没有拿到一分钱的报酬,仍然会心平气和。因为我知道每天都有1200头牛不再像从前那样担惊受怕。

我很难将自己与斯威夫特工厂的关系严格定位于员工与企业,这里面掺杂了太多情感的因素。我还记得自己很多次开车绕着工厂一圈又一圈地转,仿佛那里是梵蒂冈。有天晚上,大家工作到很晚,我站在马上就要竣工的项目前,观察哪个地方会成为牛进入天堂的入口。那一刻,我越发意识到生命是如此宝贵。当你即将离开人世,踏上那条众所周知的天堂之路时,回头望去,你能够对自己一生的所作所为感到骄傲吗?你曾经为这个社会做出某种有价值的贡献吗?你的生命有意义吗?

1974年9月9日,天堂之路项目竣工。在我确定人生目标的过程中,这也是关键的一步。在日记中,我写道:"天堂之路竣工之后,我成熟了许多,因为那个项目是真实的。它并非一个针对我自己具有象征意义的门,而是许多人拒绝面对的一个现实。"我感觉自己明白了生命的意义——不再害怕死亡。就是在那时候,我写下了以下的话。

　　我相信一个人死了以后,会到另一个地方去。我不知道那个地

---

① 译注:齐柏林飞艇乐队(Led Zeppelin)是英国的一支摇滚乐队,重金属音乐的开创者。

方在哪儿。一个人活在人世间如何为人处世，会对其来世产生影响。自从我在天堂之路的顶端发现了上帝，就更加确信所谓转世的说法是存在的。我的信仰在斯威夫特工厂得到现实的验证。那不是知识层面的空谈。我目睹那些牛死去，甚至亲手屠宰其中一些牛。如果天堂之路的顶端存在一个黑暗虚无的世界，那么一个人就失去拥有高尚品德的动机。（1977年9月）

曾经有几年，我对自己的信仰颇感欣慰，特别是涉及转世的问题，直到我读了罗纳德·西加尔（Ronald Siegal）发表在1977年10月刊《科学美国》（Scientific American）上有关幻觉的文章。就像那篇文章所证实的那样，很多昏死又苏醒过来的人所描述的许多感觉和图像，可以解释为由于大脑缺氧所产生的幻觉。在那些畅销书中，大多数关于临终体验的案例，都是由于缺氧而险些死去。根据穆迪的著作以及最新出版的图书 [比如《我有死亡经验》以及《光之救助》（Saved by the Light）] 之说，心脏停搏以及失血过多是最常见的死亡原因。但是我的信仰所遭遇的最强烈冲击，是我发现生物化学对自己的大脑产生了影响。

1978年夏天，我在约翰·韦恩红河饲养场的浸缸里游泳，现在看起来，那种行为简直就是一场愚蠢的做秀。此举大大提升了我的事业，让我获得几次演讲机会。但是，接触到有机磷酸酯之后，出现了可怕的影响。之前，想到自己的信仰，我的内心就会油然而生一种敬畏感，而现在，那种感觉突然消失了。有机磷酸酯会改变大脑中神经递质乙酰胆碱（acetylcholine）的水平，化学物质也导致我做那种栩栩如生并且疯狂的梦。但是，为什么它们会影响我对宗教的敬畏之情，至今仍然是一个谜。那种感觉就像将所有魔法撤离，然后发现真正的绿野仙踪不过是窗帘背后的一个小老头在操纵开关。

这件事激发出我头脑中的重大问题。我对上帝的亲近感，是不是窗帘背后的化学绿野仙踪所引起的？我在日记中写道："令我惊恐的是，化学物质阻碍了我对宗教情感的需要。"它们让我觉得恶心，渐渐地，那些影响逐渐消失，我的感情也恢复正常，但对转世的信仰从此支离破碎。我已经看见了藏在窗帘背后的魔法师，在内心深处，却仍然真的愿意相信在天堂之路的顶端并非只是一个黑暗的宇宙空间。

人死后可能进入宇宙空间,这种想法激发我努力工作并发挥影响——如果真是这样,我的想法和思想就不会死去。当我攻读博士学位时,实验室的一位同事告诉我,世界上的图书馆包含着我们最特别的细胞,或者称之为体外基因。思想的传递过程就像基因。我开始迫切地希望传播自己的思想。我曾经在报纸上读过一篇文章,文章提到纽约公立图书馆一位官员的观点——地球上唯一能够永垂不朽的地方便是图书馆,这是人类文明的集体记忆。我把这句话写在牌子上,摆放在书桌前。它激励我坚持不懈,并且拿到博士学位。艾萨克·阿西莫夫(Isaac Asimov)死后,他的讣告包含这样的内容:逝世没什么大不了,因为他所有的思想都在其著作中得以永存。因此,他也实现了某种意义上的永恒。古埃及人和古希腊人为后代留下金字塔、帕台农神庙以及伟大思想家的著作,并以此实现永恒。也许,永恒指的就是一个人的思想和行为对其他人所产生的影响。

摧毁其他人类族群的文化,就意味着剥夺了他们的永恒。当我读到萨拉热窝奥林匹克运动场和主要图书馆已经被摧毁时,不由得哭了。那些毁于一旦的图书馆被拍成照片,刊登在报纸上,局面甚为混乱。文化消失殆尽,曾经象征文明与合作的奥林匹克运动场也沦为废墟。报纸上有篇文章讲述运动场的座椅被用来做棺材——这是世上最后的文明之举,而这个世界却成了地狱,读到这里,我想到知识和文化被摧毁,实在是义愤填膺,当我写到这的时候,难以自持痛哭。一个民族故意摧毁另一个民族的文学、建筑以及文化。人们曾经几个世纪在此安居乐业的一个文明城市,就这样被炸得灰飞烟灭。如果一个人对某人恨之入骨,就想要摧毁对方的文化和文明,我不知道这种行为该如何称呼,这简直就是丧心病狂。

最终帮助我重新恢复信仰的是量子物理学,因为它为我有关灵魂和超自然的信仰提供了看似合理的科学基础。东方宗教关于因果报应以及万物之间皆有联系的观点,获得了量子理论的支持。来源一致的次原子微粒能够缠在一起,远处次原子微粒的震动会影响附近另一个次原子微粒。科学家在实验室研究次原子微粒,发现它们能够在激光束中形成缠绕。而自然界中的微粒与数百万其他粒子互相缠绕,并且彼此互动。这些微粒的缠绕,也许会引发宇宙中的某种意识。这是我目前对于上帝这一概念的认识。

这些年来，我一直在屠宰厂工作。我直觉认为，靠近屠宰设备时，绝对不能出半点儿差错。如果做错某些事情，比如虐待动物，会造成严重的后果，一个次原子微粒会缠上我。我可能意识不到，但是汽车的转向联动装置会出问题，如果它包含着我做坏事时扰乱的那个次原子微粒的同伴。对很多人来说，这种信仰看似荒谬，但是对于我的逻辑头脑来说，它提供了关于世界秩序和公正的观点。

我对于量子理论的信仰，还通过一系列的断电和设备故障事件得到加强，而发生这些事件的屠宰场都存在虐待牛和肉猪的问题。第一次发生此类事件，是在我驱车进入汽车道的时候，主要的电力变压器爆炸了。还有几次，主要电源板烧毁了，关闭了工厂。还有一次，当设备启动时，工厂经理用下流话冲我叫嚣，结果主要的链条输送机就断了。他非常生气，因为最初五分钟根本无法成批生产。这种情况究竟纯属偶然，还是恶有恶报？也许，是线路或者钢铁中缠绕一起的次原子微粒形成共振，造成恶果。这些东西通常不会断裂，所以这样的结果实在是诡异。我们可以把它们看成偶发事件，也可以视为上帝的宇宙旨意。

许多神经学家嘲笑那种想法，即神经元会遵循量子理论而不是传统简单的牛顿物理学。《心灵之影》(*Shadows of Mind*)的作者，物理学家罗杰·彭罗斯（Roger Penrose）以及图森（Tucson）的一位医学博士斯图尔特·哈梅罗夫（Stuart Hameroff）曾提出，大脑微管（microtubules）中单个电子的运动能够关闭意识，与此同时还能允许大脑其他部分发挥功能。如果量子理论真的能将意识牵扯进来，就可以为下述观点提供科学基础，即当一个人或动物死去，纠缠在一起并保持振动状态微粒的能量模式将会保留下来。我相信，如果人类有灵魂，动物也会有，因为人类和动物的大脑基本结构是一样的。根据量子理论的规律法则，也许人类拥有更多的灵魂数量，因为他们拥有更多微管，而微管是单个电子的活动舞台。

但是，有一件事情能够将人与动物完全区别开。它不是语言或者战争，或者制造工具，而是长久的利他行为。举个例子，在俄罗斯大饥荒中，科学家守卫着植物遗传的种子银行，保证粮食作物的遗传多样性能够造福于子孙后代。为了他人的利益，科学家们宁可饿死在一间堆满粮食的实验室，而动物们做不到这一点。动物界也存在利他主义，但是无法达到这种程度。

每次我把车停在科罗拉多州立大学美国农业部种子储存实验室旁边都会想到，保护这座建筑物里的东西，正是将我们和动物区分开来的事情。

我不认为自己的专业有悖道德。屠宰并非错事，但是我强烈地认为，我们应该人道地尊重和对待动物。我将此生奉献给改造牲畜企业，设计世界上最有效的屠宰机器之一，这是一场严肃的经历。多数人没有意识到，屠宰场比大自然要温柔得多。荒野中的动物会死于饥饿、捕食者或者天寒地冻。如果我能够选择，在我意识尚存的时候，宁可进入屠宰系统，也不愿意让草原狼或者狮子把内脏扯得乱七八糟。不幸的是，多数人从来没有观察过生与死的自然循环，他们没有意识到，一个生命要活下来，另一个生命就必须死去。

最近，有一篇文章对我的思想产生深刻的影响。它的题目是《古老的契约》(The Ancient Contract)，作者是布迪亚斯基（S. Budiasky），发表于1989年3月20日的《美国新闻和世界报道》(U. S. News & World Report)。这篇文章表达了人类与动物进化关系的自然历史观点。该观点采取中间立场，介于两种观点之间，一种认为动物和人类是平等的支持动物权利的一方，另一种是笛卡尔的观点，即将动物视为没有感情的机器。我在布迪亚斯基的观点基础上增加了共生的生物概念。"共生"指的是两个不同种类之间的互惠关系。比如，生物学家了解到，蚂蚁会照顾蚜虫，然后将蚜虫当作"奶牛"。蚂蚁会喂食蚜虫，作为回报，蚜虫为蚂蚁提供糖物质。人们饲养、保护、养育牛和肉猪，反过来，牲畜们为人类提供食物和制衣材料。我们绝对不能虐待它们，因为这种行为会打破古老契约。我们应该为牲畜提供体面的居住条件以及无痛死亡，以表达谢意。在我的工作中，会出现自相矛盾的情况，人们常常为此迷惑不解，但是对于我的求实际、讲科学的头脑而言，为自己所爱的牛提供无痛死亡，才是有意义的事情。很多人害怕死亡，不敢面对死亡。

常常有人问我是否是素食主义者。我吃肉，因为我相信，完全坚持素食，彻底消除所有动物食品，是违背自然的。即便传统的素食人群印度人，也会吃奶制品。完全的素食饮食结构会缺乏维生素 B_{12}。就算吃奶制品，也无法消除屠宰动物。一头奶牛每年必须生一只牛犊，就是为了挤奶，而饲养牛就是为了生产牛肉。

但是在未来遥远的某天,当屠宰厂被废弃,牲畜工业所制造的产品被基因剪接产品所替代,人类能够用基因技术创造自己想要的任何动物或植物时,真正的伦理问题会比在屠宰厂杀死牲畜更加严峻。人类将拥有控制自己进化过程的权力。我们将拥有上帝的权力,来创造全新的生命形式。但是,我们仍然无法回答那个问题——人死后会发生什么。人们仍然需要宗教。当我们得知地球并非宇宙中心,宗教幸存下来。无论我们懂得多少,总有无法回答的问题。然而,如果我们停止进化,作为一个物种,我们将停滞不前。

伯纳德·罗林(Bernard Rollin)是科罗拉多州立大学一位研究动物权利问题的哲学家,他指出,"对我们人类而言,自由探究无可厚非,但是与此同时也应该符合道德。因此,对于知识的探索应该由道德关怀所引导。"完全脱离道德关怀会导致暴行出现,诸如纳粹的医学实验,而医学知识也曾滞后一千年,因为宗教戒律禁止对人体进行解剖和研究。人类必须避免智力的停滞不前,它会妨碍医学知识的进步,但是必须遵守道德。生物技术可以为高尚用途服务,也可以毫无价值,或者走向邪恶。从伦理角度看待这种高新技术的使用,决定权不应该放在极端主义者或者那些纯粹的唯利是图者手中。因为,涉及伦理问题,没有简单答案。

我们是谁,我们是什么,对于这些问题的追寻,形成人类的基本动机。20世纪90年代的超级科学项目,如人类基因组项目、哈勃太空望远镜,以及如今已不存在的超级对撞机,取代了祖先留下的金字塔和大教堂。建造哈勃太空望远镜的主要目的之一,就是使我们能够看清楚通往宇宙起点的所有道路。它强化了这一事实,即在其他银河系的中心存在黑洞,而这些观察也许彻底改变了我们关于宇宙起源的理论。新近的一些哈勃观察,开始证实其他行星的存在,以及这些行星在其他类似太阳系中公转的情况。多年前,科学家如果谈论或者撰写此类观点,会被绑在火刑柱上烧死。

作为个体,孤独症障碍的一面为我提供了某种能力,特别是在理解动物如何感知这个世界方面。我认识到,这些难以解答的问题以及宗教的重要性,对于富于共情、正确合理的行为而言,是道德指令码。

有机磷酸酯的毒害作用与抗抑郁药物的结合,抑制了我的宗教情感,我变成了一个苦力,终日埋头堆积如山的工作。药物对我的设计能力没有造成什么影响，但是我的热情消失了。我只是在绘图，仿佛自己是一台开开关关的电脑。正是这种体验让我确信，生活与工作必须被赋予意义，但是直到三年前，当我被雇用去破坏一个钩环升降装置，我的宗教情感才恢复过来。

接下来，是那个炎热的阵亡将士纪念日①周末，我并没有盼望着去参加新设备启动仪式。我认为那是一项纯粹的苦力活。犹太教屠宰厂使用的保定栏，严格来说不怎么有趣，这个项目反映不出智能化。它不像双轨传送带系统，既体现不出那种工程上的突破，也算不上发明创造，或者全新的开始。

在亚拉巴马州那段罕见的炎热日子里，我根本不知道，从前的强烈愿望即将再度觉醒。当拉比执行沙希塔的屠宰仪式时，我让牲畜们保持完全平静，那时候，我觉得自己如入无人之境。操纵设备的时候，我仿佛进入禅宗的冥想状态。时间静止了，我也彻底地与现实隔绝。也许这种体验便是涅槃，那是禅宗冥想者所追求的最终状态。我完全沉浸在宁静与平和的状态中，直到工厂经理叫我到他的办公室，我才如梦初醒般回到现实。他花了几个钟头藏在天花板的钢梁后面，偷偷观察我操纵保定栏，动作轻柔地控制每头牛。我知道他很着迷，但是他从来没问过我任何事情。

离开的时间到了，我一路哭着驾车前往机场。这种经历带给我一种不可思议的催眠感觉，以至于我无法抵制诱惑，最终将车子调头，重返工厂。我开着租来的车原路返回，在工厂门口登记时，我明白了一切。我在保定栏里轻柔地控制牛的时候，所体会到的那种妙不可言的恍惚感觉，像极了我小时候坐在海滩上，专注地让沙子从指缝间流过时的那种脱离现实的感觉。我在这两段经历中，所有其他感觉都被屏蔽。念经打坐的僧人，也许属于某种孤独症类型。我曾经观察过，某种念经和祈祷仪式与孤独症儿童摇摆不止的行为非常相似。我觉得，那种超脱的感觉，比起自己的内啡肽提升，一定更棒。

1992年1月11日，我返回那家犹太教屠宰场，在日记里这样写道：

---

① 译注：阵亡将士纪念日（Memorial Day），美国的一个纪念日，是为了纪念曾在战争逝去的生命。时间为每年5月的最后一个星期一。

当牛完全保持平静时，我感到一种压倒一切的平静，仿佛上帝在触摸着我。我对于自己所做的事情并没有罪恶感。一位优秀的保定栏操作者，不能只是喜欢牛，而应该是爱牛。操作保定栏必须是一种绝对慈悲的行为。借助设备，我越能够温柔地控制牛，就越能感到平静。当生命离开牲畜，我也体验到深刻的宗教情感。这是我生命中第一次发生情感压倒逻辑的事情，而以前我不曾意识到自己也拥有这种情感。

从那时起，我意识到在感觉与操作之间存在冲突。禅宗冥想者也许能够抵达那种天人合一的完美境界，但是他们无法带来周遭事物的任何改进和变化。如果我不能说服工厂进行改造，那么可怕的钩环升降装置将继续存在。同时，我也意识到宗教屠宰仪式的价值，因为它能够控制屠宰。而那些在高速运转的屠宰场工作的人，对于牛的死亡往往熟视无睹，最后麻木不仁，完全陷入迟钝。

在犹太教屠宰厂，拉比的宗教信仰有助于阻止恶行。在多数犹太教屠宰厂，拉比非常真诚，而且认为自己的工作很神圣。犹太教的拉比是经过特殊训练的宗教屠宰师傅，被称作奥谢（hochet），此人必须口碑极好，品德高尚。生活上的洁身自好，使他能够避免工作带来的羞耻感。

几乎所有的文化都有宗教仪式。当你阅读现代英文版的《申命记》（*Deuteronomy*）和《利未记》（*Leviticus*）时，会发现寺庙也是城市的屠宰场。美国印第安人对自己所吃的动物表示敬意。在非洲，举行仪式会限制被杀死动物的数量。在弗拉泽（J. G. Fraser）的《金色的绞刑架》（*The Golden Bough*）一书中，作者描述了古代希腊人、埃及人以及腓尼基人、罗马人、巴比伦人所执行的屠宰仪式。不论犹太教还是伊斯兰教，都有详细的屠宰仪式。根据严格的规则和程序，屠宰只能在特定地方举行，屠宰数量因此得到控制。

我相信，动物死去的地方也是神圣之地。我们需要将屠宰仪式引入传统的屠宰厂，以此规范人们的行为。它将有利于防止人们变得麻木、残忍、冷酷无情。这个仪式可以很简单，比如静默一小会儿。除了拿出更好的设计方案，以及使设备能够确保动物被人道地对待，上述建议也是我的贡献。

无需说话,就是单纯地默哀一会儿。我能够完美地想象出那幅画面。

更新:教会辨别是非

如果要概述本章的更新,我的宗教信仰变化实在过于复杂。因此,在这一部分,我将针对如何教导孤独症/阿斯伯格综合征谱系儿童辨别是非,提出一些建议。对于一个孤独症儿童而言,是非观念过于抽象,难以理解。只有通过列举大量正确与错误行为的具体事例,才能使他们明白是非差别。他们的大脑会将这些事例分成不同类别。比如,你不能偷另一个孩子的玩具,因为如果他们偷了你的玩具,你也不乐意。你应该礼貌地对待另一个孩子,与他分享玩具,因为你也愿意有机会分享他的玩具。

我是那种需要通过具体事例学习的人。我究竟能够被教好,还是被教坏,取决于成长过程中所接受的教育。在我小时候,我从来没有在电视上见过成年人做了坏事还能逍遥法外。我心目中的英雄,比如超人和独行侠,都是再明显不过的好人,并且能够打败坏蛋。这些英雄从来不会沾染卑鄙恶习或者偷东西。如今电影中的英雄经常干坏事,因此,孤独症儿童很难将好行为与坏行为进行分类。我的体育精神令人不敢恭维。通过具体的事例,我掌握了公平比赛的原则。在我们家,绝对不能接受游戏中的作弊行为。大人们让我明白,作弊得胜是绝对错误的,向赢家喝倒彩也令人不齿。我曾经在生日派对上偷了一个玩具消防车,妈妈让我必须物归原主。

上小学的时候,主祷文对我而言毫无意义,因为它太抽象了。如果我的头脑中没有图像,就无法思考。我们在教堂里做的两件事情,对我来说富有意义。每到圣诞节,每个孩子都必须带上自己最好的玩具,然后将它包装好,作为一个圣诞礼物送给那些穷人家的孩子。在礼拜仪式上,牧师站在堆满礼物的马槽前,说道:"给予比接受更好。"我对此印象深刻。我也永远不会忘记四年级时主日学校组织我们去当地监狱进行实地考察,我们亲眼目睹坏人的下场。监狱里最糟糕的事情,莫过于午饭时犯人们端上来的大锅里的残羹冷炙。

文明社会的规则

上高中时,我将所有社会规则分为四个主要类别。它们分别是:真正的恶行，礼貌行为，非法但是不属于坏行为，罪恶系统。

至今我还遵循这些规则。为了维持一个文明的社会，必须有禁令或禁律来阻止那些真正的恶行，比如杀人或者伤人或者偷盗，以及损害财产。礼貌规则和礼貌行为很重要，因为它们有助于人们和谐相处。但是，有时候也需要设立某种可以打破的规则的类别。举一个不合法但是并不属于坏行为的例子，比如社区学院招收一名还没到法定年龄的青少年。为了证明这种违规操作的合理性，这位青少年必须行为良好，不会捣乱；而且他或她必须深刻地认识到，进入社区学院学习是成人的特权。对于每个具体的社会而言，其罪恶系统也是特定的。如果在荷兰，美国的罪恶系统也许根本算不上严重。一个恰当的例子是毒品犯罪。在美国，毒品犯罪的刑罚程度要超过谋杀罪。这一点没有逻辑意义。罪恶要承受非常严重的惩罚，但是没有逻辑。上高中的时候，我了解到，如果不触犯那些罪恶系统从而赢得足够的信任，即便做了不合规矩但是不属于恶行的事情，仍然可以逃脱处罚。高中的罪恶系统包括性行为、抽烟和吸毒。一些不合规矩但是不属于恶行的行为包括天黑之后继续待在校外，或者没有教职工监管的情况下在小山上放风筝。

强调积极的教导

孤独症/阿斯伯格综合征人士常常有一种强迫症般的消极倾向。我们应该将积极的宗教价值教给孤独症儿童。教导儿童拥有良好的品质，礼貌待人，尊重他人。在儿童参与活动的过程中，向他们展示具体事例。小学生可以在社区帮助捡垃圾。在节假日，他们可以为养老院的老人们制作贺卡或者装饰房间。必须教导孩子们应该做些什么，才能让社区变得更好。高中生可以帮助年幼的孩子们阅读，或者帮助一位老妇人油漆房子。孤独症谱系的很多人无法理解抽象的宗教概念。通过一些实际操作的活动，可以更有效地教会他们如何成为良好的公民。孤独症/阿斯伯格综合症谱系儿童需要通过大量的事例掌握"重要原则"，简单地说，便是己所不欲，勿施于人。这个原理适合所有重要的宗教。

对于基督徒而言，一种好的教学工具是钥匙链和项链，上面写着："耶稣会如何做？"如果他生活在今天的世界，他从来不偷盗，他很礼貌，他会善待动物,他诚实,从不欺侮他人,他会帮一位老太太拎杂货袋。如果一个孩子做了好事,告诉他,"你做了耶稣会做的事情。"在犹太教里,一个人如何生活是非常重要的事情。让孩子们明白,做好事、为社区提供帮助有多么重要。在穆斯林信仰中,施舍穷人,帮助有需要的人是伊斯兰教的核心。让孩子们在施粥场帮忙,或者让他们用自己的钱为那些有需要的人购买食物或衣服。有些孤独症儿童难以理解钱的用途,为了帮助他们掌握钱的含义,他们需要亲自为那些穷人购买一些东西,而买东西的钱则是他们通过做家务自己挣来的。

我能够联想到的另一个传统价值观体系,是类似于童子军法则、四健会誓言(the 4-H pledge)以及罗伊·罗杰斯(Roy Rogers)的生存法则。罗伊·罗杰斯是20世纪50年代儿童心目中的牛仔英雄,他的生存法则强调礼貌和友善。我们必须向小孩子反复叮嘱,诸如杀害或者伤害其他人的行为,是完全错误的。对于孤独症人士而言,十诫中最重要的两条原则是不能杀戮,不能偷盗。这一点有助于避免小孩子卷入帮派斗争或者其他犯罪活动。

我很关注高功能孤独症以及阿斯伯格综合征人士特别持有的宗教强迫观念,其中最危险、最病态的强迫观念是信奉其他宗教的人是坏人或者充满邪恶。历史上最糟糕的战争莫过于打着宗教旗号挑起的战争。与其如此消极地被宗教所控制,还不如迷恋计算机或者运动比赛分数。对于一个孤独症谱系人士而言,后者要好很多。孤独症人士需要接受教导,信奉宗教的目的是成为一个好人。上高中的时候,我收到一家牛槽公司发放的小册子,上面写着"思想无价","人们会为宗教冲突,为宗教写作,为宗教斗争,为宗教而死,为宗教做任何事情,除了为它活着"。我永远不会忘记这段话。

译后记

　　结束《用图像思考》的翻译之后，回顾整本书，习惯性地试图用几个字来高度概括它带给我的影响和启示，几乎不假思索地想到了——自我认识。

　　这是一本关于孤独症的书，而作者天宝本人就是一位孤独症人士。这意味着，此书的基础，不仅包括作者对于其所属孤独症群体的外部观察和研究，更包括她对自我世界的内部审视与追问。天宝同时完成两项任务特别是后者，所需要的智慧和勇气，实在非一般人所及。

　　有人认为，天宝之所以有强烈的动力去探索自我，是因为她太与众不同。对于这种观点，我无法接受。每个人都有探索自我、认识自我的愿望和欲求，不论普通人群，还是特殊人群。遗憾的是，很多人在这段旅程中半途而废，主动放弃这项最重要的人生任务。放弃的原因有很多，其中之一便是畏惧看到自己真实的一面，独特的一面。因为真实未必全部属于美好，而独特或许会令人不安。于是，一些人选择掩饰、伪装，呈现虚假的美好，或者尽力与周围保持一致，大到理想信念，小到穿衣打扮，只是为了能够拥有表面上的安全感。最终，这样的人不可避免地陷入随波逐流的命运，内心深处的声音被屏蔽，直至完全迷失自我，只剩下一个被定义、被定位的躯壳，要么浑浑噩噩，要么伪快乐。

　　令人钦佩的是，这种悲剧没有发生在天宝身上，她克服了种种阻力，并获得与之成正比的强大动力，挑战人性的弱点，战胜来自身体以及心灵的痛苦，最终成为一个真正了解自我、为自我负责的人。

　　她清楚自己具备视觉化思考的长项，以及与动物（特别是牛）心有灵犀的超常能力，于是选择动物研究和牲畜处理设备设计，作为终生奋斗的事业，使自己的优势得到充分发挥；她晓得自己在人际交往方面的迟钝与无知，但是为了能够更好地开展孤独症主题的演讲和宣传，她尽其所能突破弱点，用她特殊的学习方法掌握各种技巧，主动改进；对于自己的生理问题和感觉问题，天宝从来不曾自暴自弃，从十几岁研制拥抱机到中年时期开始尝试新式药物，她一直在坚强地积极应对；最为可贵的是，不论时代如何变迁，天宝始终坚持自己的信仰和善恶观，通过孜孜不倦的工作，实现和宣扬动物人道主义，在普通人和孤独症之间搭建桥梁，让两个世界彼此了解、彼此接纳。

　　天宝是动物学的博士，拥有副教授的头衔，并且成为孤独症领域的重要人物。可是，在我看来，这些都不是最重要的。最重要的是，在这条艰辛的自我认识之路上，天宝遥遥领先，她成功突破了一位孤独症人士的局限，最大程度地实现了自我价值。

　　同样身为动物学家的珍·古道尔（Jane Goodall）曾经说过这样的话，"每个人都很重要，每个人都能发挥作用，每个人都能带来变化。"（Every individual matters. Every individual has a role to play. Every individual makes a difference.）从这个层面上讲，你是谁，其实没有关系，重要的是，你是否知道自己是谁，以及自己能够在哪里发挥作用，为这个世界带来怎样的变化。

　　作为个体，我们应该经常问自己这样一些问题——你喜欢什么？你能够做什么？你看重什么？你渴望得到什么？通过这些问题，来提醒自己是否偏离方向。作为成人，不论我们扮演的角色是教师还是父母，或者仅仅是一位长辈，也有义务经常提醒身边的孩子们，推动他们努力寻找这些问题的答案，成为像天宝那样探索自我，为自我负责的人。

范玮

2013 年 4 月

图书在版编目(CIP)数据

用图像思考:与孤独症共生/(美)格兰丁著;范玮译.—北京:华夏出版社,2014.1(2019.6重印)

书名原文:Thinking in Pictures: My Life with Autism

ISBN 978-7-5080-7741-3

Ⅰ.①用… Ⅱ.①格… ②范… Ⅲ.①孤独症-研究 Ⅳ.①R749.4

中国版本图书馆CIP数据核字(2013)第157187号

Thinking in Pictures, Expanded Edition: My Life with Autism
ⓒ 1995, 2006 by Temple Grandin
Simplified Chinese translation copyright ⓒ Huaxia Publishing House 2014

中文简体字版权属华夏出版社所有,翻印必究。
北京市版权局著作权合同登记号:图字01-2012-4319

用图像思考:与孤独症共生

作　　者	[美]天宝·格兰丁
译　　者	范　玮
责任编辑	刘　娟
出版发行	华夏出版社
经　　销	新华书店
印　　刷	三河市兴达印务有限公司
装　　订	三河市兴达印务有限公司
版　　次	2014年1月北京第1版　2019年6月北京第2次印刷
开　　本	670×970　1/16开
印　　张	14.5
字　　数	221千字
定　　价	39.00元

华夏出版社　地址:北京市东直门外香河园北里4号　邮编:100028
　　　　　　 网址:www.hxph.com.cn　电话:(010)64663331(转)
若发现本版图书有印装质量问题,请与我社营销中心联系调换。